人体実験・軍事技術・先端生命科学

悪夢の医療史

［編著］
W・ラフルーア
G・ベーメ
島薗 進

［訳］
中村圭志
秋山淑子

勁草書房

献　辞

本書を、非人道的な研究の合理化によって苦しみを受け、さらには死に至らしめられた、多くの人々にささげる。ほとんどが故人であるが、存命中の方もいる。また、本書を、故ハンス・ヨナス（一九〇三～一九九三）にささげる。彼は、歴史が、そして哲学が、我々の生命倫理を思慮深いものとするための基盤となることを明らかにした。

DARK MEDICINE: Rationalizing Unethical Medical Research
edited by William R. LaFleur, Gernot Böhme, Susumu Shimazono

日本語版はしがき

あらゆる歴史は現代史である——ベネデット・クローチェ

原爆や公害を改めて想起するまでもなく、科学技術が人類に善のみを施してきたと思う者は、今日ではきわめて少ないだろう。だが、医療一般に関しては、ひとえに肯定的な印象を漠然と抱いている者が多いのではあるまいか。

たしかに、一九世紀後半からのコッホやパストゥールなどによる病原体の発見と、二〇世紀中葉以来の抗生剤の発明と改良によって、医療は感染症禍から人類を救ってきた。あるいは、昨今のｆＭＲＩ（機能的核磁気共鳴画像法）に至る診断機器の開発も多大な恩恵をもたらしてきた。また、この十数年を振り返れば、まず遺伝子治療が、ついでＥＳ細胞の作製と技術応用が、さらにｉＰＳ細胞のそれが、マスメディアを通じて「夢の治療」として喧伝され、難病者に希望を与えている。そしてそもそも今日、私たちの生老病死が医学・医療と切り離せないものとなっていることは厳然たる事実であろう。

しかし、少し冷静に考えてみれば、近年の日本では薬害エイズや薬害肝炎を初めとした医療被害事件は、小規模のものを含めれば枚挙に暇がない。さまざまな先端医療についても安全性や倫理性をめぐって論争が続いているのみならず、私たちはことクローン人間に対しては言いしれぬ不安を覚えがちである。しかも、抗生剤（の濫用）こそが逆に耐性菌による院内感染を生み出し、最高の診断機器が人間の一切を脳に還元する〝ドグマ〟を強化する一方、苦悩苦難としての病

(pathēma) を共に感じる (sympathy) という医の原点の忘却傾向に拍車をかけているのではないか。あまつさえ、あたかも実現間近のように繰り返し報道されてきた「夢の治療」は、一体いつ実を結ぶのであろうか。

かように医学・医療は複雑な多面性を備えているのであり、それらは解きがたく絡み合っているように思われる。そうであるにもかかわらず、正の側面のみが照らし出され、「夢の治療」が品を換えて声高に報じられることで、負の側面は陰に隠れるか、例外や人災としてかたづけられ、私たちは医療を単純に善行として概括しがちなのである。さらに省みるなら、今日の医学・医療一般や「夢の治療」は、元来は夢の中でしか起こりえなかったはずの旧日本軍特殊部隊やナチスによる「悪夢の医療」と、流れとして断絶しているのだろうか。かつての〝成果〟はそれ以降の偉業や夢の基礎となっていはしないか。ないしは、そもそも過去の悪夢と現在の夢は本質的に異なるものなのだろうか。

本書は概ねこのような問題意識に基づき、人類に幸福をもたらしつづけるはずの医学・医療に対して、独・日・米の一六名の研究者が批判的に検討し、改革の途を模索した論集である。個々の論文が検討対象とする具体的な時代や事柄はさまざまではあるが、全体を通じて貫かれている二つの基軸がある。

第一は、「歴史的視点」である。

本書の第I部を通して、私たちは悪夢が正夢であったことに慄然とさせられるだろう。ベンノ・ミュラー＝ヒルの章からはナチスの、常石敬一の章からは七三一部隊のおぞましき医学・医療の実態が突きつけられ、キャメロン・ハースト、スーザン・リンディー、ジョナサン・モレノといった論者は、人体実験の実施や生物・化学兵器の開発が決して第二次大戦期に限らずにその後も行われてきたことを、しかも自国のそれらを、執拗に抉り出す。ここで特に日本の読者が注視しなければならないことは、初めて知らされる悪夢の詳細だけではなく、複数の論者が記しているように日本人は欧米から「記憶喪失」と酷評されているということである。何よりもフレデリック・ディキンソンの論考の副題は、「七三一部隊と戦後日本の国民的『忘れやすさ』の政治学」に他ならない。一体どれだけの日本人がこの現実を知っていたのであろうか。なるほど、日本の侵略の歴史の改竄が諸外国から批難されてきたことは周知のことであり、ウィリアム・ラフルーアが七三一部隊の蛮行と存在自体の隠蔽は米国の占領政策であったことを公平に記しているものの、日本人の歴史認識をめぐる評価は大戦期の医学・医療にまで及んでいたのである。

しかし、より重要なことは、これらの歴史記述が過去の惨状の叙述には留まらないということである。あくまでもそれらは現代に対する批判意識に基づいているのである。たとえば、七三一部隊を主題的に論じる中で常石は言う。「最近はより巧妙と言うか、分かりにくい形で人間性を無視した逆立ちした科学が行われているようだ。たとえば不妊治療に名を借りた、ヒトのクローン胚作りの企てなどがそうだ」（一〇一頁）。あるいは、ナチスの人類遺伝学を検討したミュラー＝ヒルはこう結論する。「人類遺伝学について言えることは、他のすべての分野についても言えることであった。ドイツ連邦共和国は沈黙の上に成立した。この沈黙は一九六八年になって初めて学生たちから大々的な攻撃を受けた。もちろん学生たちはその後すぐに自分たちの要求を忘れてしまった。こうした沈黙は、今日ようやく解消している」（七九頁）。私たちはこのような一文を読み過ごすことなく、そこに込められた慚愧と憤怒と決意を洞察する必要がある。

さらに言うならば、アーサー・カプランがホロコーストについてバイオエシックスが語ってこなかった背景を考察するとき、アンドレアス・フロイアーやロルフ・ヴィナウがナチス期以前のドイツに人体実験を規制する指針などがありインフォームド・コンセントが謳われていたこととその逸脱の模様を詳述する際、さらにはゲルノート・ベーメがヴィクトル・フォン・ヴァイツゼッカーを事例に医学者がナチスに参与する合理化の仕組みを討究するとき、そこには直接的には書かれていなくとも、医学・医療やバイオエシックスの現状に対する強烈な批判意識が控えているのである。

以上の意味で、本書の基軸の一つは歴史的視点なのであり、本書第Ⅰ部は現代批判に根差した歴史的考察となっている。歴史とは現在から独立に価値や意義を有するものではない。そうではなく、現代にまつわる問題意識を通じて初めて再構成されるものだろう。すなわち、「あらゆる歴史的判断の根底に存在する実践的欲求は、あらゆる歴史に『現代史』としての性格を与える」（ベネデット・クローチェ『思考としての歴史と行動としての歴史』上村忠男訳［未来社、一九八八年］、一三頁）のである。

しかしながら、現代批判を印象批判に留めてはなるまい。現代に対する徹底した分析が肝要なのである。それゆえ本書を貫くもう一つの基軸は、「現代への批判的な徹底分析の志向性」であり、本書では第Ⅱ部が主にその役を担っている。

かつてカール・マルクスは一見奇妙な言明を残した。「人間の解剖は猿の解剖にたいするひとつの鍵である」（「経済学批判序説」『経済学批判』武田隆夫ほか訳［岩波文庫、一九五六年］、三二〇頁）。私たちの第一感とは裏腹に、猿の解剖が人間の解剖の鍵ではなく、その逆と捉えるのである。なぜか。

ブルジョア社会は、もっとも発展した、しかももっとも多様な、生産の歴史的組織である。だからこの社会の諸関係を表現する諸カテゴリーは、この社会の仕組の理解は、同時にまた、すでに没落してしまったいっさいの社会形態の仕組と生産関係とを洞察することを可能にする。そして、こうした過去の諸形態の破片と諸要素とをもってブルジョア社会はきずかれているのであり、それらのうち、部分的にはなお克服されない遺物がこの社会でも余命をたもっているし、ただの前兆にすぎなかったものが完全な意義をもつものにまで発展している等々である（三一九―三二〇頁）。

つまり、過去の諸々は形態を変えたり縮小ないしは拡大させて現在を構成しているのであり、こうした現在を徹底分析し熟知することによって、過去を知る可能性は開かれるのである。「低級な種類の動物にある、より高級な動物への暗示が理解されうるのは、この高級なものそのものがすでに知られている場合だけである」（三二〇頁）という訳である。マルクスの特殊用語を脇に置くなら、もしくは「ブルジョア社会」を「現代医学・医療」に置き換えるなら、多くの者が認めうる歴史観ではあるまいか。

かくて本書第II部において、レネ・フォックスは、「医原病」という視角から現在の医療問題を捉え返し、その分析を臓器移植や遺伝子治療にも及ぼす。山折哲雄は、つまるところ「死の作法」の稀薄化を現代医療がもたらした最大問題と把握し、そこに到達しえなかった医に対する旧来の批判の仕方をメタ批判する。小松は、現在を「人体革命」の時代と規定しつつ新たな「野蛮」と見なし、それを支える「人間の尊厳」と「自己決定権」なるバイオエシックスの中心原理を多面的に批判する。島薗進は、「個のいのちと集団のいのち」という観点からヒト胚利用を慎むべき理由を論じ、「尊厳」概念の個からの解放を提唱する。荻野美穂は、中絶や生殖技術をめぐる「日本のフェミニズムのディレンマ」を明るみにし、優生保護法とそれに関連した問題の歴史的な影響を考察する。そして最後にウィリアム・ラフルーアが、近年の優生学の復活と人間の生命工学的改良の気運に警鐘を鳴らした上で、人間には正負の両義性を併せもったままの人間性を継承する責任と類として存続する義務とがある、とするハンス・ヨナスの思想を総括として掲げる。

以上のように、本書は現代の医学・医療に対する批判的徹底分析の志向を有した歴史研究の一書である。その中で何人かの著者が述べているように、先端医療やバイオテクノロジーの開発は国家間の産業競争でもある以上、その批判的検討も一国内に留まらずに国際レベルで協働する必要に迫られている。本書はその試みの嚆矢なのである。

二〇〇八年五月

小松美彦

目次

クリントン大統領の発言より

米国民は、自分たちに対して行われている事柄がいかなる作用をもつものか、知らされずに（kept in the dark）いた。……これらの実験の存在は秘密にされていたのだ。

——人間の放射線実験に関する諮問委員会（Advisory Committee on Human Radiation Experiments）の報告に対する、一九九五年一〇月三日のビル・クリントン大統領の発言

はじめに

バイオテクノロジーの国際研究開発競争に参加している国々は、しばしば一昔前の自動車レースのレーサーのような振る舞いをする。他のレーサーの様子を絶えず気にかけ、相対的な「ポジション」に対する懸念から、さらに加速し、さらにリスクを負うことを合理化する。

ほんの数年前まで科学と生体臨床医療の分野で遅れをとっていた国が、今やすでに最前線に追いついているばかりか、追い越し車線上に現れているかもしれない。その証拠らしきものがあれば、いわゆる先進国が生《なま》な恐怖に襲われることもあり得る。確実な証拠でなくともよい。でっちあげであっても同じことである。この恐怖の感覚が生命倫理をめぐる議論にも広まっていく。たとえば、ヒト胚性幹細胞研究のために連邦予算を確保したいというとき[1]、道徳的に説得的な議論を組み立てることができるとしても、米国国民と二〇〇六年度連邦議会の両方を説得するにあたって少なからずものを言ったのは、「我が国はもはやこの分野のトップに立ってない」というイメージの流布であった。いかなる医療計画であれ、このような形で正当化するのは、倫理的議論としてまったく疑わしいものであるが、現代世界にあっては、科学ナショナリズムへの露骨な訴えかけが、政治へと――さらには生命倫理学の世界へと――持ち込まれるのである。

バイオテック・ハードレースの超ビッグなトロフィーをかっさらおうとスピード熱にとりつかれた米国民が引き合いに出すのは、「一枚岩」なるアジア諸国の状況である。なぜならアジア諸国にはこの分野に対する何の抑制もないからだ、と彼らは言う。制約を設けたがる神もなければ、横暴な教会もない。生命の尊厳などという意識もない。だから――と我々は聞かされる――この分野――レネ・フォックス（Renée Fox）が巧みに「フロンティア医学」と名づけた分野――において、アジア諸国が西洋を追い越す際の障害は何もないのである。

ここには半分の真実がある。なるほどそれは、最近起きた破綻劇の内にひとつの結果を見せている。韓国の黄禹錫《ファン・ウソク》博士は、彼の詐欺的な体細胞核移植計画[2]が壊滅する二〇〇五年以前、自らの「仏教」を売り物にしていた。「仏教」に照らせば、ヒトのクローニングは（少なくとも彼にとって）何らの倫理的問題ももたないのであった。彼が破綻するまで、米国には、黄の享受する有利な条件に対する羨望を公に表明する科学者や倫理学者がいた。

だが、さらに根本的な問題がある。西洋の一部の科学者が今日もてはやしている「束縛なきアジア」説が提起する問題は――少なくともそれが巧妙に無知を装って自国の研究開発の加速を合理化しようとする策術（およびアジア諸国のお手軽視察旅行による「発見」）ではないのだとすれば――、ナイーヴである。

本書の編者は、本書が（とくに読者によっては読むに堪えない過去に関する論文を通じて）こうしたナイーヴな議論の虚偽を明らかにすることを望んでいる。たとえば、本書で研究されている日本が、いい加減な「束縛なきアジア」のスケッチにすっきりと重なることはないだろう。ロボット工学などのテクノロジーの諸分野で日本が最も先進的であることはおそらく間違いないが、多くの日本人が――多くの生命倫理学者と驚くべき数の医師が――バイオテクノロジーが高速車線に躍り出ることに対して深く懐疑的である。本書におさめられた論文が明らかにするように、多くの日本人は、世に警鐘を鳴らす根拠を得るにあたって「制約を設けたがる神」に類する概念が必要であるとは考えていない。十分な根拠となるものは他にもある。その中で、歴史こそが、今日多くの日本人を逡巡させるものであることは間違いない。深い苦悩を伴う「かつてありし」「かつて行いし」過去としての、戦時中の歴史である。

この点で日本人はドイツ人に似ている。ドイツ人もまた、医学研究の暗黒面《ダーク•サイド》に入り込んだ、行き過ぎた過去をもっている。この知識ゆえに、国民はいつまでも深く冷静ならざるを得ない。「リベラル」優生学なるものに突き進むべしとの知的論陣を前に、日本人とドイツ人の多くが米英国民よりもはるかに懐疑的な姿勢を見せるのは、おそらく驚くにはあたらない。

近代医学が我々の社会に無数の恩恵をもたらしたことは疑いがない。どのようにして、またどのような合理化を通じて、医学研究は暗黒《ダーク》のモードに転落したのか。そして今なお転落できるのか。本書はここを厳しく見据えたい。そして医学が人類の善き財産というこれまで勝ち得てきた評判を失うことのないよう、その一助となることを我々は願っている。

訳注

［1］「連邦予算を確保したいというとき」

ヒト胚性幹細胞（ES細胞）研究に対する連邦予算支出制限を緩和する法（ES細胞研究促進法）に対して、二〇〇六年七月にブッシュ米国大統領が「受精卵（胚）は生命の始まり」という立場からの拒否権を発動した一連の出来事をさす。なお、ブッシュ大統領は、翌年（二〇〇七年）六月にも同法案に対する二度目の拒否権発動を行っている。

［2］「韓国の黄禹錫《ファン・ウソク》博士は、彼の詐欺的な体細胞核移植計画」

ソウル大学黄禹錫《ファン・ウソク》教授チームによる、体細胞由来のヒトクローン胚からのES細胞作成とその研究結果捏造の発覚に関する一連の出来事をさす。同研究は二〇〇四年二月にその成功が公表された後、二〇〇五年末にその捏造が発覚するまで、韓国国内で熱狂的に扱われた。

謝辞

本書は三人の編者の直接の、またネット上での会話の中から生まれた。本書の各章で問われているような事柄について緊急に問題提起することが必要だと考えた我々は、歴史的事例と現代の課題に関する各国の権威を集めて会議を開くことを決意した。我々は非倫理的な医学研究をただ過去の問題として片づけたくはなかった。それゆえ我々は、合理化のメカニズムが今日どのように作動しているかを明らかにしたいと思った。

このプロジェクトのために選ばれた研究者は、二〇〇四年四月二八日から五月一日にかけてペンシルヴェニア大学に集まり、「暴走（Going Too Far）——日本・ドイツ・米国における非倫理的医学研究の合理化」と銘打って会議を開いた。会議はペンシルヴェニア大学の二つの研究ユニット——キャメロン・ハースト（G. Cameron Hust III）が指導する東アジア研究センターとアーサー・カプラン（Arthur F. Caplan）が指導する生命倫理学センター——の強力な支援を得た。財政面では米国教育省の東アジア研究センターに対する助成金が充てられた。さらに、日米友好基金（エリック・ガングロフ Eric Gangloff 主事の取り計らいによる）、ペンシルヴェニア大学医学研究所（アーサー・ルービンステイン Arthur H. Rubinstein 所長）、人文科学研究所所長の特別資金、ペンシルヴェニア人文学フォーラム、ペン・ローダー・サイバー（Penn Lauder CIBER）、E・デール・ソーンダーズ会議、ペンシルヴェニア大学の各学部、国際日本文化研究センター所長機密資金からも潤沢な援助を受けた。

悲しいことに、寄稿者であるベルリンのロルフ・ヴィナウ（Rolf Winau）は、本書の刊行を前に突然亡くなった。医師であるヴィナウは、人体実験の歴史に関する指導的な研究者でもあった。彼の同僚であるベルリンの人文科学・健康科学センター〝シャリテ〟のフォルカー・ヘス（Volker Hess）は、本書のヴィナウの論文の最終校正刷りのチェックをしてくださった。ここに謝意を申し述べる。

ペンシルヴェニア大学東アジア研究センター副所長ポーラ・ロバーツ（Paula Roberts）には、我々の資金・移動・会議のロジスティクスを巧みかつ冷静に取り計らっていただいた。マックス・ディオニシオ（Max Dionisio）は、現場の細かい問題の調整に絶大な手腕を発揮してくれた。彼のおかげで会議は滞りなく進行した。当初から我々は、学者の英語での執筆と講演の能力のいかんを問わず、専門的内容において高水準の会議とすることを求めていたので、翻訳者と通訳の必要性を認識していた。会議中はしばしば活発な意見のやり取りがあったが、アレグザンダー・ベネット（Alexander Bennet）とフランク・チャンス（Frank Chance）は、参加者の意見を日本語から英語へ、英語から日本語へ巧みに通訳した。ノナ・カーター（Nona Carter）、アドリアン・ドーブ（Adrian Daub）、デニス・ゲインティー（Denis Gainty）、ジェフリー・グレーヴズ（Jeffrey Graves）、ウィリアム・ハンメル（William Hammell）、河名サリ、スティーヴン・ミラー（Stephen Miller）、ロビン・オーランスキー（Robin Orlansky）、リカ・サイトウ（Rika Saito）、ジョナサン・シーゲル（Jonathan Siegel）は、翻訳チームとして、大半の論文の優れた翻訳をあらかじめ、また超過密スケジュールの中で、用意してくれた。また、ジェニファー・マッケイスキー（Jennifer McCaskie）とケンジ・サイトウ（Kenji Saito）はロジスティクスを手伝ってくれた。シェリ・ラヴ（Cheri Love）は会議のすばらしいポスターを作成し、ニコル・ライリー（Nicole Riley）は、原稿と校正刷りの処理の大詰めの段階で手伝ってくれた。

ペンシルヴェニア大学の同僚たちには貴重な協力をいただいた。ロナルド・グラニエリ（Ronald Granieri）、ニエンヘー・シエ（Nien-he Hsieh）、ラフル・クマル（Rahul Kumar）、ルイジ・マストロヤーニ（Luigi Matroiani）、ポール・ルート・ウォルプ（Paul Root Wolpe）は発表論文に対して文書を用意して応答を行ってくれた。リンダ・チャンス（Linda Chance）、ジェニファー・コンウェー（Jennifer Conway）、ルース・コーワン（Ruth Cowan）、シェリル・デーヴィス（Sherrill Davis）、マーガレット・ガイナン（Margaret Guinan）、リチャード・ヘリング（Richard Herring）、リン・リーズ（Lynn Lees）、アイリーン・ラコフ（Irene Lukoff）、セシリア・セガワ・シーグル（Cecilia Segawa Seigle）、ウェンディー・ステイナー（Wendy Steiner）、リリアン・ワイスバーグ（Liliane Weisberg）にも多大な支援をいただいた。ペンシルヴェニア大学の職業倫理セミナーのスタッフ同士で続けている討論もまた、本書の完成の刺激となった。インディアナ大学教授のアン・モンゴヴェン（Ann Mongoven）は、会議に出席してくれたのみならず、本書収録の論文の一つに意見を聞かせてくれた。会議には米国内からのみならず日本からの当日参加者もあった。

二〇〇三年の夏と秋に、ウィリアム・ラフルーアは京都の国際日本文化研究センターから資金の援助を受け、当プロジェクトの可能性を探り、構想を練った。当時所長であった山折哲雄は当初より当プロジェクトを支援した。

インディアナ大学出版会のロバート・スローン（Robert Sloan）とジェーン・クィネット（Jane Quinet）にも感謝の意を表したい。キャロル・ケネディーは慎重でいつも有能なコピーエディターであった。オリジナルの原稿に有益なコメントを述べてくださったその他の方々にも謝意を述べたい。

序章　知恵の木とその二重の果実

ウィリアム・ラフルーア

今から二千年ほど前にマルクス・アウレーリウスが立てた規範を職業集団に当てはめて言うならば、その全成員は「正しく保たれているべきなのではなく、自ら正しくあるべきである」。しかし、我々が苦い経験を通じて知っているように、このような高い理想は非現実的である。今日、医療従事者を含めた各種職業集団が一般社会からの信頼を勝ち得ているのも、ひとつには、彼らの行動を「正しく」保つためのメカニズムが機能しているからに他ならない。

　そうしたメカニズムのひとつは、一般的合意のある倫理規範を侵している（過去あるいは現在の）行動を公表することである。イラクのアブ・グレイブ刑務所における米軍の従軍医師らの行動に関する報告は、このことを際立った、いささかショッキングなかたちで明らかにした。この務めを果たした英国の重要な医学雑誌『ランセット *The Lancet*』にはこうある。「政府の文書によれば、米軍の医療システムは、抑留者の人権の保護を怠り、ときに尋問者および看守の虐待に協力し、殴打による傷害または死亡の適切な報告を怠った」（Miles 2004, 725; Miles 2006）。

　我々はもはや、「戦時」だからといって職業倫理上の著しい逸脱を見逃したりはしない。つまり、統計学的にたいへん稀な、あるいは変則的な事態であるから、ひとたび戦時となれば通常の規範は棚上げともなろう、とは考えない。実際、「戦時」と「平時」をはっきり区別したいとしても、とりわけここ数世紀、戦争のうわさ・予期・計画よりなる中間期の存在によって、境界は次第に曖昧になってきている。我々が「冷戦」と呼ぶ時代はまさにそうした中間期であった。それは半世紀も続き、独自の「文化」を形成したのである（Whitfield 1991）。

そして医学は、冷戦のもたらすジレンマの中に立たされた。この戦争のまさに開始の年、一九四五年のことである。日本の二都市に浴びせられた恐ろしいレベルの放射線は——近年明らかになりはじめたことだが——第二次世界大戦の終結を早める以上の付加的な「価値」をもたらした。そしてその「価値」は、米国の医療体制の一部が、それを創出する研究に加担することによって現実のものとなった。放射能とその影響に関するデータの作成が爆弾投下の明白な動機であったという直接の証拠はないが、広島および長崎の現地で得られる、また遺体や遺体の一部から得られるデータの収集・保存・研究に合衆国が膨大な人的エネルギーを投与したことに、我々はひどく怪しげなものを感じる。たとえそれが偶然手にした恩恵であったとしても、こうしたデータの集積は、当時開発中の研究プロジェクトの一環をなすものであった。その後このプロジェクトは原爆傷害調査委員会（Atomic Bomb Casualty Committee）（ABCC）の管轄下におかれたが、多くの日本人はすみやかにこれを、広島と長崎の非戦闘民間人を放射線テストの「モルモット」にしたものと理解した。

ABCCは被爆者、すなわち放射線を浴びてなお生存している人々、最も治療を必要としている患者、に関して「治療せず」の方針を採用した。このプロジェクトの動機が疑われるのはとくにここをめぐってである。米国政府の政策は、両被爆都市における米国人医師に対してさえ、データ収集を行なうように、したがって何ら治療めいたものを行なわないように求めていた（Lindee 1994, 124-42）。生のデータを提供してくれる身体に対し、どのような形であれ治療を施してしまえば、データが「不純なものとなる」のは必至である。かつまた、米国人は出来る限り純粋なデータを集めようと躍起になっていた。となれば、「広島と長崎における多くの——すべてとは言わない——米国人医師は、研究の必要性ゆえに自らの根源的な職業的義務を放棄していたのであろうか」との疑念があるとき、これを晴らしたいと思う当の側が証明の責を負うのは当然のことである。

重要なのは、このように職業倫理を破棄せしめた戦争が、終結したばかりのかの戦争ではなく、単に将来起こると予見された戦争であったことである。リンディー（M. Susan Lindee）はこう記している。「［一九四五年九月下旬に日本に到着した］米国医療チームは、将来の戦争における被爆トリアージ計画を開発することを求められていた」（Lindee 1998, 382）。こうした計画であるがゆえに、データは手軽に綿密な調査ができるよう、自国に持ち帰る必要があったのであろう。ABCCは、少なくとも「二万点の標本（その中には写真、検死記録、衣服、四千点に及ぶ遺体の一部が含まれる）」を地球の反対側にあるワシントンＤ.Ｃ.に移送した。それらは一九七三年五月に（日本側の主張によって）日本に返されるまで、研究のための資料としてワシントンに保管されたままであった（Lindee 1998）[1]。

合理化は初め理性の仮面をかぶっている。その真の姿は、往々にして後になって分かる。構築中の合理化は、「特殊」事態あるいは「非常」事態を自らのよすがとするものだ。もちろん、通常倫理的と認められている医療行為をはるかに逸脱する行為の場合、その合理化に使える「事態」をもたらすことにかけて、戦争に勝るものはない。それは進行中の戦争であっても、単に予期された戦争であっても変わらない。

だが、今やこう疑う者もいる。科学上の競争と言えば今日大変評価の高いものだが、実のところそれは「研究戦争」の様相を呈してはいないだろうか。それゆえまた、ここでは「通常ならざる事態」が研究計画を最優先させる口実に使われている印象がないだろうか。皮肉なことに、今日では、最先端の生物工学の研究を、他の分野ではなお「開発途上」にあるような国でさえ、遂行可能である。本書で取り上げるドイツ・日本・米国のような、経済的発展を遂げた国は、時に研究に規制を設けようと試みることがあるが、ここで、ある根深い恐怖が首をもたげる。自国の科学者の戦々恐々たる姿が国民の前に突き出される。競争に負ける恐れ、さらには科学的に「大きく水を空けられる」恐れが瀰漫する。「我が国がこれをやらなくても、某国がやるだろう」――規制の棚上げを要求する研究者および事業体は、どこでもこれを殺し文句とするのである[2]。

大きなリスクとすばらしいチャンスとが、「危機＝転機《クライシス》」の二つの面である。研究の倫理は、戦争のムードによってもチャンスの甘いささやきによっても相対化される。そして国民が来るべき非常なる発展を受容しようとの気持ちに傾くとき、迅速なる研究を遂行する根拠付けとして現れるのは、ほぼ例外なく、ある気高い理由、誰も異議を差し挟めない理由である。すなわち、これまでほとんど想像し得なかったような療法・治療・予防法の誕生というのがそれである。医学は未曾有の「奇蹟」を迎えようとしているのだ。成功した暁には――と論じられる――こうした医療は、はるかに多くの人々に、はるかに速く、はるかに効果的に、恩恵をもたらすことであろう。この場合、「非常」[3]をもって形容されるのは、善をなすべきチャンスである。

癒す果実と殺す果実とは、たいてい同じ知恵の木に生っている。癒す果実のみを摘もうとする者の籠の中にも、殺す果実が二、三個ほど入り込むのは避けがたいことだ。研究の場合であれば、癒しをもたらす利他行為といえども、個人や集団の自然な利己主義と癒合することは避けがたい。彼らの行為は名声をもたらしうるのである。あるいは統治者の賞賛と支援とを引き出しうるのだ。しかも、協力を辞退することは、しばしば将来の職業上の孤立を意味する。無名を余儀なくされるかもしれない。さらには資金が得られないという厳しい状況が待っている。かくて二つの動機は混ざり合う。

第三帝国時代のドイツの事例は、今描いたすべての事柄を恐ろしい形で、しかし如実に描き出すものである。資料を絶えず精査して、合理化のプロセスについて学べるものを引き出す必要がある。そのように我々は考える。本書において我々は、二〇世紀の相互に異なる三つの国における非倫理的な医学研究を躊躇なく並べ、比較を施しているが、このことから、我々が一九八〇年代のドイツで行なわれた激しい議論（Knowlton and Cates 1993）に関して——すなわちその一部の論者（とくにハーバーマス Jürgen Habermas）がホロコーストおよび第三帝国の犯罪の特異性（Einzigartigkeit）としたものをめぐる議論に関して——一方の立場への肩入れを暗黙裡に行なっているのではないかと疑う読者もあるかもしれない。しかしそれは違う。本書にはこの時代のドイツの政策と行動の悪魔的な深淵を相対化する意図はない。さらに言えば、我々はホロコーストには特殊な大量殺戮《ジェノサイド》的な動機があったことを認めている。本書で検討した日本・米国のどちらの医学計画にも、このような側面があったという証拠を我々は見出していない。

とはいえ、我々は、両国の計画がもたらした結果が恐るべきものではなかったと言いたいのではない。七三一部隊は、日本軍の今やその悪名で知られる医療部隊であるが、政府の指令を受けて、中国および満州国で残忍な研究を遂行した。この医学実験によって殺害された者の数は新たな計算のたびに上昇していくようであるが、中国の文献が主張するように数千人規模のものであったように思われる。合衆国もまた、黒い医学《ダーク・メディシン》の歴史をもっている。情報公開法の成立とともに、また長らく秘密にされてきた文書に関する不屈の調査によって、一九四五年以降に合衆国で行なわれてきたことが明らかになった。ウェルサム（Eileen Welsome）によれば「冷戦初めの三〇年間、原子力エネルギー委員会の調達する資金によって、人体に対する数千もの放射線照射実験が行なわれた。その多くは非倫理的なものであり、治療上の利益をもたないものであった」（Welsome 1999, 193）。

歴史上の「偶発事件」が記憶を曖昧にすることがある。

ウェルサムはこう記す（469–470）。一九九五年一〇月三日、ビル・クリントン大統領は、米国の軍事医療研究の犠牲者に公的に謝罪し、この研究のことを「米国民は知らされずにいた《イン・ザ・ダーク》」とする驚くべき声明を発表したが、当の国民はすぐにこれを忘却した。クリントンの声明の二時間後、ロサンゼルスでセンセーショナルなO・J・シンプソン殺人事件の評決があり、国民はこちらのニュースに心を奪われたのである——。

しかし、こうは考えられないだろうか。諸国の国民は——諸々の個人と同様——自国の政府が後援・実行した医学研究の一部が黒《ダーク》くなった時代とそのプロセスについて「無知な《イン・ザ・ダーク》」ままでいることを——倫理的弛緩ゆえに、そしてまた隠蔽しておけば最も「効率的に」運用できるがゆえに——好《い》むのではないだろうか。我々は、医学研究の木にはただ一種類の果実のみが——我々がたいへんな価値を置く癒す果実のみが——実ると信じており、この信念の誤りを正されることを好まないのである。

自らの知ったことを忘れたい、抑圧さえしたいという衝動は、特定の国民や民族に特有のものではない。本書収録のディキンソン（Frederick R. Dickinson）の論文が明らかにしているように、七三一部隊の犯罪に関して日本特有の国民的「記憶喪失」があるとする主に西洋のメディアの論調は、度を越したものである。当地の生命倫理をめぐる議論を調べた私が日本語の文献に見出したものは、ディキンソンのデータおよび分析と符合していた。西洋には「いずこにおいても日本人は、七三一部隊の医学的犯罪に触れることを避けようとしている」というレトリックが広まっている。これに慣らされてきた私は、一九九〇年代の後半、日本の文献にこの残虐行為に対する多数の言及があることを知って面食らってしまった。いわゆる日本人の記憶喪失なるものをもって、すべてを語るわけには到底いかない。私はこの歴史について率直に論じている日本人の歴史学者あるいは生命倫理学者の論文を随所で見出した。彼らはこの歴史から学んで、完全な暗黒《ダーク》ではないとしても影がじゅうぶん暗い科学研究計画を倫理的に取り扱う必要性に探りを入れようとしていた。中断し、熟考し、進めるとしても細心の注意をもって行なうに値するだけの影をもつ科学研究計画である。[4] 私がこうした資料に出会ったことに端を発して立ち上がったプロジェクトの成果が、すなわち本書である。

本書の焦点を明らかにするために、異なる立場と比較しておくのもよいかもしれない。旧日本軍の医学的研究に関する近年の中国側の研究およびその出版物の多くは、現在の政治的思惑に左右されているように思われる。中国は、前世紀の前半に中国人に対してなされた犯罪の賠償を、二〇〇六年に暮らす日本人に繰り返し求めているが、とりわけこの動向が影響を与えている。具体的な大量殺戮《ジェノサイド》の意図があったという証拠もないままに、今日中国人は日本の医学的実験をアジアの「アウシュヴィッツ」と呼んでいるが、これは見当外れであるようだ。さらに、当時の犯罪を「軍国主義」に帰し、この「軍国主義」は今なお日本特有の病理だとしているが、これではいっそう普遍的な問題を理解する可能性が薄れてしまう。本書が探求を試みているのはこの普遍的な問題である。非倫理的な医学研究に対する合理化の問題は、中国が首尾よく自らを安全圏に置いてきたようなものではないと考えるのが最善の道である。

それゆえ、本書が焦点を置いているのは、取り上げた三国における黒い医学研究の事例の歴史ではなく、むしろ、こうした研究が合理化される過程である。それというのも、合理化のパターンは特異な過去の行動で終わるものではなく、まさに現代において再び姿を現し始めていると思われるからである。ベーメ（Gernot Böhme）、ヴィナウ（Rolf Winau）、ミュラー＝ヒル（Benno Müller-Hill）、フロイアー（Andreas Frewer）、カプラン（Arthur L. Caplan）の各章は、ドイツにおける合理化のパターンに焦点を当てたものである。「人間の人間に対する非人間的行為」を行う科学計画が正当化できるものであるような装いを与えたのは、フォン・ヴァイツゼッカー（Viktor von Weizsäcker）の議論であった。彼は恐らく二〇世紀における最高の精神医学者の一人であり、戦後の国際社会における彼のイメージは、残忍至極のメンゲレ（Josef Mengele）博士のようなものではない。ベーメの論文は、フォン・ヴァイツゼッカーの合理化のプロセスを明らかにする（この草分け的研究を公表するのは、各言語を通じて当論文が最初である）。ベーメはこれらの資料に哲学的分析を施し、我々の甘い期待とは裏腹に、我々は自らを同様の倫理的堕落から護るセーフガードを未だ手にしていないことを示している。

フロイアーの論文は、倫理学に関するドイツでもっとも権威ある雑誌、『エティーク *Ethik*』誌が、明らかに倫理性の対極にあるものを信奉するに至った堕落の過程を記述したドイツ語の自著の要点を再述したものである。彼のこの論文は、医療行為とそれに加担する倫理とが、患者の健康を医療の至高の法（suprema lex）とする立場を離れ、それに代えて国民一般の「健康」なるものに焦点を置く立場へと移行していく段階的プロセスを——冷静なる記述の典型をもって——跡付ける。彼はこうした知的誠実性の転覆がいかにして起きたか、そしていかにして再び起こりうるかを論じている。

ヴィナウの研究は、ナチス時代をはるかに遡って調べたものである。人体実験に乗り出すにあたって、鳴り物入りで「医学の進歩」を持ち出すのは、今に始まったことではない。彼の研究は、この、しばしば研究者が見落としがちな点に光を当てている。彼の議論はまた、一九三〇年のドイツでインフォームド・コンセントがはっきりと認知されていたことを明らかにしている。それは、かの地においてインフォームド・コンセントのもっともひどい侵害がなされたわずか数年前のことである。綱領の明文化とその最も下劣な侵害とがほとんど同時に起きている。「ガイドライン」は明らかにされたが、悲劇的なことに、それは何ら実行されなかったのだ。

ミュラー゠ヒルは、彼自身、科学者であるが、過去に科学が犯した犯罪——そのいくつかのものを彼自身が発掘している——を、科学者は無視しても糊塗してもいけないと主張する。ドイツにおいてこの問題をめぐる議論の口火を切ったのは、彼自身の著作であった（Müller-Hill 1984）。本書の彼の章は、明らかに非倫理的な計画に対し、研究者や学者が口をつぐむことを許さぬよう、強力な論陣を張ったものだ。彼はドイツ科学界の面々による証拠の否定や隠蔽にじかに対処した経験がある。このことが彼の論述を説得力あるものにしている。

カプランの章は、ホロコーストに続いてさらに徹底的に調査されるべき種々の事柄があることを如実に知らせてくれるものである。それはまた、無能力、狂気、強制といった観点からの、受け入れがたい説明に対する批判ともなっている。彼の一九九二年の論文は、第三帝国時代の医学実験を現代の生命倫理学と結びつけて論じた最初期の研究の一つである（Caplan 1992）。本書に収録した論文によれば、ナチスの医師らによる合理化は、その一部が現代の医学思想においてなお反響するところがある。恐らくそれゆえに、生命倫理学には、第三帝国で行なわれたことに対する真に真摯な研究を避ける傾向がある。彼はこれを証拠立てて説明する。

本書における日本関係の記述は、英語圏の読者の多くにとっておそらく初めて目にするものであるだろう。日本の統治者の後援によって医学研究の名のもとに行われた恐るべき戦時犯罪が米国社会に知られていないのは、ここでハースト（G. Cameron Hurst III）が論じているように、怠慢による結果ではなくて、意図的に仕向けられた結果であったのである。これは冷戦時代の米国政府の政策の一環をなしていた。これについてはウェルサムの論文（Welsome 1999）の詳細な資料が裏付けとなっている。戦後まもなく米国政府は、日本の戦時中の研究の「結果」を入手することを、それゆえまた、当事者らの明らかな犯罪性にもかかわらず、彼らを「極東軍事裁判」（一九四六―一九四八年）の被告に含めないことを決定している。この決定を合理化したのは、戦争――ただし「冷たい」、なお潜在的なものにすぎない戦争――であった。(5)

本書において日本の戦時中の研究を主な論考の対象としているのは、常石とディキンソンの論文である（山折、島薗、小松の論文もまた、この浅ましい歴史に注意を振り向けている）。常石敬一は一九八一年に、これらの資料を世に初めて包括的に公開した。彼は七三一部隊の凄惨な所業の歴史に関する第一人者として世界的に認められている。(6)彼の章はこう強調する。無辜の被験者に拷問的な苦痛と死とを科すことによる恩恵を求めたのは、軍それ自体ではなく、医学関係者であった。新たな研究成果という点でも、国家主義的目標に対する明白な貢献という点でも、そうなのであった。常石を愕然とさせたことに、戦後の文脈にあってなお、日本の医学界は――七三一部隊の成果がどのようにしてもたらされたものであるかについておおむね認識していながら――この種の科学に何ら野蛮な要素は含まれないかのように振舞う傾向があった。

前述したように、ディキンソンの研究は、日本人には七三一部隊の犯罪を意識に上らせない特異な国民的「記憶喪失」があるとする仮定に真っ向から反論する。彼の提出する詳細な報告によれば、実のところ、冷戦時代の国内の政治的二極化が触媒となって、日本の左翼は、細菌戦（biological warfare）に関する一九四五年以前の研究に関し、国内において多量の資料を公開したのであった。これとは対照的に――と彼は論じる――これもまた政治的理由から、合衆国においては、七三一部隊の事実を隠蔽しようとした米国側の努力を自国民に公開せしめるような、類似の政治的状況はまったく生まれなかった。そして、米国が自ら行なった細菌戦研究の歴史を公開しようという「欲求」も実質的に生まれなかったのである。

実験と同様、著述にもリスクがある。本プロジェクトが当初より負っているリスクの一つは、どのような形であれ、米国の研究とドイツや日本の研究とを類比することに対して、とくに米国内から批判の声が上がるであろうことである。それゆえ、ここで再び次の点を強調しておかなければならない。我々は規模や程度において同様なものがあったとはまったく考えていない。また、とりわけ大量殺戮《ジェノサイド》を目指していた計画と、他の理由から始められて、治療を享受する者としない者との選別に際して露骨な人種差別が行なわれたような計画との間にも、差異があると考える。米国政府が後援した「タスキーギ梅毒実験 Tuskegee syphilis experiment」では、アフリカ系米国人を被験者として重宝するあまりペニシリン投与による治療を行なわなかったが、これはその恥ずべき事例である（Brandt 1978 ; Jones 1981）。

日本と米国を非倫理的な研究計画の採用という点で結びつける本書の立場を支援してくれるのが、ハーストの歴史研究である。米国人が朝鮮戦争で生物兵器（biological weapons）を使用したと久しく言われ続けているが、これについて調査したハーストの示唆によれば、我々はこうした非難を安易に退けるべきではない。冷戦——もちろん朝鮮半島においてはまさしく熱い戦争であった！——の政治的エートスが、旧日本軍の研究を米軍が使用する「口実」となった公算は高く、同じエートスが現在にも及んでいる。このことを彼は具体的論拠を挙げて論じている。生物兵器を殺戮に用いようなどと考えるのはテロリストのみだ、と、米国人は今日その敵を非難しているが、少なくともハーストの議論の観点からは、こうした非難に懐疑を投げかけるだけの価値はある。

リンディーの章は、歴史学者や医療倫理学者の精査が米国の研究を素通りすることがあってはならないことの説得的な論証となっている。冷戦時代に米国が行なった弾道学の研究は、戦慄すべきものだ。研究者たちは「通常科学」の定量的な言語でごく普通に記述をおこなっている。おそらくそれだけに、被験者に対する「実験的負傷」は、我々の——国の違いを超えた——問題の本質とその根の深さを痛烈に浮き立たせているのである。

我々が「生命倫理」と呼んでいる学問の歴史は、書き換えが必要かもしれない。モレノ（Jonathan D. Moreno）の章はその証拠となるものを提出している。米国における公式的な「インフォームド・コンセント」の規範の採用と、政府の後援による研究との間にはギャップがある。ときには被験者の死を招くギャップであるが、彼はその個々の事例を検討する。米国政府が採用した「インフォームド・コンセント」の規範が事実上破られていることから、彼はいくつかの重要用語の練り直しに取り組む。モレノは、生命倫理の学問的「起源」についての標準的な記述を乗り越えるように我々に求める。そうすることで——と彼は言う——国家の安全保障のために人体実験を使用せんとする現在および将来の議論に対して、我々はいっそう適切に対処することができるようになるだろう。

本書の後半は「論争の現在」と題されている。前半のように歴史に焦点を当てることは少ないが、生命倫理に関する現在ある——そしておそらく将来起こりうる——疑問とジレンマに対し、いっそう直接的に取り組む内容となっている。

フォックス（Renée C. Fox）は、ある非常に厄介な、しかし一般的に見過ごされている現象に我々の注意を引く。すなわち、あらゆる医療形態に内在する害悪としての医原病（iatrogenesis）である。我々が感情的に、また制度的に抵抗するこの重要な点を明らかにしたフォックスの議論は、ある種の「闇に葬られた《ダーク》知識」の実在を——本書の重層的な構想の一隅において——強調するものである。彼女は遺伝子治療の試みにおいて引き起こされた障害を精査した上で、一つの興味深い「反直観的仮説」を提出する。医師にとっては、医療そのものに自分には制御不能なある種の害悪が内在していると認めるよりは、自分が「ミス」を犯したと認めるほうが容易なのではないか。今日においてなお、ある種の不快な知識が日々闇へ《イン・ザ・ダーク》と葬られつつある。これを示すことで彼女は本書の構想に奥行きを与えている。

この点でフォックスの論文は、山折哲雄の論文と共鳴しあう部分をもっている。山折は日本においてパブリックな知識人として遇されている学者であり、彼の書くものはあちこちで引用されている。彼は——たとえば本書において——二〇世紀初頭の日本軍国主義のもつ不快な側面に取り組んでいると同時に、しばしば日本の仏教的伝統を引き合いに出して、日本が条件反射的に西洋に従う必要がない理由を述べている。本書において山折は、七三一部隊の歴史のもつ意味を考察し、さらに一般的に遺体からの臓器移植のもつ意味を考察することで、我々が単純な「サバイバル・セオリー」——臓器移植を含む一部の医学的処置を合理化するセオリー——の採用を乗り越える必要があることを示唆する。彼の章は理論的・実践的に深い内容をもつものだ。さらに彼自身いかに死を迎えられるようでありたいかを述べた部分は、フォックスとスウェイジー（Judith P. Swazey）が描写する「〝死は敵だ〟式の戦闘的ビジョン」を奉戴する米国の移植エートスとは鋭い対比をなしている（Fox and Swazey 1992, 199）。

これは小松美彦の議論の基本的テーマと密接な関係をもつ。彼によれば今日の医学倫理の全領域には「野蛮」が継続している。彼はこの野蛮を合理化する種々の観念を、知識の裏づけをもって強力に批判している。本書において彼は、七三一部隊とナチス時代の残虐行為を視野におさめながら、日本において注目と賞賛を呼んだ「共鳴する死」という倫理的にデリケートな概念の核心を英語で披露し、また、生命倫理上の課題・問題の全般にわたってそれがもつ意味合いを概観している。

日本では、容易に妊娠中絶できることに対して社会が寛容である一方で、遺体からの臓器移植や、再生医療の現状——とくに遺伝子組み換え幹細胞（recombinant stem cell）

の使用――についてはごく慎重である。島薗進の論文は、日本を外から見る者にとってしばしば謎めいたものとなっているこうした状況について、歴史と宗教的な違いの観点から説明した、重要で有益な論考である。なぜ妊娠中絶ではなくて組み換え幹細胞の使用が、少なくとも多数の日本人にとって、倫理的に問題を孕む行為となるのか。これをめぐる彼の説明は、広範な影響力をもつ生物工学ないし「進歩的」生命倫理に抗しうるのは妊娠中絶の反対者、「生きる権利」の提唱者のみであるとする、少なくとも北米において広く支持されている観念に対して、暗黙のうちに挑戦するものとなっている。生命倫理上の立場の世界的な斉一性を求める者がいるとしても、それが一つのものとなることはない――恐らくなってはいけない――のはなぜであるかを島薗の展望は明らかにしている。

日本では一九四八年に妊娠中絶を合法化する法律ができたが、それにはダークな一面があったと荻野美穂は言う。この法律は、名前の点でも、実質的にも、優生学と結びついていたのである。「権利」をめぐる言語に訴えることでは障害者の懸念は晴れず、日本のフェミニストの倫理的ジレンマさえも取り除かれない。彼女の研究はその理由を論じる。新たな生殖技術における「選択」の要素は、この「新たな優生学」が深刻な問題を脱したことを意味するものではない。[7] 不妊の女性およびカップルが行使する「選択の権利」という公共的な言語は、新たな生殖技術の拙速な応用を合理化するのに貢献していると荻野は言う。

本書の最終章において、私はこう示唆する。今日我々がかかえるジレンマは――少なくともその一部は――ヨーロッパ哲学に含まれていた主題とレトリックが自己の近代化の努力の中で生み出したものである。今日新しい「リベラル優生学」とされているものの擁護者らは、それと、第三帝国のみならず第二次世界大戦前の米国を含む各国において先進的医学として喧伝された「古い」優生学との間には、何らの類似点もないと言う。だが、歴史上に類似の事象があった可能性をいっさい否定する彼らの主張、彼らの議論には、空想的理想主義《ユートピアニズム》が見え隠れしており、これがかえって疑念と警戒を呼び起こすだろう。私はまた、ハンス・ヨナス（Hans Jonas）のホロコースト体験と、彼があるタイプの生物工学の発展に対して発した強い警告とのつながりを指摘する。我々はこの点を洞察すべきだというのが私の主張である。

＊　＊　＊

歴史研究はしばしば人を粛然とさせるものである。本書の著者らは、過去の嫌悪すべき医学研究の事例のみで本書を閉じることを潔しとしない。他方また、彼らのすべてあるいは大部分の者は、革新的なあるいは新分野を切り開く研究に対し、その倫理的検討を行なうにあたっての実質的な警告とも言うべきものを書き入れることを望んでいる。おそらくこの二つの姿勢の間には微妙な連関があるだろう。いくつかの論文はこの連関を明示的に書き記している。

　そうは言っても、本書を「反近代」的なものであるとか、さらには「反科学」的なものであるとかと考えるとしたら、それは誤りである。是非ともこのことをはっきり申し述べておかなければならない。もちろん科学者は、自分たちの評判が今日色褪せたものとなりつつあることを自覚しておくべきであろう。評判が芳しくない理由の一つは、「従来、科学・テクノロジーの人的資源にかけられた経費の大部分は、軍事部門に投資されたものであった」（Böhme 1992, 9）との認識が広まったことにある。しかし、本プロジェクトが合理化のプロセスの解明を含むものであるとはいえ、本書の著者らは、このプロセスを説明するにあたって還元主義的な立場をとるつもりはない。すなわち、我々は、たとえば、結局のところあれこれの研究計画について真に説明してくれるものは企業利益の「収支」のみであるとか、あるいはまた、医学研究者が政府に協力して、現在我々が危険な、無法ですらあるものと考えているプロジェクトに手を染めるのは、賞賛と褒賞への期待のみを動機とするものであるとか、およそこのような主張を行なうつもりはまったくない。

　我々としては還元主義者でありたくないのだが、それというのも、ひとつには、実際のルートはもっとややこしいものだからである。本書の各章は、リクール（Paul Ricoeur）の言う「疑いの解釈学」が実行可能であることを示している。しかし、まさしく人間の動機は一つないし複数の基礎的《ベース》なあるいは下等《ベース》な要因へと分解して済ますにはあまりにも複雑なものであるがゆえに、我々は自分たちの研究においても、この複雑性そのものを尊重しなければならないものと考えている（Ricoeur 1970, 32-36；Ricoeur 1986, 95-100）。

　今述べたように歴史研究が人を粛然とさせるものであるならば、生命倫理は歴史に目を向けることなしに真に責任あるものとなれるであろうかと、絶えず積極的に問い返していく必要がある。ベーメは、仲間の哲学者の多くとは対照的に、生命倫理は絶対に歴史を避けてはならないと主張している。たとえば、医師の助けを借りる自殺の問題であるが、近代医学によって人工的に延命され、「人間の尊厳を貶められた生」となったものを前にして、それとヒポクラテスの規範との関係を考量するだけで、こうした問題の白黒をつけられるものではない。彼はそのように論じる。歴史の観点抜きで十全な考察を行なうことはできない。「安楽死の概念の濫用の歴史——第三帝国の所業をこう捉えてよいとすれば——に関する背景知識なくして、今日この問題について決断を下すことはまったく不可能である。それゆえここでは、基礎的な価値のみならず、我々の社会が歴史的に自らをどう理解してきたかもまた、論じるべき課題なのである」(Böhme 2001, 11)。それゆえ、結論は明らかであるように思う。もし歴史が——とくに二〇世紀の歴史が——人をして粛然とせしむるものであるならば、我々の医学研究倫理および生命倫理もまた、歴史に注意を払うことで粛然たるものとならなければならない。ある種の研究を行なうにあたって、どのような時に、どのような形で暗い《ダーク》動機が存在するのか。生命倫理がここを見出すように鍛錬されたとき、それは科学者と医師に対して摘むべき果実と摘んではならない果実とを告げることのできる生命倫理となるだろう。

原注

(1) ホーグル(Linda F. Hogle)もまた、遺体の部分や組織と、ホロコーストの歴史に対するドイツ人の様々な取り組みとの関連を巧みに分析している(Hogle 1999)。

(2) 二〇世紀前半の米国における人体実験を研究したレデラー(Susan E. Lederer)の指摘によれば、自ら実験台となった——ときには死を招いた——少なからぬ数の医学研究者の「殉教精神」は、一般社会の批判と疑念を静めるのに大いに効果があった(Lederer 1995, 137)。世の信用を勝ち得るのにこのようなやり方をとることは、今日ではもちろん、様々な理由から行なわれなくなっている。

(3) 一九二〇年代から一九三〇年代にかけて優生学を唱道した米国の教会の説教を見てみると、「危機=転機《クライシス》」の概念が次の両方の意味で使われている。人間の遺伝子プールの急速な劣化を云々するにあたっては、それは恐るべきことを意味する。他方、優生学を直ちに大々的に適用することで聖書のいう「神の国」が地上に実現されるであろうとするくだりにおいては、それは極めて希望に満ちたものを意味する。Rosen(2004)参照。

(4) 生命倫理の文脈に関して七三一部隊の残虐行為に言及のある、包括的ではないにしても代表的な日本語の文献は、出版年順に、秋元(一九八三)、木村(一九八七、二六七—二六八)、山口(一九九五、七〇)、小松(一九九六、四八—四九)、近藤(一九九六)、常石(一九九八)、阿部(二〇〇〇、四三)、金森・中島(二〇〇二、六九)である。

(5) 公開を阻止するこの政策を暴露したものとして英語の文献としてもっともよく知られているのはHarris(1994)であるが、インディアナ大学出版局の顧問は、ハリス以前にも言及があることを私的に教えてくれた(Powell 1981 ; Williams and Wallace 1989)。

(6) もちろん七三一部隊に関する事実を日本の読者層に広く知らしめたのは家永三郎(一九六八)である。創作を通じてではあるが、撃墜された米軍飛行士を生体解剖した事実は、遠藤周作の小説によって劇的な形で公表された(一九五八)。これもまた日本で広範な読者を得ている。

（7） 障害をもつ人々の懸念を主張することが、日本の生命倫理学においてはとりわけ強いモチーフとなっている。これに関する重要な論者として森岡正博（たとえば二〇〇三）が挙げられる。

参考文献

Böhme, Gernot. 1992. *Coping With Science.* Boulder, Colo.: Westview Press.

——. 2001. *Ethics in Context: The Art of Dealing with Serious Questions.* Cambridge, U.K.: Polity Press.

Brandt, Allan M. 1978. "Racism and Research: The Case of the Tuskegee Syphilis Study," *Hastings Center Report* 8 : 21-29.

Caplan, Arthur L., ed. 1992. *When Medicine Went Mad: Bioethics and the Holocaust.* Totowa, N.J.: Humana Press.

Fox, Renée C., and Judith P. Swazey. 1992. *Spare Parts: Organ Replacement in American Society.* New York : Oxford University Press.

Harris, Sheldon H. 1994. *Factories of Death: Japanese Biological Warfare, 1932-45, and the American Cover-up.* New York : Routledge.

Hogle, Linda F. 1999. *Recovering the Nation's Body: Cultural Memory, Medicine, and the Politics of Redemption.* New Brunswick, N.J.: Rutgers University Press.

Jones, James Howard. 1981. *Bad Blood: The Tuskegee Syphilis Experiment.* New York : Free Press.

Knowlton, James, and Truett Cates, trans. 1993. [No original editor] *Forever in the Shadow of Hitler? Original Documents of the Historikerstreit, the Controversy Concerning the Singularity of the Holocaust.* Atlantic Highlands, N.J.: Humanities Press.

Lederer, Susan E. 1995. *Subjected to Science: Human Experimentation in America Before the Second World War.* Baltimore : The Johns Hopkins Press.

Lindee, M. Susan. 1994. *Suffering Made Real: American Science and the Survivors at Hiroshima.* Chicago : University of Chicago Press.

——. 1998. "The Repatriation of Atomic Bomb Victim Body Parts to Japan: Natural Objects and Diplomacy," *Osiris* 13 : 376-409.

Miles, Steven H. 2004. "Abu Ghraib: Its Legacy for Military Medicine," *The Lancet* 364 (Aug 21) : 725-29.

Müller-Hill, Benno. 1984. *Tödliche Wissenschaft.* Reinbek bei Hamburg : Rohwalt Taschenbuch Verlag.

Powell, John W. 1981. "Japan's Biological Weapons : 1930-1945, A Hidden Chapter in History," *Bulletin of the Atomic Scientists* (Oct.): 41-45.

Ricoeur, Paul. 1970. *Freud and Philosophy: An Essay on Interpretation.* Trans. by Denis Savage. New Haven, Conn.: Yale University Press.

——. 1986. *Lectures on Ideology and Utopia.* Ed. by George H. Taylor. New York : Columbia University Press.

Rosen, Christine. 2004. *Preaching Eugenics: Religious Leaders and the American Eugenics Movement.* Oxford: Oxford University Press.

Welsome, Eileen. 1999. *The Plutonium Files.* New York : Random House.

Whitfield, Stephen J. 1991. *The Culture of the Cold War.*

Baltimore : The Johns Hopkins University Press.
Williams, Peter, and David Wallace, 1989. *Unit 731: Japan's Secret Biological Warfare in World War II*. New York : Free Press.
秋元寿恵夫　一九八三『医の倫理を問う――第７３１部隊での体験から』勁草書房。
阿部知子　二〇〇〇「文化としての死の解体と人間解体を招く〈脳死・臓器移植〉」近藤誠ほか編『私は臓器を提供しない』洋泉社新書。
家永三郎　一九六八『太平洋戦争』岩波書店。Ienaga, Saburo. 1978. *The Pacific War, 1931-1945 : A Critical Perspective on Japan's Role in World War II*. Trans. of *Taiheiyo senso* by Frank Baldwin. New York : Pantheon Books.
遠藤周作　一九五八『海と毒薬』文藝春秋。Endo, Shusaku. 1973. *The Sea and Poison*. Trans. of *Umi to dokuyaku* by Michael Gallagher. Tokyo : Charles E. Tuttle.
金森修・中島秀人　二〇〇二『科学論の現在』勁草書房。
木村利人　一九八七『いのちを考える――バイオエシックスのすすめ』日本評論社。
小松美彦　一九九六『死は共鳴する――脳死・臓器移植の深みへ』勁草書房。
近藤誠　一九九六『患者よ、がんと闘うな』文藝春秋。
常石敬一　一九九四『医学と戦争――日本とドイツ』御茶の水書房。
――　一九九八「医学と戦争〝いま、医学界に問われていること〟」神山有史編『生命倫理学講義――医学・医療に何が問われているか』日本評論社、一八七-二一六頁。
森岡正博　二〇〇三『無痛文明論』トランスビュー。
山口研一郎　一九九五『生命をもてあそぶ現代の医療』社会評論社。

第Ⅰ部　繰り返される暴走

第一章　非倫理的な医学研究の合理化

ヴィクトル・フォン・ヴァイツゼッカーの事例を真剣に受け止める

ゲルノート・ベーメ

さきごろドイツで出版された生命倫理学論集の序文には、次のように書かれている。「ドイツでは、生命倫理学の多くのテーマが、第三帝国時代に起きたことを踏まえて受容された。……現代医学の受容の背景には、強制収容所での医学実験、ナチスの安楽死計画、そして民族浄化計画があった」。

この文は十分妥当なもののように思われるし、主張の内容も間違いではない。しかし、いざ本文に目を通してみると、疑問がわいてくる。この本には、実のところナチス支配下のドイツの経験についての議論がない。倫理学がこの経験をどう考えるべきかすら問うていない。しかし我々は、「非倫理的な医学研究の合理化」というテーマについて議論しようとする限り、この問いに答えなければならないのである。我々のテーマをこのように定めると、次の二点が問題となる。

第一点。第二次世界大戦中、ドイツにおいて、また日本やアメリカにおいて、今日の我々が非倫理的と見なさざるを得ない種々のタイプの医学研究が行われた。

第二点。これらの研究の正当化は、それらが実行されていた同時期に行われた。また、いくつかのケースでは、事後においてもそうした正当化がなされた。

この二つの言明を合わせると、そうした活動と計画が非難されるべきであるというだけでなく、倫理そのものにも、あるいは倫理の開発にも、たいへんな問題が存在しているのかもしれないという、穏やかならざる考えが現れてくる。我々は次に掲げるいくつかの問いを自問しなければならない。

その一。ナチス時代の我々の経験とはどのようなものであったのか。ここで重要なのは、ナチスの行った残虐行為を単に振り返ることではなく、そうした残虐行為を道徳の開発と関連のある出来事として解釈することである。

その二。倫理学理論がこうした経験を真剣に（serious-ly）受け止めるとは、何を意味するのか。実際、倫理に基礎づけられた議論が、ナチスの残虐行為の弁護に用いられたのである。それゆえ、倫理それ自体の内部でも、何らかの変化が起こらなければならない。我々のテーマはこの変化を要請する。

その三。我々の歴史の中にそうした人道に対する罪があるということは、今日の生命科学や医療の業務にとって、どのような意味をもつのか。なぜ当時の文脈（すなわち、ヒポクラテスの誓い、人道主義的倫理、ヨーロッパ文明）は、個々の医師や研究者がそうした犯罪計画に参与するのを防ぐだけの十分な力をもっていなかったのか。「アウシュヴィッツは文化の失敗を反駁の余地なく証明した」というアドルノの言葉は正しいのか。もしこれが正しいのであれば、問うべきものは自己修練（self-cultivation）だということになる。すなわち、同様の状況に置かれた個人が状況に抗することを可能にする倫理的開発である。

自己鍛錬（askesis）とレトリックの間の道徳

「倫理 ethics」と「道徳 morality」の二語はしばしば同義的に用いられる。しかし、たとえばヘーゲルのように、この二つの違いを重視する者もある。ここではこれらの語のさまざまな用法を説明することはしない。ただ我々の議論のために、次のように決めておくことにしよう。すなわち、倫理が人間の行動の規範的規則の包括的領域であるのに対し、道徳はそれの部分をなす一領域である。倫理にとって最も重要な点は、慣習に基づいているがゆえに問題を孕まないような、多様な行動様式が存在することである。それらが規範的規則ではないというのではない。ただ、それらが規範となって、我々はそれに慣れてきたというのである。しかし、そうした習慣づけ（habituation）がもはや行動指針の十分な基礎とならない状況がある。そうした状況は次のような場合に生じる。

- ある習慣づけが他の習慣づけと衝突する。
- ある立場からすると、それらが問題を孕むものとなる。
- 対処すべき課題が現れ、習慣化されたものを乗り越えなければならなくなる。

さて、これらの状況では事態は深刻（serious）となる。私は道徳的な問いを、一個の真剣な（serious）問いと定義する。その上で、個人にとって真剣な問いと、社会全体にとって真剣な問いとを区別する。ある問いに関して決断を下すことが、自分は何者であるか、あるいは自分は一個の人間としてどうあるべきかを示すことになる場合、その問いは個人にとって真剣なものである。ある問いに関して決断を下すことが、我々はどのような社会に暮らしているのか、あるいは我々が共にどのようなものを人道的な生活と考えるのかを問うことになる場合、その問いは社会にとって真剣なものである(1)。

以下において私は、社会にとって深刻な重要性をもつ問いに焦点を当てていきたい。私は最初のセクションで挙げた三番目の問い――個人が自らの確信について堅固でいることを可能にするものは何かという問い――に答えるつもりはない。一つの答えとして、それは何らかの「自己鍛錬 askesis」を含むものになるだろうと私は思う。すなわち、人が徳性を獲得し、また、決断を下す能力および苦に耐える心構えを獲得する実践を含むものである。

私が関心があるのは、我々が暮らしているような種類の社会を規定している枠組みや、そうした社会が人道的な生活と見なしているもののほうである。こうした種類の問いは、道徳的討論に基づいて、また公共の意思決定プロセスを通じて答えが出されるべきである。かくしてそれらは新たな慣習の構築を、さらには法律、専門的規定、行政上の規則の構築をもたらすことができるのである。

決定的に重要なのは、道徳的議論というものがレトリカルな性格をもっていることである。倫理における合理性は科学的ではない。むしろ道徳的議論は、それが公共の場で主張されるがゆえに、その主張を振り向けられた公衆がすでに正しいと信じているものに、常に依拠している。個々の場合において人が信じ肯定するものを、私はアリストテレスを念頭に置いて「トポス topos」と呼ぶことにする。アリストテレスは『トピカ』と題する書物を著した。それは、倫理的問題の問われるときに、人々が何を当然のことと見なしているかという問題を扱っている。彼にとって人間の善は、永久不変に与えられるものではなく、公共の討論における合意形成を通じて見出していくべきものである。こうした討論において、一般に受容されているものとして参照できるもののことを「トポス」と呼ぶ。「トポス」の全体的文脈をなすものを「トピカ topics」、信念体系と呼ぶ。「トポス」（複数形「トポイ topoi」）、「トピカ topics」、「信念体系」という用語を、私は以上のように用いる。

道徳的言説の分析のためには、我々はそうした言説が前提とする「トポイ」が何かを理解しなければならない。つまり、我々は「トピカ」を記述しなければならない。そのうえ、道徳的言説においては常に感情が役割を担っている。なぜなら、道徳的言説は基本的に、人が何を肯定し何を拒絶するかを中心に展開するものだからである。レトリカルな討議が取り組むのは悟性ばかりではない。それは感情とも取り組むのである。

さて、道徳的議論はどのようなときに役割を果たすのか。ふつう我々はそれに正当化の役割を与えている。ただ、これは、道徳的議論は「事後的に」のみ——すなわち、親であれ、法廷であれ、何らかの権威を前にして、我々が自分が行なったことを正当化する必要が生じたときにのみ——必要となるという意味に受け取れる。しかし、道徳的議論には「事前」にも役割がある。すなわち、我々がある行動をとることを正当化するために、そうした行動あるいはその行動の文脈を合理化するときである。内心の疑念やいわゆる良心の呵責に対して行動の正当化が必要となるような場合が、これにあたる。ここでも、正当化が主張されるのは公衆に対してである。ただしそれは仮想の公衆である。結局、あらゆる道徳的議論は、新たな行動の場の形成の際に——つまり新たな慣習、法律、規則の確立の際に——必要となるのである。

以下において、私はナチス時代のある事例を用いて、医療分野における犯罪の正当化に用いられた（あるいは少なくともそれらを正当化するもののように見せかけられた）、また、そもそもおそらくその犯罪を可能ならしめるイデオロギー上の背景を提供した、道徳的議論を——一個の典型例として——描き出そうと思う。その際、私は解決への具体的な提案を出すことはせず、本書が取り組んでいる中核的問題への導入を提供するつもりである。私が取り上げる事例は、著名な医師であり神経学者であるヴィクトル・フォン・ヴァイツゼッカー（Viktor von Weizsäcker）の事例である。

ヴィクトル・フォン・ヴァイツゼッカー

なぜ私はヴィクトル・フォン・ヴァイツゼッカー[1]をケーススタディーとして選んだのか。それはメンゲレ博士（Josef Mengele）[2]のような犯罪者でもなく、ラッシャー博士（Sigmund Rascher）[2]のような明白なサディストでもない人物、著名な科学者であり、今日においても好意的に受け取られている人物を意識的に選んだということである。ヴィクトル・フォン・ヴァイツゼッカー（一八八六—一九五七）は、第一次世界大戦では軍医として従軍した。一九一九年の初めにはハイデルベルク医学校の助手をしている。第二次世界大戦中の一九四一年、ブレスラウの神経学教授および神経学研究所所長に就任。ロシア軍の接近を前にブレスラウを逃れる。戦争末期には、彼は国防軍（Wehrmacht）医療部隊大佐であった。一九四六年、ハイデルベルク大学病院の臨床医学教授に就任。退職までこの肩書きのままである。

フォン・ヴァイツゼッカーは、方法論的に純粋科学・自然科学に限定された医学に対して、批判的な立場をとっていた。主体＝対象者（subject）に関する顧慮を医療に導入したのは彼だと言われている。彼は心身医学および社会医学の創始者の一人と見なされている。こうした実績によって、彼は医学史における重要かつ不動の地位を獲得した。しかし、新しい医学を主張するにあたって、彼はしばしば議論に訴え、自らを「国家社会党《ナチス》から敵視されない」立場に置くようなトポイを用いた（"Begegnungen und Entscheidungen（出会いと決断）" von Weizsäcker 1986 - 2005, 1 : 280）[3]。こうした感触が相互的なものであったことは、フライブルク大学学長マルティン・ハイデッガー（Martin Heidegger）の招聘によって一九三三年に彼が行った講演において、また彼の一九三三年の講義「医師への問い——一般治療に関する講義」において表明されている（"Ärztliche Fragen: Vorlesungen über allgemeine Therapie," 2nd ed. 1935, von Weizsäcker 1986-2005, 5 : 328）。我々は彼がこれらの著作、また類似の著作において、人道に対する罪の正当化に利用可能な思想様式を開発したことを見出すであろう。フォン・ヴァイツゼッカー自身が実際にそうした犯罪を犯したわけでは決してない。ただし、少なくとも一件の犯罪に対して何らかの責任を負っている。彼が所長を務めるブレスラウの神経学研究所では、ローベン（ルブリニェツ）の青年精神病院において殺された児童および青年の脳を神経病理学の研究用に使用した。この過程において、フォン・ヴァイツゼッカーは実際にローベンの病院に対して脳と脊髄の準備のしかたを文書で指示している（Penselin 1994 : 123-37 参照）。

私はフォン・ヴァイツゼッカーの言説を、彼の生命倫理学的トポイの使い方に特に焦点を当てて検討していきたいと思う。医学を変容させようとするフォン・ヴァイツゼッカーの試みの中心は「年金神経症 Rentenneurose」という概念である。これは、少々もたついた言い方ではあるが「障害への補償に関する神経症」と言い換えることができるだろう。フォン・ヴァイツゼッカーは同じ病理のことを「保険神経症」「事故神経症」「法律的神経症」「要求神経症」とも名づけている。いずれの場合も、ここにあるのは、身体的症状が――医師の診察結果を踏まえた上で――そこに転換が起きていることを明らかにしているような病理である。つまり、極度の困窮、個人的屈辱、人生の大失敗などの社会生活上の緊急事態が身体的な病気に転換され、次いでそれが社会保障制度への法的要求を行う患者なるものを生み出すのである。フォン・ヴァイツゼッカーはこの病理を、医学の分野を一方は心理学的次元へ、他方は社会的次元へと開く必要性を示すものと見る。しかしその際に彼は、この現象に対する彼独自の見解と、特定の生命倫理学的トポイとを導入する。彼は次のように書く。「[これらの]人々の多くは、そもそも病気などではなかった。彼らは単に失敗者なのであった。そのため彼らは、自らの内にある種の病気を育んだ。それに対する法的要求の根拠とするためである。病気は法的要求となり、病気の状態が生活手段となった。多くの者が神経症を有していたが、ほとんどの場合、もはやそれは真の神経症ではなかった。それは、自己の生活様式の全面的撤退、失敗、崩壊であった」("Begegnungen und Entscheidungen," von Weizsäcker 1986-2005, 1 : 267)。

こうしたいわゆる「年金神経症」は、第一次世界大戦の兵士に非常に多く見られた戦争神経症(war neuroses, shell shock)と関係のあるものとされてきたが、それは妥当である。この結びつきはまた、年金神経症患者に対するフォン・ヴァイツゼッカーの職業上の姿勢について何ごとかを教えてくれる。ここでフォン・ヴァイツゼッカーが医学に招き入れている主体=対象者(subject)は、自律的な主体ではなく、医師による導きが必要な主体である。さらにフォン・ヴァイツゼッカーは、こうした症例を、年金請求手続きの文脈における専門家ないしプロとしての権威の立場で知ったため、医師と患者の関係を、裁判官と被告の関係になぞらえている。この線に沿って、彼は治療過程を教育手段として構想する。すなわち、一方では年金の拒絶、他方では作業療法である。どちらの場合も、患者は規律と自己責任を欠く者として扱われる。

かくして我々はフォン・ヴァイツゼッカーの生命倫理的議論の最初のトポスを突き止めた。すなわち、彼は社会階層の固定的な序列、指導者と従属者の序列を前提としている。しかしそれだけではない。彼はより価値の高い人間とより価値の低い人間との序列をも打ち立てている。引用してみよう。「医師の視点からすれば、健康人の生が病人の生よりも価値をもつことは明らかである」("Euthanasie und Menschenversuche(安楽死と人体実験)," von Weizsäcker 1986-2005, 7 : 99)。しかし、こうした人間の階級的序列は、医師の段階で留まるものではない。医師の責任の上に政治家の責任があることを知らなければならない。それゆえ医師は、自らの行動を何であれ政治指導者が正しいと見なすものに合わせなければならない。こうしたシステムを昇っていくと、最終的には最高指導者アドルフ・ヒトラー総統の姿に行き着く。この精神に立ってフォン・ヴァイツゼッカーは、一九三三年のフライブルクでの講演において、年金神経症患者への対処に関する自らの提案を、はっきりと総統の意志のうちに基礎づけているのである。そして、第三帝国の医師の行動を扱った彼の戦後の論文「安楽死と人体実験」(一九四七)において、彼は医師の行動の——その当時の——正当性の根拠が究極的にヒトラー自身にあったと見ている。「一人の医師がヒトラーを最高の連帯の具現者と信じたとき、この立場においては、彼自身の行動は正当化されたのである」("Euthanasie und Menschenversuche, "von Weizsäcker 1986-2005, 7 : 110-11)。

この文の意味を完全に理解するためには、フォン・ヴァイツゼッカーが「連帯 solidarity」という語を——デュルケムなどの社会学者がそうしているように——「社会統合」の意味で用いている点に注意することが必要である。

このような、権威が競合的な関係になく階層的に序列化されているような体系を推し進めていった場合——フォン・ヴァイツゼッカーはそれを行った——、論理的帰結としては次のようになる。政治的最高権威者はまた、自らの内にすべての専門的知識を止揚しなければならない。「ヒトラーが単に最高の政治的統率権をもつにとどまらないことは真であるため、彼はまた最高の医師でもある」("Euthanasie und Menschenversuche," von Weizsäcker 1986-2005, 7 : 111)。

ここまでのところ、専門的知識と政治的権威との区別はまだ手付かずのままである。しかしフォン・ヴァイツゼッカーは、そうした区別は保持できないと考える。おそらくより正確に言えば、彼の経験からすれば、医師は——たとえば保険の問題を扱う専門家として——政治的に行動することができるし、またそうせざるを得ない状況があるということである。この役割を果たす際には、医師は単に社会の財政的な側面について決断を下すだけでなく、既存の秩序——すなわち社会保障制度の秩序——の擁護をも行う("Ärztliche Fragen: Vorlesungen über allgemeine Therapie," von Weizsäcker 1986-2005, 5 : 328)。しかし彼によれば、こうした秩序がまさに年金神経症の温床なのだという。それゆえこの治療は社会的治療とならなければならず、医師はいいいいいい政治化された医師とならなければならない("Ärztliche Fragen : Vorlesungen über allgemeine Therapie, "von Weizsäcker 1986–2005, 5 : 328)。

社会関係それ自体が人々を病気にすることがわかっているのであれば、これについて懸念するのはたしかに正当である。しかし、医学の拡張を唱えるフォン・ヴァイツゼッカーの議論がきわめて特殊な集団——彼自身がその集団と意見を一にしている——に向けられており、またその際にきわめて特殊なトポイを拠り所としていることは明らかである。フォン・ヴァイツゼッカーはこのことを、自らを「保守革命家」と称することではっきりと表明しており（"Begegnungen und Entscheidungen," von Weizsäcker 1986–2005, 1 : 227)、それによって多少とも意識的に自らをナチズムに近い立場にある者として位置づけている。より詳密に見てみると、そうした位置づけは実際には二つのことがらを含んでいる。一方でフォン・ヴァイツゼッカーは、社会的領域に必要な活動を治療の一形態と見なしており、したがって政治も治療と見なしている。これに関して彼は、政治を牧者の営みとして見る古いプラトン的概念に従っている。それによれば、支配者は群れの導き手と見なされ、国民は支配者に委託された者と見なされる。それゆえ社会は全体として有機体に似たものと見なされ、したがって病気の概念の社会的領域への転換が可能となる。かくして社会的病気は、単一の有機体、政治体としての民族の病気を意味するものとなる[4]。

他方でフォン・ヴァイツゼッカーは、社会関係の現状も、富の不均等な分配も、生産方式も、社会の根本問題であるとは見なしていない。むしろ彼は自らの立場を、社会民主主義に真っ向から反対するものと明確に決めている。社会民主主義は、国民には権利——何かに対する権利——があるという考えを基礎に置く。一九四五年の時点においてもフォン・ヴァイツゼッカーは次のように書いていた。

> したがって法律的神経症は、個人の疾病ではなく社会、制度、国家そしておそらくは国民（nation）の疾病であった。原因はある特定の政治的メンタリティーにあった。すなわち、労働者階級に社会民主主義の観念を教える教育である。それが絶えずその信奉者に自らの権利についての情報を吹き込んだのである。私は法的プロセスのこうした過大評価を、古き自由主義からの社会主義への贈り物と見なす傾向にあった。しかし、その父祖をさらにたどるなら、フランス革命の「人権」——その革命が自由主義に遺贈したもの——に行き着くと言えるかもしれない（"Begegnungen und Entscheidungen," von Weizsäcker 1986–2005, 1 : 279)。

社会政策を追求してきた社会民主主義とは対照的に、今や社会的国家政策がなければならないと彼は考えた（"Ärztliche Fragen," von Weizsäcker 1986-2005, 5 : 322)。

そうした政策はどのようなものから構成されるべきだとフォン・ヴァイツゼッカーは考えていたのか。それらは保険制度改革や、さらには社会保障制度の完全撤廃をもたらすものでなければならなかった。彼によれば、既存の制度は、遭遇した事故、戦争による損害、失業による窮乏に対して金銭的な補償を行うのみである。そしてこの補償制度は、損害、病気、貧困にある種の永続性をもたらした。フォン・ヴァイツゼッカーは、大事なのは被害を受けた個人を労働への適合性に応じて社会に再統合することであると考えた。彼は一九四五年にこう回顧している。「私が考えていたのは、裁判を［すなわち、保険金給付についての法的請求の機会を――筆者］漸次縮小すること、かくして病気を予防し、いわゆる労働市場の操作を通じて強制的に就労させることであった」（"Begegnungen und Entscheidungen," von Weizsäcker 1986-2005, 1 : 279）[5]。

そして彼はこう付け加える。「これは国家社会主義がしばらくの間おそらく明らかにたどっていた道である」（"Begegnungen und Entscheidungen," von Weizsäcker 1986-2005, 1 : 279)。

フォン・ヴァイツゼッカーにとって、この道が必ずや市民的自由およびプライバシー権の制限と連動して進むであろうことは明らかであった。そして少なくとも一九三三年以降、それは実際にそうした制限とともに進んだ。「新しい生活形態は私的領域への多様で仮借なき制限を伴う」（"Soziologische Bedeutung der nervösen Krankheiten und der Psychotherapie（神経症と精神療法の社会学的意味），" von Weizsäcker 1986-2005, 8 : 167)。

かくして我々はフォン・ヴァイツゼッカーの議論のもう一つのトポスに到達した。それは政治的保守主義の奉じる世界観（Weltanschauung）あるいは国家概念である。すなわち、国家（polity）は（テニエスの用語を借りて言うならば）ゲゼルシャフト（civil society）ではなくゲマインシャフト（community）のかたちをとる[6]。個人の統合（integration）――あるいはフォン・ヴァイツゼッカーの言い方では個人の「団結 solidification」――は市場や司法制度によって生じるものではなく、有機的統合によって生じる。有機的統合は個人を全体にとって有用な（useful）――フォン・ヴァイツゼッカーはこれを古い軍隊用語を用いて「使用可能な usable」と称する――ものとする（"Ärztliche Fragen," von Weizsäcker 1986-2005, 5 : 275)。国家的社会政策――フォン・ヴァイツゼッカーとナチスは共にこれを望んだわけであるが[7]――は、労働と戦争による国民の連帯の創造となるだろう。

いま論じたトポイの基礎の上にフォン・ヴァイツゼッカーが展開した恐るべき結論を示すために、我々はもう一つのトポス――より正確には倫理的合理化のある様式――を突き止めなければならない。私はこの様式を「倫理的一貫性の原理」と呼ぶ。これは「状況倫理」のように状況の違いに応じて多様な原理や基準を用いてはいけない、というものである。「もしAが是認されるならば、Bも認めなければならない。すでにAが容認されているのであるから、……」――最近のドイツでは、こうした原理が原子力の使用をめぐる議論で用いられている。議論は次のように進んでいる。「もし実際にある技術、たとえば自動車の技術――年間七千人の死亡者をもたらす技術である――が容認されるならば、一貫性をかんがみて、原子力発電所に伴うリスクをも容認しなければならない」。フォン・ヴァイツゼッカーの議論もこれと同様に進行した。医師という職業は治療や看護に限定されるものではなく、破壊や殺害をも伴うものである。結局、医師は、切断（amputation）[8]や堕胎を施術しなければならないかもしれない。伝統的な医学、すなわちヒポクラテスの誓いに基づく医学は、専ら生命の保存に捧げられており、彼の言うところ、破壊を「恥部pudendum」のごとく（すなわち恥ずべき行為と）見なす医学であるが、これには拡張が必要であるというのは、フォン・ヴァイツゼッカーにとってきわめて自然な結論であった。「純粋な保存の教説としての医学の伝統的自己イメージを補足するような包括的な破壊の教説は、過去にも存在していなかったし、今日なお存在していない」（"Ärztliche Aufgaben（医師の任務）," von Weizsäcker 1986－2005, 5：151）。

破壊が医学において何らかの役割を担うとするこの教説は、ひとたび有機体としての国家の概念と組み合わせて解釈すると、破滅的な結論を招くことになる。なぜなら、その場合、医師は社会組織の病原的要素を切開しなければならなくなるかもしれないからである。早くも一九三三年に、強制的断種を容認する遺伝病予防の法律[3]に対してフォン・ヴァイツゼッカーははっきりと賛意を表している（"Ärztliche Aufgaben," von Weizsäcker 1986–2005, 5：15）。しかし、次のくだりで彼はさらに言う。「また、我々医師には、公共善のための個人の犠牲に関して果たすべき責任がある。ドイツ人医師が、自分がこの非常事態の破壊政策において責任ある役割を果たすことと無関係であると考えるとすれば、それは錯覚であるし、公正であるとさえ言えないだろう」（"Ärztliche Aufgaben," von Weizsäcker 1986–2005, 5：

323）。

フォン・ヴァイツゼッカーは、この破壊政策に、犠牲の概念を通して正当性を与えようとした。一九四七年、ニュルンベルク医師裁判で明らかになった残虐行為についてすでにミッチャーリヒ（Alexander Mitscherlich）[4]より情報を得ていた彼は、不適切な生命の破壊という意味での「安楽死」に対する唯一可能な正当化の根拠として「犠牲」という概念を取り出している。「殺人に酷似した行動が実現し得るのは、唯一犠牲という概念によってである。犠牲という概念の中にのみ、単なる動機を法、責務、義務、不可避の強制力、道徳的行為（sittliche Handlung）に転じさせる特殊な弁証法が存在する」（"Euthanasie und Menschenversuche," von Weizsäcker 1986–2005, 7 : 102）。

フォン・ヴァイツゼッカーは、ここで自らが持ち出しているものが宗教的トポスであることをはっきりと認識しており、特に「殺しと贖いの混合物としての犠牲の概念」を参照している（"Euthanasia und Menschenversuche," von Weizsäcker 1986 – 2005, 7 : 103）。それゆえ我々は、フォン・ヴァイツゼッカーの思考のこの側面にいっそう綿密に取り組んでいかなければならない。

他の多くの者たちと同様、フォン・ヴァイツゼッカーも、あらゆる価値が崩壊したという深い意識と根本的な変革を受け入れる構えとをもって、第一次世界大戦から帰還した。彼は、その解決は宗教への回帰になければならないという一般の人々の気分——当時実際に社会主義者以外の人々が普通に抱いていた考え——を共有していた。しかしそうした「宗教的興奮」（"Begegnungen und Entscheidungen," von Weizsäcker 1986–2005, 1 : 193）が、カール・バルト（Karl Barth）[5]のごとく、彼を新たに具体化されたキリスト教へと導くことはなかった。教会への回帰をもたらすこともなかったが、それはある種の形而上学的実存主義への回帰をもたらした。ここで言う「形而上学的実存主義」とは、超越に対する一般化された信仰の複合体、本質あるいは精神（spirit）の存在論[9]、人間的自由の概念と結び合わせるトポスのことである。彼はたとえば、医師であることの本質、人類の運命、「民族 Volk」の概念について述べている。それは、こうした概念——人類、医師、民族——が経験的にそれらが体現している以上のものであることを意味する。しかしこの「以上」が問題なのであり、問われるべきことであり、存在を確定されるべきなのである。こうしたニヒリズムと超越主義との組み合わせは、フォン・ヴァイツゼッカーの立場を同時代の実存主義者らの立場に近いものにした。とくにサルトルの「存在は本質に先立つ」[10]に対し、おそらく彼は賛同したことであろう。同様の姿勢は彼の医師の職業についての議論の中に見出すことができる。すなわち、医師の〝存在〟には本質があるが、この本質こそが問題なのだと言う。彼はヒポクラテスの誓いを激しく揶揄しながら、このことをたいへん厳しい言葉づかいで述べている。「我々は、あたかも現代においてそのようなものが疑いもなく実在しているかのようにして、〝かの〟医学倫理への侵犯を非難することはできない。そのようなものは実在しないのである。ヒポクラテスの誓いなど我々には無関係である」（"Euthanasie und Menschenversuche," von Weizsäcker 1986–2005, 7 : 121）[11]。

フォン・ヴァイツゼッカーは、医師であることの本質の根本的に新たな決定が必要であるような時代に自らが生きているものと考えていた。これは、彼が英雄的でもあり[12]、きわめて明白に既存の法を侵すものであるとも考える手続きを必要とした。「生かすか殺すかという局面においては、医学とは何であるかではなく、何であるべきかが問題なのであった。医療を利用する者も、医療を施す者も、ともにこうした状況を――部分的にであれ――認識していた。どちらも大きな新たな転機を感知していた。そしてこの転機から力を得て、やがて非常に危険なことがらを追求することになる道へと踏み込んだのである」（"Euthanasia und Menschenversuche," von Weizsäcker 1986–2005. 7 : 108）。

民族（Volk）に関しては、フォン・ヴァイツゼッカーが民族それ自体についてではなく、「この民族」の理念（idea）について語っていることに注目することが重要である。ここには民族の理念とは個々の場合において歴史的に決定され得るものだという意味合いがある。これが何を導出するかを見るために、ある一節を引用しよう。「欠陥とは、結局、民族の文脈における欠陥に他ならない。それがその民族の理念に矛盾しているときがそれである。そのような矛盾が実際に存在するかどうかは、医学生物学では決められない。責任感への純粋な情熱をもってこの問題に最終的判断を下すのは、この［民族の］理念の指導的保持者である」（"Ärztliche Fragen," von Weizsäcker 1986–2005, 5: 329）。

この意味するところを簡単に言うとどうなるかは明らかであろう。「民族の理念の指導的保持者」、人種的に純粋な「民族」の概念を保持している人物とは、すなわちアドルフ・ヒトラーであった。

個人に関して言えば、フォン・ヴァイツゼッカーの観点は自らの年金神経症治療の経験――彼にとってのパラダイムであった――に強く影響されていた。このような経験から出発して、彼はすべての病気は個人が人間としての真の運命を成就しそこなった状態であると考えるようになった。

また、病気そのものは真実性を欠く様態ととらえられた。「病人にはいずれも回復への拒絶が見られる」("Ärztliche Fragen," von Weizsäcker 1986-2005, 5 : 307)と彼は主張した。同様の論理から、彼は「……健康は人間の真実性(Wahrhaftigkeit)と関係がある」("Ärztliche Fragen,," von Weizsäcker 1986-2005, 5 : 285)と結論づけた。この見解からは、医師に無能力者の管理者(Führer(総統)である!)の役割をあてがうことが容易に導かれる。フォン・ヴァイツゼッカーの中で——より広く、実存主義の中においても——「個人の人間としての真の運命」が何を意味しているのかは依然として不明である。概してフォン・ヴァイツゼッカーは、こうした目的を超越の中に置いている——それ自体を超えた何ものかを本質的に記述する「超越」という術語を用いながら。だが、一つの解釈によれば、個人はある永遠の実在と対面しつつ自らの運命に到達することになるのであるが、別の解釈によれば、この運命は「民族」の連帯という枠組みの中で成就するものとなる。後者の場合には、超越は「有用性 usefulness」やおそらくは「使用可能性 usability」のようなものを意味することになる。

私はこうした見解のもつ意味を、その結論を見ることによって明らかにしたい。価値なき人間生命の破壊の正当性という問題に関して、フォン・ヴァイツゼッカーが引き出した恐ろしい結論である。「もし医師が、ある一個の地上的・現世的な生命に価値があると仮定したとしても、しかしなおそれには永遠の価値が欠けている場合、このような単なる現世的な価値は低いものであり、したがって当該の生命は破壊されてしかるべきであることになる。言い換えれば、その意味、目的、あるいは価値が超越性以外のところに見出される生命をいかに定義したとしても、その定義は生物学的に価値なき生命という概念に抗する内在的な保護柵を有さないのである」("Euthanasie und Menschenversuche," von Weizsäcker 1986-2005, 7 : 100)。

それゆえ、フォン・ヴァイツゼッカーは過去を振り返って、人間の宗教的運命を利用と破壊の無情な計算に対する唯一の防御であると見る。[13] かくして、彼の第二次世界大戦後の見解は、彼の第一次世界大戦後の見解を繰り返すものとなる。どちらの文脈においても、彼が目撃した破局の真の原因は、宗教からの離反にあるのである。フォン・ヴァイツゼッカーが自らの罪の程度をすなおに感知していたのは、この点のみであるように思われる。他の点では、彼は、自分には非難されるべき点がないというあまりにもありふれた錯覚に——彼自身が他人のうちに診断していた当の錯覚に——陥っていた。[14] 彼は自らの人生の一九一八年から一九三三年までの時期における「宗教的な問いの運命」について述べている。「それは霊的成就の試みであった。宗教的なものとして始まったが、非宗教的な研究計画らしきものへと移行し、成果なく終わった。そしてそれは、結局、総力戦という完全な破局の文脈の中でまったく新しい意味を獲得した。それはある枠組みである。この枠組みの中で私は一人の個人の内面生活における道徳の衰退を明らかにしたいと願っている」(“Begegnungen und Entscheidungen,” von Weizsäcker 1986-2005, 1 : 232)。

かくして私の解明の試み――生命倫理の議論におけるトポイの役割に関するケーススタディー――は終局に達した。要約すれば、フォン・ヴァイツゼッカーの言説は次のトポイを参照している。

- 社会と価値の両方の内部における階層
- 政治的保守主義（有機体としての、（ゲゼルシャフトではなく）ゲマインシャフトとしての民族（Volk））
- 倫理的一貫性の要請
- 形而上学的実存主義

これらのトポイが単にフォン・ヴァイツゼッカーの従った原理であっただけでなく、彼が聴衆や読者の心に訴えることのできた評価基準（points of reference）――少なくとも当時彼が適切であると考えた評価基準――であったことを、我々は銘記すべきである。我々はここの中核にあるアンビヴァレンスを甘受しなければならない。一方でこれらのトポイは、明らかに、医学の分野におけるナチスの犯罪に対してイデオロギー的枠組みを供給する役を担った。他方、その同じ見解が、ヴィクトル・フォン・ヴァイツゼッカーをして医学を心身医学および社会医学の領域へと拡張せしめたのであった。

結論　今日の生命倫理に対する帰結

結論とするために、我々はフォン・ヴァイツゼッカーの事例を例にとって行った分析――あるいはより一般化して、第三帝国の経験についての分析――からどのような結果が導かれるかを、自らに問わなければならない。我々の生命倫理の議論と実践のあり方に対して、これはどのような意味をもつであろうか。その際、まず第一に我々は、この分析に従うならば、本章の題である「非倫理的な医学研究の合理化」という表現がいくぶん我々の意に満たないものであることを強調しなければならない。結局、ここで我々が取り組んでいるのは、人間を扱うある一つの様式――当時、当該の医師や科学者が非倫理的とは考えていなかった様式――に対する生命倫理的な合理化である。彼らの行動の最も不穏な側面は、概してこれらの医師と科学者には、自らが正義にもとる行為をなしているという意識がなかったことにある。しかも、彼ら自身の合理化にもかかわらず、彼らの行動の現実の結果は、「非倫理的な研究」という表現が実際かなり妥当であるように思われるほど、きわめて明白に非人間的かつ犯罪的なものであった。それゆえ、以上のことから我々が引き出さなければならない第一の帰結は、第三帝国における出来事を犯罪的と思うことを許す道徳的直観を、真剣に（seriously）受け止めなければならないということである。

「道徳的直観」について、もう少し述べておく必要がある。フォン・ヴァイツゼッカーの事例は、我々に、「道徳的直観」に生命倫理のトポスとしての役割を与えるべきではないかとの考えを促す。生命倫理において役割を担うのは、道徳的原理だけではない。我々が他の人間に対して抱く感情――特に病人、弱者、助けを必要としている人に対する感情――もまた、考慮に入れなければならない。ナチスの支配者たちはこうした直観を認識していた。彼らの安楽死プログラムや収監者に対して行われた実験その他が極秘のうちに、しかも明確な法的正当化なしに実行されたのは、こうした理由からである。関与した医師や研究者は、自らの道徳的直観を抑圧し抑制するために生命倫理学的合理化を用いた。(15)

一九四五年以降、我々はある種の逆転――つまり、こうした道徳的直観自体の哲学的倫理学の原理への拡張――を見てきた。それを行った思想家としては、特にハンス・ヨナスおよびエマニュエル・レヴィナスが思い浮かぶ。ハンス・ヨナスは、親子関係のモデルに基づく「責任の原理 das Prinzip Verantwortung」と呼ばれるものを提示し、それによって非対称的な関係というものが存在することを明らかにした。親との関係において子供は求める存在である。ヨナスは、このような求める者に対する責任の中に倫理的行動の原型があるとした。「顔」の経験、つまり最も傷つきやすい状況にある他の人間へのまなざしが倫理的態度の基礎であるとしたレヴィナスも、同様である。さらに、一九四七年に連合国管理理事会（Allied Control Council）(16)が処罰の対象となる刑事犯罪として「人道に対する罪」をにわか仕立てで成立させたことを、我々は思い起こす必要がある。これは、ナチス型の医学が犯罪であるとの直観的理解を成文化するためであった。

こうした展開の中で最も重要なのは、ナチスの犯罪を非難するだけでは不十分であるとの洞察が、また、これらの事象から生命倫理それ自体に対しても何らかの結論が導き出されなければならないとの洞察が、得られたことである。だが、この根本的な結論の認識も、容易に脇道へ追いやられ、否定されてしまう。このような犯罪は全体主義体制という文脈においてのみ可能であったと考えることができるからである。我々がそうした回避の道をとらないよう、本書が矯正の役を果たせるならそれは願わしいことである。民主主義においてさえ、類似の犯罪は可能なのだ。そのうえ、今日では民主主義が、好戦的愛国主義から、あるいは安全保障政策から市民的権利を停止する寸前の状態にあるように見受けられる。我々はカントの恒久平和に対する希望を失ってしまった。共和主義的統治形態は戦争を開始しないであろうとのカントの主張は、経験的に誤りとなった（Kant 1996, 323–27［8 : 350–53］）。この点を思うとき、何らかの社会政治的な機構が我々の代わりにこうした問題を自動的に処理してくれるなどと期待してはいけないことがわかる。我々はむしろ、医学および人体の研究の領域における人道に対する罪がもはや不可能であるような状況の創出を求めるのでなければならない。そして、これによって我々は現代の生命倫理の言説におけるもう一つのトポスに到達する。それは、二〇世紀においてそうした犯罪が実際に起こったという単純な事実である。このように歴史的事実を道徳的言説の評価基準にすることは、生命倫理の論題の根本的変更をもたらす。哲学者テオドール・アドルノ（Theodor Adorno）は同様の考察を逆説的に表現した。「ヒトラーを通じて、不自由な状態に置かれた者たちは、新たな至上命令の認識を余儀なくされた。すなわち、アウシュヴィッツが二度と繰り返されないよう、またそれに類似する出来事が二度と起こらないよう、自らの思想および行動を変革するべきであるとの至上命令の認識である」（Adorno 1996, 356）。

冒頭において、生命倫理を進めていくために歴史的事件を本当に真剣に受け止めるということは未だ実現されていないと私は述べた。むしろまったく逆に、そうした現実からのある種の逃避があることを観察することができる。それは原理（principles）への逃避である。もちろん生命倫理のトポイ——たとえばフォン・ヴァイツゼッカーの事例に見られるような——がもたらした結果を思うならば、原理に頼る理由も理解できる。まさしくこの願望は、そうした歴史的な、階級制度に基づく、さらには政治的党派性を帯びた正当化の論理から距離を置こうとする願望なのである。この願望は、後習慣的＝ポストコンベンショナル（コールバーグ（Kohlberg）やハーバーマスが論ずる意味で）かつ普遍主義的な倫理の概念をもたらす。しかし、それは我々に、一般的原理は議論の基礎としてのみ有効であり、あれこれの行動を動機づける命令とはならないという事実を無視させてしまう。こうした理由から、カントさえ、自らの至上命令の遵守を確かならしめる動力となるものを求めざるを得なかった。普遍的原理が動機づけの効力をもち得るのは、ヨーロッパの啓蒙主義を相続した文化においてのみであり、また、この文化においてすら、おそらくきわめて少数の人々にしか効力をもたない(17)。そのうえ、普遍主義的原理は、まさしくそれらが文化、宗教、階級アイデンティティーの別を問わず有効であろうとするものであるがゆえに、倫理の最小限の形態しか導き出すことができない。そして次にはそれゆえに、我々が直観的に非倫理的であると知る種々の行動の様態に、普遍主義的原理のお墨付きを与えることになりかねない。これはたとえば、最大多数の最大幸福という功利主義の原理について言えることである。このような枠組みの中では、少数者の犠牲というものがきわめて正当なことのように思われてしまう。また、医師や研究者の誤った行為に対する障壁である「インフォームド・コンセント」の概念についても、同じことが言える。ここでは、リスクについて十分な情報を与えられることが不可能な人々、あるいは自ら同意を与えることができない人々は、生命倫理上の保護が享受できないことになる。

かくして我々は今、一つの探求を始めようとしており、また始めるべきなのであるが、我々はいくぶん途方にくれている。我々は生命倫理の議論におけるトポス的(*Topik*)アプローチを完全に退けることはできない。しかし同時に我々は、特殊性を、そして必ずやこのアプローチに伴う文化的・歴史的状況への依存を、避けたいとも思っている。おそらく今日の世界——すでにいくつかの国では多文化的な状況が訪れている——においては、諸々の一般則が人々の同意を得るかもしれない。ただし、この一般則は、民族集団的・宗教的・文化的背景に応じて種々のトポイに基礎を置くものなのである。

原注

(1) 私の倫理概念のさらなる展開に関する英語文献としてはBöhme 2001を参照のこと。

(2) ラッシャー（Sigmund Rascher）は、空軍の命令により減圧室で被験者を故意に殺害した。またMitscherlich and Mielke, 1960の特に六二頁を参照のこと。英語に翻訳されたものとしては次のものがある。*Doctors of Infamy: The Story of the Nazi Medical Crimes*, trans. Heinz Norden.

(3) 注意：ヴィクトル・フォン・ヴァイツゼッカーの引用はすべて彼の全集*Viktor von Weizsacker: Gesammelte Schriften*, 1986-2005に再録された個々の論文による。初出箇所に各論文の表題を訳出してある。

(4) たとえば、一九四七年になってなお彼は、論文“Euthanasie

"und Menschenversuche" の中で、「治療」の概念を個人に限定すべきだとするフォン・ユクスキュル（von Uexkull）の要請を、「この場合の〝病気〟は、単に個人の病気のみならず、単一の共同体、集団、国民、人類それ自体の病気をも意味しうるものである」と言って明白に退けている（von Weizsäcker, 1986–2005, 7 : 102）。

（5）論文 "Soziologische Bedeutung der nervösen Kankheiten und der Psychotherapie"（おそらく初出は一九三五年）には、国家社会主義の諸制度へのさらに明白な言及がある。「ひとたび国家が、パッチワーク的なあれこれの治療に訴えるのではなしに、労働プログラムや軍隊などの失業撲滅運動に立ち向かう諸機関の設立に投資するや、その過程［治療の過程――筆者］がどれほど短縮できたかを、我々はみな知っている」（von Weizsäcker, 1986–2005, 8 : 167）。

（6）ちなみにフォン・ヴァイツゼッカーは、テニエスを読んだことがないと一九四五年に書いている（"Begegnungen und Entscheidungen," von Weizsäcker 1986–2005, 1 : 281）。

（7）フォン・ヴァイツゼッカーは第一次世界大戦への従軍の初期にはじめて国民の連帯の感情を体験した。「最初の戦闘の前、ディーデンホッヘンにおける数週間に私を興奮させたものは、実のところ戦争ではなく、この特定の時点における国民（Volk）の超自然的な一体化（Einswerden）であった」（"Begegnungen und Entscheidungen," von Weizsäcker 1986–2005, 1 : 265）。

（8）"Euthanasie und Menschenversuche" に、このようにはっきりと述べられている（von Weizsäcker 1986–2005, 7 : 102）。

（9）フォン・ヴァイツゼッカーと彼のハイデルベルクにおける同僚カール・ヤスパース（Karl Jaspers）との間に交流があったようには見受けられない。これは注目すべきことである。なぜなら医師から哲学者に転じたヤスパースは、同様に哲学に深い関心を抱く医師フォン・ヴァイツゼッカーにとって、手紙を交換する相手として格好の存在であったであろうからである。

（10）サルトルの『存在と無』（*L'Être et le néant*）のドイツ語訳が出る数年前、フォン・ヴァイツゼッカーはそれに対する長い評論を書いていた。彼自身も述べているように、それは好意的な感情に満ちたものであった（von Weizsäcker 1986–2005, 1 : 424–34）。奇妙なことであるが、彼はサルトルの『実存主義はヒューマニズムである』（*L'Existentialisme est un humanisme*）からさえも引用しているのに、先の重要な点にいっさい触れていない。

（11）フォン・ヴァイツゼッカーは、この発言が文脈を離れて理解されてはならないと明言している。だが、その際の文脈とは、「医学における暴力の合法的使用」と題された一節である。

（12）真の実存主義者フォン・ヴァイツゼッカーは、自らの置かれた状況を、罪に悲劇的に巻き込まれた状況と見ている。「二種の罪からの選択は、雄雄《おお》しい任務（Aufgabe）ということになる」（"Euthanasie und Menschenversuche," von Weizsäcker 1986–2005, 7 : 132）。

（13）「有用性（Verwendbarkeit）」という語のこうした明確化は "Ärztliche Aufgagen: Vorlesungen über allgemeine Therapie" に見出される。「ひとたび遺伝病が、即席の治療の対処が不可能なところへと、そして統合と有用性が厳しい欠陥（deficiency）に直面するところへと根を下ろしてしまえば、我々は無力である」（von Weizsäcker 1986–2005, 8 : 151）。

（14）「ここで我々が語っているのは、罪を負いながらそれによる良心の呵責を覚えていない人間についてである。これもある種の錯覚である」（"Begegnungen und Entscheidungen," von Weizsäcker 1986–200, 1 : 336）。

（15）私はこれを、このような再確認（すなわち「諸々の上司や総統に対する質問」という手段、あるいはアルコール、「理想主義」、「愛国心」、「義務への服従」などの手段を通じて行われる無意識の罪悪感との戦いと解釈する（von Weizsäcker 1986-2005, 7: 123, trans. Dr. Edgar Taschdjian, 1949）。

（16）連合国管理理事会（Allied Control Council）の Law No.10. この法律の適用によって生じる法的諸問題に関しては Mitscherlich and Mielke 1960, 277, 291 を参照のこと。

（17）二〇〇四年四月二七日ペンシルヴェニア大学哲学部における「カントの普遍主義と人間家族 Kant's Universalism and the Family of Man」と題した私の講演を参照のこと。

訳注

［1］ヴィクトル・フォン・ヴァイツゼッカー（Viktor von Weizsäcker）

ヴィクトル・フォン・ヴァイツゼッカー（一八八六―一九五七）はドイツの医学者・神経学者であり、心療内科学の先駆者。第一次大戦期の野戦病院勤務時代の経験から神経学の研究に専心する。一九二〇年ハイデルベルク大学の内科学教室の神経科部門部長に就任、一九四一年ブレスラウの神経学教授および神経学研究所所長として勤務。その後一九四六年、ハイデルベルク大学病院に臨床医学教授として戻る。主著に *Der Gestaltkreis-Theorie der Einheit von Wahrnehmen und Bewegen* 他。

［2］メンゲレ博士（Josef Mengele）

ジョセフ・メンゲレ（一九一一―一九七九）はヒトラー政権下におけるナチス党のSS将校であり、アウシュヴィッツ・ビルケナウの両強制収容所で医師として従事。収容者を強制労働に従事させる者、殺戮する者それぞれへと振り分ける判断を下す立場にあった。また強制収容所での人体実験を、自らの遺伝学などの研究に利用したことでも知られる。

［3］強制的断種を容認する遺伝病予防の法律

一九三三年にヒトラー政権下で制定された「遺伝性疾患子孫予防法」のこと。一九一九年にナチス党によって公表された原案がその土台となっている。この「遺伝性疾患子孫予防法」の施行には、第一次大戦後のドイツにおける経済状況など、福祉財政コストの削減などが大きく作用したことが知られている。

［4］ミッチャーリヒ（Alexander Mitscherlich）

ミッチャーリヒ（一九〇八―一九八二）は、ドイツの医師・精神分析学者。一九四一年、ヴィクトル・フォン・ヴァイツゼッカーの推薦で、彼の後任としてハイデルベルク大学神経科に勤務。心療内科学・精神分析学の分野で多くの業績を残す。主著に『父親なき社会』（新泉社、一九八八）『喪われた悲哀』（河出書房新社、一九八四）他。

［5］カール・バルト（Karl Barth）

カール・バルト（一八八六―一九六八）は、スイスのキリスト教神学者。二〇世紀において最も影響力のあった神学者の一人として評される。ナチス党政権下にあった一九三四年に、ナチスに追随するドイツ福音主義協会に対抗して告白教会を設立。同教会において出されたバルメン宣言には、自らの戦争責任に言及しつつも、ナチスの政策に対して明確な批判が掲げられている。主著に『ローマ書講解 上・下』（平凡社、二〇〇一）『教会教義学』（日本基督教団出版部、一九六二）他。

参考文献

Adorno, Theodor W. 1966. *Negative Dialektik*. Frankfurt: Suhrkamp. Reprinted as *Negative Dialectics*, London: Continuum Int. Publ. Group, 1983. 木田元・渡辺祐邦・須田朗・徳永恂・三島憲一・宮武昭訳 一九六六『否定弁証法』作品社。

Böhme, Gernot. 2001. *Ethics in Context: The Art of Dealing with Serious Questions*. Cambridge, U.K.: Polity.

Kant, Immanuel. 1996. "Toward Perpetual Peace" ("Zum ewigen Frieden" [1795]). In *Practical Philosophy,* ed. Mary J. Gregor and Allen Wood, 323-27 (8 : 350-53). Cambridge, U. K.: Cambridge University Press. 池内紀訳　二〇〇七『永久平和のために』綜合社、他。

Mitscherlich, Alexander, and Fred Mielke, eds. 1960. *Medizin ohne Menschlichkeit. Dokumente des Nürnberger Ärzteprozesses.* Frankfurt/M.: Fischer. Originally published under the title *Wissenschaft ohne Menschlichkeit* in 1948 by the West German Association of Physicians. For the English translation, see *Doctors of Infamy: The Story of the Nazi Medical Crimes,* trans. Heinz Norden (New York : H. Schumann, 1949). 金森誠也・安藤勉訳　二〇〇一『人間性なき医学——ナチスと人体実験』ビイングネットプレス。

Penselin, Cora. 1994. "Bemerkungen zu den Vorwürfen, Viktor von Weizsäcker sei in die nationalsozialistische Vernichtungspolitik verstrickt gewesen." *In Anthropologische Medizin und Sozialmedizin im Werk Viktor von Weizsäcker,* ed. Udo Benzenhöfer, 123-37. Frankfurt am Main: Peter Lang.

von Weizsacker, Viktor. 1986 - 2005. *Viktor von Weizsäcker. Gesammelte Schriften.* 10 vols. Frankfurt am Main : Suhrkamp.

第二章　医学、道徳、歴史

ドイツの『エティーク *Ethik*』誌と人体実験の限界

アンドレアス・フロイアー

人体実験が提起する倫理上の問題は、現代の最重要課題の一つとなってきた。

——パプワース（M. H. Pappworth）、一九六七年

二〇世紀医学における人体実験

人体実験をめぐる諸問題は、研究上の利益と個人の福利とのバランスを探る者にとって、極めて扱いの困難な最高度の医学倫理的ジレンマである。二〇世紀は医学のすばらしい進歩の時代でもあり、科学の名による深刻な犯罪の時代でもあった。ニュルンベルク医師裁判集結後五〇年以上を経て、ようやく「人道なき医学」の決定的要因およびその影響の全容が把握できるようになった（Mitscherlich and Mielke 1947, 1960）。破局へ向かおうとする時代にあって、その医学的エートスを支えるのに用いられた道徳理論は、多種多様の、複雑な源泉に基づいて展開されたものであった。とりわけ「人道なき倫理」は、こうした事象を正当化し、具体化することを通じて、破局への道を準備した（Platen-Hallermund 1948, Wiesemann and Frewer 1996, Frewer and Wiesemann 1999）。優生学・政治・イデオロギー上の諸概念は、これまで明らかにされたところによれば、一九世紀以来続く長い概念化の歴史が生み出したものである（Proctor 1988, Sandmann 1990, Frewer 2000）。人体実験というデリケートな問題を扱うとき、医学倫理をめぐる議論はいかなる方向性を見せるものであろうか。当論文では、この問題について、特にドイツの『エティーク *Ethik*（＝倫理（学））』誌に目を通しながら詳細に検討しようと思う[1]。

『エティーク』誌に見る一九二二―一九三八年のドイツの道徳的言説

『エティーク』誌は元来「性倫理のためのドイツ医学国民協会」（ハレに設立された「道徳的信条協会」と、「性倫理のための医学協会」とがその前身）が後援し、発行したものである。同協会は一九二七年以後は単に「倫理協会」と呼ばれている。組織は次第に単純化され、一九二八年から後はついにエミール・アプデルハルデン（Emil Abderhalden）が単独で『エティーク』誌を発行するというかたちになった(2)。「倫理協会」の構成員は同誌の寄稿者であった。たとえばリューベックには六〇人以上からなる最大級の地区グループがあり、ワイマール共和国時代においても多様な教派の代表者を委員として擁していた。構成員の社会階級および職業についての報告をまとめると次のようになる。構成員数は、一九二六年に約五〇〇人、一九二九年に二、三一四人、一九三四年に約八〇〇人、一九三八年に約四〇〇人。主として医療従事者であるが、神学者や教師を含み、法律家や看護師もいる(3)。

アプデルハルデンの指揮のもとで同協会から発行された倫理問題に関する最初の会報は、タイトルを『性生活の倫理・教育・衛生 *Ethik, Pädagogik und Hygiene des Geschlechtslebens*』とし、一九二二年に三号が出版された。これは医師の発行する学術的出版物としてタイトルに「倫理」を掲げた初の国際雑誌であった。一見選択された分野が限定的であるように感じられるかもしれないが、そう見えるのは主として現代の我々の視点の投影によるものである。おそらく、「人間の生命の始まりにおける、そして人間の生命の伝達に関する、倫理的諸問題」とすれば、雑誌のテーマとしていっそう現代的で包括的な定義となることだろう。一九二五年五月一日、「新シリーズ」として『性倫理 *Sexualethik*』創刊号が発行された。それは「性倫理のためのドイツ医学国民協会・機関誌」と銘打たれ、もとの組織的基盤が、前述の広い社会的展望によって拡張されたことを示している。以後採用されたナンバリング方式によれば、『性倫理』誌の各号は『エティーク』誌の「第一巻」に相当する。一九二六年に発行された『性および社会の倫理 *Sexual- und Gesellschafts-Ethik*』誌は「第二巻」である。アプデルハルデンは「性および社会の倫理のためのドイツ語諸国・医学国民協会・機関誌」を紹介するにあたって、「一九二六年の巻は、これまでの〝性倫理〟誌よりも扱う領域が拡大している」と述べている。社会倫理の導入とともに、今や倫理協会は社会問題の全領域に取り組むようになった。実際に議論されたテーマも、道徳一般から住宅政策・スポーツ・商業の道徳をめぐる問題にわたっている。しかし、なお関心の中心にあるのは医療倫理であった。『エティーク』誌の表紙は、のちに外観とタイプフェースに若干の変更があったものの、一九三八年まで基本的に同じ形式で出版された。さて、人体実験に関して、同誌はどのような議論を進めているのであろうか。また、主要テーマとしてどのようなものを取り上げているのであろうか。

『エティーク』誌の公開討論における人体実験

エミール・アプデルハルデンが始めた「公開討論フォーラム」は、一九二八年、研究倫理をめぐる問題および人体実験の問題を取り上げた。アプデルハルデンの立場は序文の中に要約されている。

ある病気の各相を研究するために、あるいは特定の伝染性の病原体やそれに由来する物質が既知の病気の症状を誘発するかどうかを確認するために、健康な個人に病気を感染させることは――研究者が自らに対して実験するのでない限り――断じて許されない。同様に、いかなる状態であれ被験者に対する良好な効果が見込まれず、むしろ多少とも損害をもたらす可能性がある場合、動物実験の結果を人間において確かめるためだけに行われる実験は、医療倫理にもとるものである（Abderhalden 1928, 12）。

『生物学的医学 *Biological Medicine*』誌に繰り返し取り上げられ、非難されてきた事例に言及しながら、アプデルハルデンは自らの基本的立場を明らかにしている。

しかしながら――このことはきわめて率直に述べておかねばならないが――、医療倫理および倫理一般の観点から無条件に非難するべき事例が、なお多数存在する。(4) たとえ売春婦や精神病者であったとしても（人間はいついかなる場合にも人間である！）健康であるような人々に対して、害を与えるような実験を行ったことを報告している論文を読むと、医学の発展のある側面は行き過ぎになりつつあり、それはどんな犠牲を払ってでも制限しなければならないことを痛感する（Abderhalden 1928, 12）。

この言明からさらに進んで、アプデルハルデンは『エティーク』誌において、人体実験はどの程度まで許容されるのか、問いを発した。三人の医師がこのテーマに関する見解を述べた。三人とは、ケーニヒスベルクの診療所（Medical Clinic）の所長マッテス（Matthes）博士（第一の回答）、ベルリン大学の医学部長ヒズ（W. His）博士（第二の回答）、ダンツィヒの外科医で著作家として有名なリーク（Erwin Liek）博士（第三の回答）である。マッテスは、患者の直接の利益のために行われる実験と単に科学的疑問の解明のための実験とを区別している。前者に関しては、新しい内科的治療あるいは外科技術の試用は、最大限の周到な準備の下で行われる場合、倫理的に許容される。後者を説明するために、この論者は、診療所の上級実習生と共に自分たちを被験者にして行った実験の事例を提示している。「しかし、患者に害を及ぼす可能性のある実験はまったく承認しかねるし、そうしたことが許容されたことは私の診療所においては一切ない」（Matthes 1928, 5 [1]：19）。マッテスはこのようにはっきりと総括しているが、実際に行われた非倫理的な実験、あるいはそれらを促進した医学的諸問題に関して、何の立場も表明していない。「……私の診療所においては一切ない」がせいぜいの結論である。二番目の論文では「非侵害の原理 nihil nocere」が考察の中心である。ヒズによれば、治療のための試行は「治療態勢を拡充する」ために必要なものである。そのためには医師には人体実験を行う権利があるという。しかし、決定的に重要な要因は患者の同意（consent）である。ある意味で、ヒズにとっては、目的がまた手段を正当化している。実験は「それを実行することに大きな利益がある場合、また従来の方法が不十分あるいは不適当であると見なされる場合に限って、倫理的に正当化される」（Matthews 1928, 5 [1]：19）。興味深いことに、これに先立つある段落で、ヒズは間接的にではあるがリューベックに起きた当時の最大のスキャンダルの一つに言及していた。

しかし、治療効果の確認のためには、治療を施していない症例あるいは別の治療を施した症例との比較が必要である。……その状況は栄養療法にきわめて類似している。栄養療法は幼児期において非常に効果的であり、幼児死亡率の低下に大いに貢献してきた。特に、致命的段階の佝僂《くる》病に対する適切な栄養供給による治療が格段の進歩を見せていることは、十分認識されている。しかしここでも、治療方法の価値は比較に基づいてのみ適正に評価され得るのである（His 1928, 5 [1]：19）。

小児科医にとって、こうした主張は、関連する背景を知らなければ一見十分妥当に聞こえる。興味深いことに、編集長アブデルハルデンが三番目に——直前の論文に言及せずに——置いた論文は、まさにこの事例を論じたものである。リークは冒頭において、医学史の観点から、また当時盛んだった「正統的医療」対「いかさま医療 quackery」[5]論争に言及しながら、広範にわたる議論を行なっている。彼が主として問題としているのは、不当な実験が行われて初めて正体を表す、性格の曖昧な医療行為が抱える構造的問題によってもたらされる信頼の喪失であった。リークは述べている。「真の医師は——いやしくも医師と称する者は——そのような実験に関してただ一つのこと、患者の福利、健康の回復、生命の危険の回避ということ以外に心に留めるものはない」(Liek 1928, 5 [I] : 23)。他の論者たち同様、リークもまた伝統的なヒポクラテスの概念に依拠している。「私は、ただ患者の便宜および利益のためにのみ、私自身の能力と判断力に基づいて、行動規範を打ち出す。そして患者に対する有害かつ不当なすべての行為を回避する」(5 [I] : 23)。医療の大義を大きく前進させた主要な外科的介入について述べたあと、彼は問題のある事例を取り上げる。彼は一九二七年の『ドイツ医学週報 *Deutsche Medizinische Wochenschrift*』から次の節を引用する。

　我々は、およそ一〇〇匹のラットおよび二〇人の児童を材料[6]として、これ［ビガントールの試用］を実施した。……他方、顕正期の佝僂《くる》病患者が閉め切った部屋などの好ましからざる環境に置かれた場合、我々の経験によれば、佝僂病の経過は夏季においても数か月にわたって顕正期にあり続け、回復の兆しはまったく見られない。我々は実験用の児童を食餌および採光の面で好ましくない環境に置いた。ビガントール治療の開始後三〜四週間の時点よりもかなり前に回復の兆しが見られた場合、それは間違いなくこの薬の効果によるものである。

この事例では（また、もう一つ別の事例においても）、リークは一も二もなくこう述べている。「そのような行為に対して私が医師として下せる唯一可能な判断は、全面的かつ無条件的な拒絶である」[7]。多数の事例とその他の多くの補足的話題を交えた長い解説を経て、彼の意見の真髄が結論部に示される。「いかに厳格なものであろうと、法律や監督が〝人体実験〟を防止することはないだろう。医師自身が自らの職業の本質および自らの実体験を思い起こすときにのみ、それは防止されるだろう」(Liek 1928, 5 [I] : 23)。

　これら三例の分析から、いくつかの興味深い傾向が明らかになる。三人の論者——彼らはすでに強い問題意識をもっている——はみな、似たようなやり方で「（第一に）何ものをも害さず（(primum) nihil nocere)」というヒポクラテスの伝統に言及し、再確認している。しかし、それにもかかわらず、展開された議論は潜在的にきわめて複雑な性格をもっている。三つの論文を批判的に見てみると、一般的な広がりをもつ三タイプの議論が区別できる。診療所の所長は「私のところではやっていない」という点を強調し、この問題についてはそれ以上の議論をいっさい避けている。医師は、結局のところ自らもまた、優先順位を考慮した上で実験を行うと述べ、間接的に同僚たちを弁護している。ただひとり、著名な医療評論家のみが、実際に痛いところに触れ、医師業の遂行に内在する問題に関連する種々の様相の究明を行っている。『エティーク』誌の討論におけるこれら三つの立場は、医学史に幾度も幾度も登場する意見のタイプを代表している。人体実験に関してナチス医学が行なった極度の過激化を予想させるものは見当たらない。とはいうものの、ここには「転落への坂道 slippery slope」[1]もある。論者によっては、目的は手段を正当化するものとなっており、「公共の安寧が最高の法である Salus publica suprema lex.」なる原理に依拠する度合いが高まりつつある。人間を実験材料と見なす還元主義的視点は、この方向に向かう重大な一歩であった（Roelcke 2003, Lederer 1995, Roelcke and Maio 2004)。

「行き過ぎ（Going Too Far）を防ぐ」『エティーク』誌の討論におけるガイドライン

『エティーク』誌の第七巻第五号（一九三一年五・六月号）において、「人体実験」が再び中心テーマに取り上げられた。ハンブルクの医学史家で教師のフォアヴァール（Heinrich Vorwahl）博士は「実験の倫理的境界」と題する論文を発表した。これは人体実験についての公式のガイドラインがどのように受け入れられたかを示す数少ない証拠の一つである。導入部において、フォアヴァールは、七〇人以上の児童が未完成のワクチンの使用により死亡したリューベック予防接種禍——通称「リューベックの死の舞踏《ダンス・マカブル》」（Moses 1930 参照）——がもたらしたものに直接言及している。

リューベックの事件に促されて、帝国保健局はガイドラインを公布した。ガイドラインは医師の「実験熱」に対する歯止めとして歓迎された。実際、国民の大多数が、この事件のかなり以前にショー（Bernard Shaw）が痛烈な形で表したのと同じ確信を抱いていたことは否定できない。ショーは医師たちを狂信者あるいは妖術師と呼んだ。曰く、医師どもは、いかに残酷な方法を採るものであれ、科学知識獲得の奮闘が道徳律から完全に自由であるべきことを唱えている。彼らはまた、人体に対する無制限の権限が与えられさえすれば、人類にあらゆる疾病に対する免疫を与えることができると言っている（Vorwahl 1931, 7［5］: 458)。

続いてフォアヴァールは、これまで科学の境界をめぐる討論を促してきた多数の事例を引用する。ここには、「精神分析的な精神技法 psychoanalytic psychotechnique」の研究において有志者に性的刺激を与えることに対する拒絶から、雌のチンパンジーにヒトの精子を自然的方法で授精させる案、さらには精神科医のホッヘ（Alfred Hoche）[2] が考案した断頭された被験者に対する仮想実験にわたる様々な批判的報告が挙げられている。ホッヘは自伝の中で「化学的に適切な液体の機械的灌流《かんりゅう》によって、切断された頭部に意識を回復させる実験を行う」との希望を表明していた。フォアヴァールは言う。「彼はこの実験を見込みのあるものと考えているが、ただ彼には器官のみが不足している。彼が抱いている唯一の懸念は」――ホッヘの別の箇所から引用して――「成功した暁には切断頭部の被験者に二度めの死刑宣告が下されるであろうがゆえに、この実験は死刑宣告を数回受けた者にしか行うことができないことである」。ホッヘは精神医学の教授であり著述家としても尊敬を集めた者であるが、彼にとってこれは倫理的帰結の評価として十分なものであるように思われた。またアプデルハルデンも、ホッヘを優れた人物として「大学教師の教育上の責務」と題する次号の「公開討論フォーラム」に参加するよう求めていた。このことから、明らかにアプデルハルデンにはホッヘを学者のロールモデルとして受け入れる気持ちがあったことがわかる。そしてフォアヴァールは、その直後の文で――明示的にではなく、紹介というかたちで間接的に――批判を表明しているにもかかわらず、『生きるに値しない生命の抹消の解禁 *Freigabe zur Vernichtung lebensunwerten Lebens*』（Binding and Hoche 1920）の著者の一人としてのホッヘに敬意を表している。しかし、フォアヴォールは「安楽死や価値なき生の除去など異論の多い道徳的懸案に関して我々は評価を惜しまないが」、それにもかかわらず、人体実験の限界については「生の神聖性の境界のみならず、死の神聖性の境界をも侵害するもの」を感知し（Vorwahl 7［5］: 458）、次のように結論する。「もし、全般的な洞察もまた科学研究を豊かなものにすることが可能で、それゆえ、間接的に生に資するものであり得るのだとすれば、医師および教育者は、自分たちが扱っているのが人間であることを決して忘れてはならない。尊厳ある者としての人間を目的のための単なる手段として扱うことを戒めるカントの警告は、実験のための実験を、絶対的な必要性がない限り、病人に対するものであれ、また教育上のプロセスの一環として児童に対して行なわれるものであれ、すべて禁じるであろう」(Vorwahl 7 [5]:459)。

討論がさらに続いたかどうか、質問の手紙が寄せられたかどうかについては、『エティーク』誌にもアプデルハルデン所有の論文にもさらなる証拠は見出せない。(8) リューベック予防接種禍は極端な不安を引き起こしたが、この時点ではもはや何の波紋も見出せない。これは、一九二八年という比較的近い過去に「人体実験」についての「公開討論フォーラム」をすでに掲載しており、このテーマを新たに取り上げる編集上の利益がなかったことによるものかもしれない。アプデルハルデンはたしかに「人体実験」の問題に関して批判的な立場をとっていたが、生理学の一研究者として、彼には研究反対のキャンペーンを張ることに何の利益もなかったはずである。

「良心なき研究倫理」の進展

ナチス国家の「人道なき医学倫理」の端緒は、ヴァイマール共和国の最後の時代にどの程度顕在化していたのだろうか。一九三二年に帝国議会の議員ユリウス・モーゼス(Julius Moses)はこう書いている。(9)

医学倫理は多数の複雑な問題に取り巻かれている。だが、「第三帝国」において、それらはすべて解決されてしまった。たとえば、安楽死および断種について浩瀚な書物が多数著されてきたし、医師らは「致命的疾患の場合、安楽死とすべきか」といった道徳的論争をたびたび経験してきた。だが、「第三帝国」において、こうした対立はもはや存在しない。それらは抹殺された! 文明社会の医学倫理および道徳が南洋諸島民の未開なる蛮行によって一掃されるように、「医師同士の友愛」や「職業的威厳」といった今なお威勢良く語られる観念はすっかり放棄されてしまった。社会主義者のユダヤ人医師は「第三帝国」においてパーリア(pariah)のごとく扱われている。……それゆえ、医療職のナチス的急進化は、医師らの職業的アイデンティティーの自覚における倫理的衰退を招きつつある（Moses 1932, 9［5］：1-4）。

非常な鋭敏さと預言者的洞察力をもって、モーゼスはここでナチス国家の「国家共同体の倫理」の到来を予感している。民族衛生（racial hygiene）や実践医学（performance medicine）から病人・困窮者の撲滅まで、すでにその始めの数歩が踏み出されている。

ナチスの権力奪取から帝国初期までの期間における『エティーク』誌の変化は顕著である。

> これまで読者の多くが当誌に対し、ドイツ国家の再生について何らかの立場を表明するように期待していたことが、多数の問い合わせから明らかである。未だ表明がなされていなかったとしても、それは私が、現在達成されていること、将来達成されようとしていることの多くのうちに、当誌の内外で幾年も続けられてきた——ときに極度の困難に遭遇した——闘争の成就を見ているからである。それゆえ、ドイツ国民の間で起きつつあるこの途方もない浄化の過程を心から歓迎するのは、きわめて自然なことと言えよう（Abderhalden, editorial, Ethik 1933, 9［6］）。

アブデルハルデンが親しい同僚で友人のボンネ（G. Bonne）に宛てた一通の手紙を変化の指標とすることができるかもしれない。「……私は現在の国家に反対する者ではない。むしろ戦友である」。アブデルハルデンは、とくに疾病予防、優生学、そして「真の社会主義」の領域に共通基盤を見出していた（March 28, 1935, HAL EA 61）。その後一九三三—一九三八年にもアブデルハルデンが続けて『エティーク』誌の編集に携わったが、その間に、国家社会主義的な出版方針の諸要素がますます鮮明になっていった。一九三六年四月、アブデルハルデンは帝国文化院の公式会員証を授与され、それによって帝国検閲院の会員となった。国家の法規に従うだけでなく、今やアブデルハルデンは、法的に言えば「帝国文化院がドイツ労働戦線（Deutsche Arbeitsfront）に加盟したことにより、間接的にドイツ労働戦線の構成員」なのであった（Frewer 2000, 99）[10]。

「行き過ぎ Gone Too Far」ナチス・ドイツにおける実験の倫理

『エティーク』誌とその文脈は、一九二二—一九三八年の人体実験をめぐる諸問題の医学史的分析にとってきわめて有益な材料を提供している。同誌の議論の過程には、この時代の国家社会主義の発展と、次第に強まる生物学主義への傾きが顕著に見てとれる。この問題は、とりわけ編集長アプデルハルデンのパーソナリティーによって複雑さを増している。種々の寄稿論文の採用・不採用に関する決定権は、彼が完全に掌握していたからである。一九三二年までの時期には「人体実験」をめぐる諸問題についてさまざまな議論が起こっていたことが、同誌の誌面からわかる。しかし、一九三〇年代も後半に向かうにつれ、生物学主義的な道徳概念が優位を占めるようになり、人体実験の境界に関する意見の多様性が次第に減少していくのが見て取れる。そして一九三〇年代の終わりには、人体実験の諸問題についての「公開討論フォーラム」というかたちでの批判的検討は、もはや行われなくなっている。ナチス国家の中で同誌が目に見えて変化した事実は否定できない。たとえば、アプデルハルデンの長年の同僚であるニーダーマイヤー（Albert Niedermeyer）は一九三七年一一月の彼宛の書簡で次のように述べている。「枢密顧問官であるあなたには、こうした結末に私が決して驚いてはいないことを、まず伝えておく必要があります。以前の『エティーク』誌を知る者はみな、近年同誌が当初あなたが支持していたものから乖離してきたことを、大いなる失望をもって眺めるばかりでしょう」（一九三七年一一月六日付E・アプデルハルデン宛A・ニーダーマイヤーの書簡（HAL EA 245））。特に一九三〇年代には、同誌の規範は——その厚さが減じていくのと同様に——数々の要因から徐々に低下していった（Frewer 2001, 134 および Frewer 2000, 108–11 を参照）。被雇用者のかなりの割合がナチズムを支持していた時代である。賛否を論じる「公開討論」はもはや成り立たなかった。書評に忍び込む偏向的な論調——さして重大なものに見えないかもしれないが、病状の徴候である——は、国家共同体の倫理および民族衛生への指向が次第に強まっていることを明らかにしている。同誌の一九二八年の号における、アプデルハルデンの人体実験に関するガイドラインおよび声明は、たしかにリベラルであり、今日でもコンセンサスの得られるものであるだろう。しかし、一九三〇年代における人体実験に関する討論の、ほとんど病徴を帯びているといってよい展開は、彼のパーソナリティーをじかに反映している。一九三九年、アプデルハルデンは『ノワ・アクタ・レオポルディーナ Nova Acta Leopoldina』の第七巻に、生理化学の研究手段を用いた「血液および細胞タンパク質の観点から考察した民族と遺伝」と題する遺伝理論の研究を発表した。一九三八年、まさに『エティーク』誌の終刊の年、彼は、「帝国学術会議 Reichsforschungsrat」と著名な外科医であるザウエルブルッフ（Ferdinand Sauerbruch）[3]とに対し、生理化学およびA・R（アプデルハルデン反応 Abderhalden Reaction）[4]技術を用いて人種的特徴の研究を行うことを提案した。これが「アプデルハルデン＝ザウエルブルッフ＝フェアシュアー・トライアングル（Abderhalden-Sauerbruch-Verschuer Triangle）」に発展し、ついにはヨゼフ・メンゲレ（Josef Mengele）がアウシュヴィッツにおいて「種特有タンパク質 specific proteins」計画の研究を実施するに至った。(11)「アプデルハルデン反応」は人種研究によって取り上げられた。そして我々は、医療倫理学者アプデルハルデンからアウシュヴィッツの人体実験に至る展開の道筋をたどることができる。たしかにアプデルハルデンは、ナチス倫理遂行の過酷性とその究極的広がりを甘く見ていたが、もし連続的要素と不連続的要素の両方を論じることが許されるのであれば、一九三三年よりかなり前から、『エティーク』誌とアプデルハルデンの著述の中に生物学的な概念を見出すことができる。

ユリウス・モーゼスはエミール・アプデルハルデンをアルベルト・モル（Albert Moll）[5]と同列に語っていた。それによって、彼を二〇世紀前半における指導的な医学道徳哲学者の一人と性格づけていたのである。しかし、彼の「……アプデルハルデンらはおそらく国家社会主義者に仕える道化師だ！」（Wert 1989, 229 参照）との意見もまた、今述べた背景によって十分に納得のいくものとなるだろう。人体実験のテーマは、道徳理論および「実践的エートス」における、ヴァイマール共和国と国家社会主義時代との連続性と非連続性とを表す重要な指標である。生物学に基く倫理学へと向かう展開――「病める者の救い salus aegroti」から「公共の安寧が最高の法である salus publica suprema lex」へ――を、アプデルハルデンの研究および『エティーク』誌の中に追っていくことができる。国家共同体の集団的道徳は、最終的には「人道なき倫理」の根拠および内的論理となったのである。

ブーヘンヴァルト（ヴァイマール近郊）、ダッハウ（ミュンヒェン近郊）、ザクセンハウゼン（ベルリン近郊）、ナッツヴァイラー（シュトラスブルク近郊）、ラーヴェンスブリュックそしてアウシュヴィッツの強制収容所における「医学的」実験は、こうした理論的概念の帰結を見た。すなわち、ドイツの科学的伝統の衰退および人間の完全なる道具化である（Dörner, Linne, and Ebbinghaus 1999; Frewer and Wiesemann 1999; Ley and Ruisinger 2001; Ebbinghaus and Dörner 2001; Sachse 2003; Frewer and Siedbürger 2004 を比較参照のこと）。

原　注

以下を参照のこと。Frewer and Wiesemann 1999, Trohler and Reiter-Theil 1997, Frewer and Winau 1997, Winau 1996, Wiesemann and Frewer 1996, Elkeles 1996; Hahn 1995, Tashiro 1991, Steinmann 1975, and Beecher and Dorr 1970。本稿に関しては特に Frewer 2003 および Frewer 2004 を参照のこと。

（1） 背景については Frewer 2000, 47-54, 77-91 および Frewer 2001 を参照のこと。

（2） エミール・アブデルハルデン（Emil Abderhalden）（一八七七―一九五〇）。ザンクトガレン州（スイス）に生まれる。バーゼルにて医学を学ぶ（一八九五―一九〇一）。グスタフ・フォン・ブンゲ研究所（Institute of Gustav von Bunge）に論文提出。一九〇二年に国家試験を受け、ベルリン大学のエミール・フィッシャー（Emil Fischer）の助手となる。専門は生理学および免疫学。生化学およびタンパク質研究の先駆者。ハレ（アン・デア・ザーレ）にて生理学教授となる（一九一一）。ドイツ自然研究アカデミー（Deutsche Akademie der Naturforscher 'Leopoldina'）（一六五二年創立）会長（一九三二―一九四五）。各種の賞および勲章を受章。ノーベル賞候補に二度選ばれる。Frewer 1998, Frewer 2000 を参照。またさらに IAV, HAL/EA, Gabathuler 1991, Kaasch and Kaasch 1997, Deichmann and Muller-Hill 1998, Frewer and Neumann 2001 を参照のこと。

（3） 「倫理協会」の構成員の拡大については Frewer, 2000, 75, 47-76 を参照のこと。

（4） おそらくここでアブデルハルデンは、アルベルト・ナイサーの実験をめぐる論争に言及している。Frewer and Neumann 2001, Tashiro 1991, Elkeles 1985 を参照のこと。

（5） 興味深いことに、いかさま医（quechery）の撲滅に取り組んだある組織は、『エティーク』誌の資金援助機関の一つであった。

（6） こうした還元主義的な術語は、興味深いことに、米国の小児科医学の文脈においても見られる。スーザン・レデラー（Susan Lederer）は、米国の人体実験に関する自らの重要な研究の中で、フィラデルフィアのセント・ヴィンセンツ・ホームの孤児の実験への利用に関する暴露記事から「実験材料の説明」を引用している。"Vivisection Animal and Human, Cosmopolitan, 1910" より。Lederer 1995, 81 を参照のこと。

（7） Liek 1928, Antwort 3, *Ethik* 5, No. 1: 23.

（8） 人体実験のテーマは、後の号でもう一度だけ取り上げられている。

（9） ユリウス・モーゼス（Julius Moses）（一八六八―一九四二）。医師および政治家。社会民主党員。国会議員。一九四二年、テレジエンシュタットの強制収容所にて没す。

（10） Barch, Berlin-Zehlendorf, BDC RKK 2102, Box 001, File 03 の帝国文化院／帝国検閲院（Reichskulturkammer/Reichsschrifttumskammer）会員証番号"A 9963"（一九三六年四月四日）の会員証（アブデルハルデンの写真つき）を参照のこと。

（11） メンゲレは、カイザー・ヴィルヘルム人類学・遺伝学・優生学研究所（Kaiser-Wilhelm-Institut fur Anthropologie, menschliche Erblehre und Eugenik）所長フェアシュアー（Otmar Freiherr von Verschuer）のために研究を実施した。Klee 2001, Kroner 1998 を参照のこと。

訳　注

［1］ 転落への坂道（slippery slope）

「すべりやすい坂道」「すべり坂」とも訳される。一旦その物事が開始されてしまえば、初期段階においてはそれがごく限定的な動きに過ぎないとしても、将来的にはそれがすべり坂を転がり落ちるように広範に拡大し、最悪な結果を招く可能性（危険性）があることを論じた用語。「すべり坂論」という形で議論展開されることもある。また、そのような「すべり坂」を見越して、その初期段階で歯止めをかけるべきであるとする主張を「くさび論」という。

［2］ホッヘ（Alfred Hoche）

アルフレート・ホッヘ（一八六五―一九四三）は精神科医であり、また当時のフロイト主義精神医学に対する批判論を展開した代表格としても知られている。第一次大戦後に、法学者のカール・ビンディングとともに著した『生きるに値しない生命の抹消の解禁』の中で、社会的に生きるに値しない人々の殺害は、生きるに値する人々の生を保護するためには肯定されるという、功利主義的安楽死論を展開したことでも有名。

［3］ザウエルブルッフ（Ferdinand Sauerbruch）

フェルディナンド・ザウエルブルッフ（一八七五―一九五一）は二〇世紀初頭のベルリン大学外科の教授。世界で始めて開胸術を行った胸部外科の先駆者であり、胸部外科学の父と評されることも多い。他方で、晩年その身体的精神的衰えもあり、多数の患者に対して不適切な手術を施し、患者に多くの後遺症を残した「ザウエルブルッフの悲劇」の本人としても知られる。この「ザウエルブルッフの悲劇」は後の医学史家からは「医原病」や「医療の副作用」の歴史的題材として取り上げられることも多い。

［4］A・R（アプデルハルデン反応 Abderhalden Reaction）

ニンヒドリン反応の別名。ニンヒドリン水溶液とアミノ酸によって生じる反応であり、主にタンパク質やペプチドの検出に利用される。一九〇九年にアプデルハルデンによって発見されたことからこの名称がつけられた。

［5］アルベルト・モル（Albert Moll）

アルベルト・モル（一八六二―一九三九）はベルリンで主に活動した精神科医であり、またイヴァン・ブロッホ、マグヌス・ヒルシュフェルトと並んで近代性科学の創始者としても知られる。

参考文献

保管文書

BArch　Bundesarchiv, Standorte Koblenz bzw. Berlin-Zehlendorf

Akten Reichsschrifttumskammer/Reichskulturkammer

Personenbezogene Daten zu E. Abderhalen

Bestände des（ehem.）*Berlin Document Center*（BDC）

BGGM　Berliner Gesellschaft für Geschichte der Medizin（Archiv）

EA　Nachlass-Mappe von Emil Abderhalden in HAL

HAL　Hallisches Archiv der Leopoldina（Deutsche Akademie der Naturforscher, gegründet 1652）, Halle（Saale）

IAV　International Abderhalden-Association, Wattwil（Schweiz）

文献

Abderhalden, E. 1921. *Das Recht auf Gesundheit und die Pflicht sie zu erhalten*. Leipzig: S. Hirzel Verlag.

——. 1928. “Versuche an Menschen,” *Ethik* 5, no. 1: 13-16.

——. 1944. *Lehrbuch der Physiologie*. Munich: Urban und Schwarzenberg.

——. 1947. *Gedanken eines Biologen zur Schaffung einer Völkergemeinschaft und eines dauerhaften Friedens*. Zürich: Rascher Verlag.

Abderhalden, R. 1991. "Emil Abderhalden -- Sein Leben und Werk." *Schweizerische Ärztezeitung/Bulletin de mēdecins suisses* 72, no. 44: 1864（1991）.

Aly, G. 1987. "Die Aktion T 4" *Die Euthanasiezentrale in der Tiergartenstrasse* 4. Berlin: Edition Hentrich.　山本尤・三島憲一訳　一九九八『最終解決――民族移動とヨーロッパのユダヤ人殺害』法政大学出版会。

Annas, G. J., and M. A. Grodin, eds. 1992. *The Nuremberg Code: Human Rights in Human Experimentation*. New York: Oxford University Press.

Baader, G., and U. Schultz, eds. 1980. *Medizin im Nationalsozialismus. Tabuisierte Vergangenheit -- Ungebrochene Tradition?* Frankfurt.: Mabuse-Verlag.

Bachmann, M. 1952. *Die Nachwirkungen des hippokratischen Eides*. Med. diss., Mainz.

Baker, R. B., ed. 1999. *The American Medical Ethics Revolution: How the AMA's Code of Ethics Has Transformed Physicians' Relationships to Patients, Professionals, and Society.* Baltimore: Johns Hopkins University Press.

Baur, E., E. Fischer, and F. Lenz. 1921. *Grundriss der menschlichen Erblehre und Rassenhygiene*. Munich: J. F. Lehmans.

Beck, C. 1995. *Sozialdarwinismus, Rassenhygiene und Vernichtung "lebensunwerten" Lebens*. Bibliographie. Bonn: Psychiatrie-Verlag.

Beecher, H. K., and H. I. Dorr. 1970. *Research and the Individual: Human Studies*. Boston: Little Brown and Company.

Binding, K., and A. Hoche. 1920. *Die Freigabe der Vernichtung lebensunwerten Lebens, ihr Mass und ihre Form*. Leipzig: Felix Meiner Verlag.

Bleker, J., and N. Jachertz, eds. 1993. *Medizin im "Dritten Reich."* Köln: Deutscher Ärzte Verlag, 2, erweiterte Auflage.

Brand, U. 1977. *Ärztliche Ethik im 19. Jahrhundert.* Freiburger Forschungen zur Medizingeschichte, Neue Folge Band 5. Freiburg: Hans F. Schulz.

Brieger, G. H. 1982. "Human Experimentation: History." In *Encyclopedia of Bioethics,* ed. W. T. Reich, 1: 684–92. New York: Free Press.

Bromberger, B., Mausbach H., Thomann, K.D. 1990. *Medizin, Faschismus und Widerstand.* Frankfurt: Mabuse Verlag.

Deichgräber, K. 1983. *Der hippokratische Eid. Stuttgart:* Hippokrates.

Deichmann, U., and Müller-Hill, B. 1998. "The Fraud of Abderhalden's Enzymes." *Nature May* 14, 1998; 393（6681）:109–11.

Deutsch, E., ed. 1979. *Das Recht der klinischen Forschung am Menschen,* Frankfurt a. M.: Peter Lang.

Dörner, K., K. Linne, and A. Ebbinghaus, eds. 1999. *Der Nürnberger Ärzteprozes 1946/47. Wortprotokolle, Anklage- und Verteidigungsmaterial, Quellen zum Umfeld.* Im Auftrag der Hamburger Stiftung für Sozialgeschichte des 20. Jahrhunderts herausgegeben von Klaus Dörner（...）Bearbeitet von Karsten Linne. Einleitung von Angelika Ebbinghaus. Deutsche Ausgabe. Munich: Saur.

Ebbinghaus, A., and Dörner, K. eds. 2001. *Vernichten und Heilen. Der Nürnberger Ärzteprozess und seine Folgen.* Berlin: Aufbau Verlag.

Elkeles, B. 1985. "Medizinische Menschenversuche gegen Ende des 19. Jahrhunderts und der Fall Neisser. Rechtfertigung und Kritik einer wissenschaftlichen Methode." *Medizinhistorisches Journal* 20, 135–48.

——. 1996. Der moralische Diskurs über das medizinische Menschenexperiment im 19. Jahrhundert, Jahrbuch des Arbeitskreises Medizinischer Ethik-Kommissionen in der Bundesrepublik Deutschland, *Medizinethik* 7, Fischer, Stuttgart: Fischer.

Eser, A., Lutterotti, M. v., and Sporken, P. eds. 1989. *Lexikon Medizin, Ethik, Recht.* (Unter Mitw. von Franz Josef Illhardt u. Hans-Georg Koch). Freiburg [u.a.] : Herder.

Ethik. *Sexual- und Gesellschafts-Ethik.* 1926 - 1938. Herausgegeben von Geheimrat Prof. Dr. E. Abderhalden, Halle a.d. Saale [Nachfolger von: "Ethik ..." (1922) bzw. "Sexualethik" (1925)] .

Evangelische Akademie Bad Boll. ed. 1982. *Medizin im Nationalsozialismus,* Protokolldienst 23/82, Bad Boll.

Fischer, G. 1979. *Medizinische Versuche am Menschen.* Göttinger Rechtswissenschaftliche Studien. Band 105, Göttingen: Verlag Otto Schwarz.

Frewer, A. 1998. Ethik in der Medizin von der Weimarer Republik zum Nationalsozialismus. Emil Abderhalden und die Zeitschrift "Ethik" Diss. med., Berlin.

——. 2000. *Medizin und Moral von der Weimarer Republik zum Nationalsozialismus. Die Zeitschrift "Ethik" unter Emil Abderhalden.* Frankfurt and New York: Campus Verlag.

——. 2001. "Entwicklungsprozesse auf dem Weg zur Moral des NS-Staates: Diskussionen im Spiegel der Zeitschrift 'Ethik' 1922–1938." In Frewer and Neumann, 2001, 141–64.

——. 2003. L'expérimentation sur l'homme à la lumière de la revue *Ethik* (1922 - 1938) : Ruptures et continuités d'un débat en Allemagne. In *La médecine expérimentale au tribunal,* ed. Bonah, C., Lepicard, É., and Roelcke, V. (Hrsg.) , 133–55. Paris: Editions des Archives Contemporaines.

——. 2004. "Debates on Human Experimentation in Weimar and Early Nazi Germany as Reflected in the Journal *Ethik* (1922 - 1938) and Its Context." In *Twentieth Century Research Ethics: Historical Perspectives on Values, Practices and Regulations,* ed. V. Roelcke and G. Maio, 137–50. Stuttgart: Steiner Verlag.

Frewer, A., and Bruns, F. 2003. "'Ewiges Arzttum' oder 'neue Medizinethik' 1939 - 1945? Hippokrates und Historiker im Dienst des Krieges." *Medizinhistorisches Journal* 3/4: 313–36.

Frewer, A., and Neumann, J. N. eds. 2001. *Medizingeschichte und Medizinethik. Kontroversen und Begründungsansätze 1900–1950.* Frankfurt and New York: Campus Verlag.

Frewer, A. and Siedbürger, G. eds. 2004. *Zwangsarbeit und Medizin im Nationalsozialismus. Einsatz und Behandlung von "Ausländern" im Gesundheitswesen.* Frankfurt: Campus Verlag.

Frewer, A., and Wiesemann, C. eds. 1999. *Medizinverbrechen vor Gericht: Das Urteil im Nürnberger Ärzteprozess gegen Karl Brandt und andere sowie aus dem Prozess gegen Generalfeldmarschall Erhard Milch.* Bearbeitet und kommentiert von U.-D. Oppitz. Erlanger Studien zur Ethik in der Medizin, Band 7. Erlangen und Jena: Verlag Palm & Enke.

Frewer, A., and Winau, R. eds. 1997. *Geschichte und Theorie der Ethik in der Medizin. Grundkurs Ethik in der Medizin*, Band 1. Erlangen und Jena: Palm & Enke.

Gabathuler, J. 1991. *Emil Abderhalden. Sein Leben und Werk.* Wattwil (St. Gallen) : Internationale Abderhalden-Vereinigung.

Hahn, S. 1995. "'Der Lübecker Totentanz': Zur rechtlichen und ethischen Problematik der Katastrophe bei der Erprobung der Tuberkuloseimpfung 1930 in Deutschland." *Medizinhistorisches Journal* 30: 61-79.

Hanson, H. 1977. Emil Abderhalden als Lehrer, Forscher und Präsident der Leopoldina. Vorträge eines Gedenksymposiums aus Anlass seines 100. Geburtstages. *Wissenschaftliche Beiträge der Martin-Luther-Universität Halle-Wittenberg* 26 (T 18) , Halle (Saale) , 7-23.

Helmchen, H., and Winau, R. eds. 1986. *Versuche mit Menschen.* Berlin: de Gruyter.

His, W. 1928. Versuche am Menschen. Antwort 2, *Ethik* 5, no. 1: 18-19.

Hubenstorf, M. 1989. "Deutsche Landärzte an die Front!" Ärztliche Standespolitik zwischen Liberalismus und Nationalsozialismus. In *Wert* 1989, 200-23.

Jones, J. H. 1981. *Bad Blood: The Tuskegee Syphilis Experiment.* New York: Free Press.

Kaasch, J., and Kaasch, M. 1995. "Wissenschaftler und Leopoldina-Präsident im Dritten Reich: Emil Abderhalden und die Auseinandersetzung mit dem Nationalsozialismus." In *Die Elite der Nation im Dritten Reich: Das Verhältnis von Akademien und ihrem wissenschaftlichen Umfeld zum Nationalsozialismus,* ed. Seidler et al., 213-50. Acta historica Leopoldina Nr. 22, Halle (Saale) .

——. 1996. Emil Abderhalden und seine Ethik-Mitstreiter. Ärzte, Wissenschaftler und Schriftsteller als Mitarbeiter von Abderhaldens Zeitschrift "Ethik." Teil I (1925-1933) . *Jahrbuch 1995, Leopoldina* (*R. 3*) 41: 477-530.

——. 1997. Emil Abderhalden und seine Ethik-Mitstreiter. Ärzte, Wissenschaftler und Schriftsteller als Mitarbeiter von Abderhaldens Zeitschrift "Ethik." Teil II (1933-1938) . *Jahrbuch 1996, Leopoldina* (*R. 3*) 42: 509-75.

Kaiser, W., Piechocki, W., and Werner, K. 1977. "Die Gesundheitserziehung im wissenschaftlichen Werk von Emil Abderhalden." In "In memoriam Emil Abderhalden. Vorträge eines Gedenksymposiums aus Anlas seines 100. Geburtstages." *Wissenschaftliche Beiträge der Martin-Luther-Universität Halle-Wittenberg* 26 (T 18), 37-55.

Kater, M. H. 1986. *Ärzte und Politik in Deutschland 1818 - 1945.* Jahrbuch 1986 des Instituts für Geschichte der Medizin der Robert-Bosch-Stiftung, Band 6, Stuttgart, 1987, 34 -43.

——. 1987. The Burden of the Past: Problems of a Modern Historiography of Physicians and Medicine in Nazi Germany. *German Studies Review 10:* 31-56.

——. 1989. *Doctors under Hitler.* Chapel Hill and London: University of North Carolina Press.

Katz, J. 1972. *Experimentation with Human Beings.* New York: Russell Sage Foundation.

Klasen, E.-M. 1984. Die Diskussion über eine "Krise" der Medizin in Deutschland zwischen 1925 und 1935, Diss. med.,

Mainz.
Klee, E. 1986. *Was sie taten -- Was sie wurden, Ärzte, Juristen und* andere Beteiligte am Kranken- oder Judenmord. Frankfurt a. M.: Fischer.
——. 2001. *Auschwitz, die NS-Medizin und ihre Opfer* (Überarbeitete Neuausgabe). Frankfurt.: Fischer-Taschenbuch-Verlag.
Koslowski, L. ed. 1992. *Maximen der Medizin*. Stuttgart and New York: Schattauer.
Kröner, H.-P. 1998. Von der Rassenhygiene zur Humangenetik. Das Kaiser-Wilhelm-Institut für Anthropologie, menschliche Erblehre und Eugenik nach dem Kriege. *Medizin in Geschichte und Kultur* 20. Stuttgart [u.a.] : Verlag G. Fischer.
Kudlien, F. 1985. *Ärzte im Nationalsozialismus*. Köln: Kiepenheuer & Witsch.
Kümmel, W. F. 2001. "Geschichte, Staat und Ethik. Deutsche Medizinhistoriker 1933 - 1945 im Dienste 'nationalpolitischer Erziehung.'" In Frewer and Neumann 2001, 167-203.
Langstein, L. 1928. "Zu den Angriffen gegen unsere therapeutischen Rachitisversuche." *Deutsche Medizinische Wochenschrift* 54: 491.
Lederer, S. E. 1995. *Subjected to Science: Human Experimentation in America before the Second World War*. Baltimore: John Hopkins University Press.
Ley, A., and Ruisinger, M. M. eds. 2001. *Gewissenlos Gewissenhaft: Menschenversuche im Konzentrationslager*. Erlangen: Specht Verlag.
Liek, E. 1924. "Versuche am Menschen. Antwort 3," *Ethik* 5, no. 1: 19-26.
——. 1926. *Der Arzt und seine Sendung*. Gedanken eines Ketzers, Munich: Lehmann.
Lifton, R. J. 1985. *Ärzte im Dritten Reich. Frankfurt.*: Materialien aus dem Sigmund-Freud-Institut, 9/1989.
Lilienthal, G. 1979. Rassenhygiene im Dritten Reich: Krise und Wende. *Medizinhistorisches Journal* 14, 114-34.
Luther, E. 1977. "Ethische Aspekte im Leben und Werk Abderhaldens." In *In memoriam Emil Abderhalden. Vorträge eines Gedenksymposiums aus Anlas seines 100. Geburtstages. Wissenschaftliche Beitrage der Martin-Luther-Universität Halle-Wittenberg* 26 (T 18) : 7-23.
——. 1991. "Emil Abderhaldens Lebensbilanz: Die Menschheit braucht dauerhaften Frieden." In *Äskulap oder Mars? Ärzte gegen den Krieg*, ed. T. M. Ruprecht and C. Jenssen. Bremen: Donat Verlag.
Mann, G. 1973. "Rassenhygiene, Sozialdarwinismus." In *Biologismus im 19. Jahrhundert*. Vorträge eines Symposiums vom 30.10.-31.10.70 in Frankfurt a. M., ed. G. Mann, 73-93. Stuttgart: Enke Verlag.
——. (1983) : "Sozialbiologie auf dem Wege zur unmenschlichen Medizin des Dritten Reiches." In *Unmenschliche Medizin. Geschichtliche Erfahrungen -- gegenwärtige Probleme und Ausblick auf die zukünftige Entwicklung*. Bad Nauheimer Gespräche der Landesärztekammer Hessen (22 - 43) , Mainz: Verlag Kirchheim.
Matthes, M. 1928. "Versuche am Menschen. Antwort 3," *Ethik* 5, no. 1: 16-17.
Meinel, C., and Voswinckel, P. eds. 1994. *Medizin, Naturwissens-*

chaft und Technik im Nationalsozialismus. Kontinuitaten und Diskontinuitaten. *Jahrestagung* der DGGMNT in Jena 1992, Stuttgart: GNT-Verlag.

Mitscherlich, A., and Mielke, F. 1947. *Das Diktat der Menschenverachtung*. Heidelberg: Lambertus.

——. 1949. *Wissenschaft ohne Menschlichkeit*. Heidelberg: Lambertus.

——. 1960. *Medizin ohne Menschlichkeit: Dokumente des Nürnberger Ärzteprozesses*. Frankfurt a. M.: Fischer. 金森誠也・安藤勉訳 二〇〇一『人間性なき医学――ナチスと人体実験』ビイング・ネット・プレス。

Moll, A. 1899. "Ärztliche Versuche am Menschen." *Die Woche* 3, 447-49.

——. 1902. Ärztliche Ethik. Die Pflichten des Arztes in allen Beziehungen seiner Thätigkeit. Stuttgart: Enke Verlag.

Moses, J. 1930. *Der Totentanz von Lübeck*. Radebeul bei Dresden: Madaus.

——. 1932. "Der Kampf gegen das 'Dritte Reich': Ein Kampf für die Volksgesundheit." *Der Kassenarzt* 9, no. 5: 1-4.

Numbers, R. L. 1979. "William Beaumont and the ethics of experimentation." *Journal of the History of Biology* 12, 113-35.

Osnowski, R., ed. 1988. *Menschenversuche: Wahnsinn oder Wirklichkeit*. Köln: Kölner Voksblattverlag.

Pagel, J. L. 1905. *Zur Geschichte und Literatur des Versuchs am lebenden Menschen*. Verhandlungen der Gesellschaft deutscher Naturforscher und Ärzte. 76/2, p. 83.

Pappworth, M. H. 1967. *Human Guinea Pigs: Experimentation on Man*. London: Routledge & Kegan Paul.

——. 1968. *Menschen als Versuchskaninchen: Experiment und Gewissen*. Rüschlikon Zurich Stuttgart and Wien: Verlag Albert Müller.

Platen-Hallermund, A. v. 1948. *Die Tötung Geisteskranker in Deutschland* (Frankfurt a. M.: Verlag der Frankfurter Hefte.

Proctor, R. 1988. *Racial Hygiene: Medicine under the Nazis*. Cambridge, Mass., and London: Harvard University Press.

Reich, W. T., ed. 1995. *Encyclopedia of Bioethics*. 5 vols. New York and London: Free Press.

Roelcke, V. 2003. "Zur Ethik der klinischen Forschung: Kontextualisierende und reduktionistische Problemdifinitionen und Formen ethischer Reflexion, sowie einige Implikationen." *Zeitschrift für ärztliche Fortbildung und Qualitätssicherung* 97, no. 10, 703-709.

Roelcke, V., and Maio, G. eds. 2003. *Twentieth Century Research Ethics: Historical Perspectives on Values, Practices and Regulations*. Stuttgart: Steiner Verlag.

Ruck, M. 2000. *Bibliographie zum Nationalsozialismus*. Darmstadt: Wissenschaftliche Buchgesellschaft.

Sachse, C., ed. 2003. *Die Verbindung nach Auschwitz. Biowissenschaften und Menschenversuche an Kaiser-Wilhelm-Instituten. Dokumentation eines Symposiums*. Göttingen: Wallstein.

Sandmann, J. 1990. "Der Bruch mit der humanitären Tradition: Die Biologisierung der Ethik bei Ernst Haeckel und anderen Darwinisten seiner Zeit." *Forschungen zur Neueren Medizin- und Biologiegeschichte*. Band 2, herausgegeben von G. Mann und W. F. Kummel, Akademie der Wissenschaften und der

Literatur, Mainz. Stuttgart and New York: Fischer.

Sass, H.-M. 1983. Reichsrundschreiben 1931: Pre-Nuremberg German Regulations concerning New Therapy and Human Experimentation. *Journal of Medicine and Philosophy* 8, 99-111.

Schoen, E. 1952. "Das soziale Wirken Abderhaldens." In *Emil Abderhalden zum Gedächtnis*. Nova Acta Leopoldina N.F. Band 14, Nr. 103, 178-89.

Schwantje, M. 1919. *Friedensheldentum: Pazifistische Aufsätze aus der Zeitschrift "Ethische Rundschau"（1914/15）*. Berlin: Verlag Neues Vaterland.

Seidler, E., Scriba, C., and Berg, W. eds. 1995. *Die Elite der Nation im Dritten Reich. Das Verhältnis von Akademien und ihrem wissenschaftlichen Umfeld zum Nationalsozialismus*. Acta historica Leopoldina Nr. 22, Halle（Saale）.

Sievert, L. E. 1996. *Naturheilkunde und Medizinethik im Nationalsozialismus*. Frankfurt.: Mabuse Verlag.

Skramlik, E. v. 1952. "Abderhalden als Forscher." In *Emil Abderhalden zum Gedächtnis*. Nova Acta Leopoldina N.F. Band 14, Nr. 103, 155-77.

Spicker, S. F., ed. 1988. The Use of Human Beings in Research. *Philosophy and Medicine*, Vol. 28. Dordrecht: Kluwer Academic Press.

Stoll, S. 2003. "Klinische Forchung und Ethik bei Paul Martini." *Zeitschrift für ärztliche Fortbildung und Qualitätssicherung* 97, no. 10, 675-79.

Tashiro, E. 1991. *Die Waage der Venus. Venerologische Versuche am Menschen am Menschen in der Zeit von 1885 und 1914*. Abhandlungen zur Geschichte der Medizin, Naturwissenschaften. Heft 64. Husum: Mathiesen Verlag.

Thom, A., and Caregorodcev, G. J. eds. 1989. *Medizin unterm Hakenkreuz*. Berlin（Ost）: VEB Verlag Volk und Gesundheit.

Tröhler, U., and Reiter-Theil, S., eds. *Ethik und Medizin 1947-1997. Was leistet die Kodifizierung von Ethik?* Göttingen: Wallstein Verlag.

Vollmann, J./Winau, R. 1996: "Informed Consent in Human Experimentation before the Nuremberg Code." *British Medical Journal* 313, 1445-7.

Vollmer, H.（1927）: "Beitrag zur Ergosterinbehandlung der Rachitits." *Deutsche Medizinische Wochenschrift* 39, 1634-35.

Vorwahl, H. 1931. "Die ethische Grenze des Experiments." *Ethik* 7, no. 5: 458-62.

Weindling, P. J. 1991. *Health, Race and German Politics between National Unification and Nazism, 1870-1945*. Cambridge: Cambridge University Press.

——. 1996. Ärzte als Richter: Internationale Reaktionen auf die Medizinverbrechen des Nationalsozialismus während des Nürnberger Ärzteprozesses in den Jahren 1946-47. In Wiesemann and Frewer 1996, 31-44.

[*Der*] *Wert des Menschen. Medizin in Deutschland 1918-1945*. 1989. Reihe Deutsche Vergangenheit, Band 34, herausgegeben von der Ärztekammer Berlin in Zusammenarbeit mit der Bundesärztekammer. Berlin: Edition Hentrich.

Wiesemann, C., and Frewer, A. eds. 1996. *Medizin und Ethik im Zeichen von Auschwitz -- 50 Jahre Nürnberger Ärzteprozes*. Erlanger Studien zur Ethik in der Medizin, Band 5. Erlan-

gen und Jena: Verlag Palm und Enke.
Winau, R. 1996. “Medizin und Menschenversuch. Zur Geschichte des “informed consent.?” In Wiesemann and Frewer, 1996, 13-29.
Wistrich, R. 1982. *Who's Who in Nazi Germany*. London: Weidenfeld and Nicolson. 滝川義人訳　二〇〇二『ナチス時代 ドイツ人名事典』東洋書院。

第三章　人体実験とインフォームド・コンセント

現在までの道のり

ロルフ・ヴィナウ

人体を実験に用いることは古代より行われてきたが、往時に関する詳細はほとんど分からない。実験に基づく研究という概念は、医学が古代・中世の教条主義から脱したときに――つまり、古代の先人の権威ではなく、医師自身の目とその観察結果とが医療行為の主たる判断基準となったときに――はじめて実を結んだ。

一八世紀を通じてあれこれ独立の実験が行われている。中にはかなり奇怪なものもある。しかし実験の理論と方法論の進展に大いに寄与した実験者も多数見られる。ここではそうした実験者からジェームズ・リンド（James Lind）とアントン・シュテルク（Anton Störck）の二人だけを選んで、彼らが行った実験について考えることにしよう。

一七四七年、リンドは帆船上での臨床実験において、柑橘類が壊血病対策にきわめて有効であることを証明した。リンドは臨床実験を確立した代表的人物と見なすことができるが、他の点では、彼はなお医師と患者の関係についての古来の概念の中で行動している。それは、医師は患者にとって何が適切であるかを知っており、患者に不利益となることを行ったりはしないというものである。

アントン・シュテルクの立場もおおむね同様である。シュテルクはドクニンジンの研究を通じて実験医学の新たな基準を確立した。彼の方法論は革新的で模範的なものであったが、彼も彼の批判者も、患者の同意《コンセント》を顧慮することはなかった。当時の思考のカテゴリーには、依然として同意という概念は含まれていなかったのである（Zumstein 1968 参照）。

同様に、理論的文献においても、告知《インフォーミング》および同意《コンセンティング》への言及は散見されるにとどまる。たとえばヨハン・フリードリッヒ・グメーリン（Johann Friedrich Gmelin）は一七七六年の著作『毒物の歴史 *Geschichte der Gifte*』において、実験は「犯罪者および我々の身内の者」に限定して行われたと述べている（Gmelin 1776-77, 1: 34)。

ゲオルク・フリードリッヒ・ヒルデブラント（Georg Friedrich Hildebrandt）も、著書『哲学的薬理学研究 *Versuch einer philosophischen Pharmakologie*』の中で同様のことを述べている。彼は、試験管内での実験――動物実験――人体実験という実験の多層構造が必要であるとした。人体実験に関する啓蒙主義時代の理論的著述が、非明示的にであれ、同意の問題に言及したのは、この文脈においてであった（Hildebrandt 1786, 78)。

同様に、ヒルデブラントは人間の実験的治療についての詳細なガイドラインを定めている。しかし、この文脈において、彼が情報に対する患者の権利および同意の問題に思い及ぶことはなかった。一七九九年にヨハン・クリスチャン・ライル（Johann Christian Reil）とアドルフ・フリードリッヒ・ノルデ（Adolph Friedrich Nolde）がそれぞれ独立に出版した詳細な手引書においても、この問題は言及されないままであった（Reil 1799, 26–44; Nolde 1799, 1 St., 47-97, 2 St. 75–116)。

以上を要約すれば、人体実験の第一段階は、実験の方法論を発展させ、実験による治療をもたらしたが、患者の権利という概念を生み出すには至らなかったということになる（Winau 1971 参照)。

一見したところでは、インフォームド・コンセントは二〇世紀後半のある時点で主題化された医学史上ごく最近の現象であるかのようだ。一九四七年はしばしば「インフォームド・コンセント元年」と呼ばれている。この年、インフォームド・コンセントなる概念がニュルンベルク綱領（Nuremberg Codex）[1]の文脈中に現れた。もう一つ、よく言及される年は、合衆国において初めてこの問題に関する最高裁判所の判決が下った一九五七年である(1)。はたしてこの二つの年以前にインフォームド・コンセントに関する議論があったかどうか、あったとすれば、そうした議論が歴史上どの時点まで遡るかについては、種々の対立する意見がある（Katz 1984, Pernick 1982)。しかし私がこの問題を調べた限りでは、そうした議論は資料中にほとんど見出されなかった。

ときおり、一八世紀の資料の表現がかなり安易な誤解を生むことがある。その好例はジョン・グレゴリー（John Gregory）である。彼の議論はおおむね、医師と患者の温情主義的な関係という、よくある概念をめぐって展開している。文脈抜きの個々の文から患者の権利の要請を読み取るのは、実際無理がある。むしろ、この問題に関する一八世紀の文献を精査してみると、同じ議論のパターンが繰り返し現れることに気づく。すなわち、患者に対する告知が啓蒙主義哲学と結びついているのだ。「人間が（自らの責任による）未成熟状態から抜け出ること」というカントの主張が直接引き合いに出されることも多い。たとえばヨハン・カール・オステルハウゼン（Johann Karl Osterhausen）は、一七九八年の著書『医学の啓蒙について *Über medicinische Aufklärung*』の中で、「身体的健康に関して、人間が（自らの責任による）未成熟状態から抜け出ること」を要求している。科学上の啓蒙と大衆の啓蒙とが、彼のプロジェクトの二本の柱である。彼は普遍的人権を「この世で最も神聖なもの」と称しているが、その四〇〇頁に及ぶ著作のどこにも、患者の権利という主題は取り上げられていない（Osterhausen 1798）。

それゆえ、一八世紀においても、一九世紀においても、患者の権利や患者の自律について多くの議論があったわけではなく、むしろ焦点は医師の義務に置かれていたことはきわめて明白である。「患者を助けることおよび患者を傷つけないこと」が、常にこうした議論の背景にある倫理的格率なのである。

こうした立場はヒポクラテスの誓いに遡る。たとえこの誓いがヒポクラテスに起源をもつものではなく、後世のどこかの時点で彼に帰せられたものだとしても、また、たとえその古代・中世における倫理規範としての実際の効用についてほとんど知られていないとしても、それは二千年にわたって医療行為の本質的基礎をなしてきた。患者の健康と患者を害から護ることが、医師の使命なのである。患者の希望や権利が取り上げられることはない。一節ではそれらははっきりと退けられている。「私はいかなる者にも致死的物質を与えはしない。たとえ彼らがそれを望んだとしても」（Winau 1989 および Winau 1994 を参照）。

こうした背景を考えると、インフォームド・コンセントについての議論の発展がやや緩慢であったとしても驚くにはあたらない。

人体実験に関する一九世紀後半以前の多数の文献の中に、被験者の同意に言及したものは一つもない。有罪とされた犯罪者に対する実験に言及したものは散見される。変化が生じたのはこの領域である。今日では、実験の強制的な実行と弱い立場にある者の虐待は、倫理に悖るものとして厳しく糾弾されるからである（Gerken 1976 および Fischer 1977 を参照）。インフォームド・コンセントの問題に関して変化が生じたのは、ようやく一九世紀最後の一〇年のことであった。それは医療そのものの転換と時を同じくした。

一八九〇年、第一〇回国際医学会議（International Medical Conference）において、ロベルト・コッホ（Robert Koch）は結核治療薬としてある薬——後に「ツベルクリン」として知られるようになる——を発表した。同じ年、ベーリング（Emil Adolf von Behring）と北里柴三郎は血清療法の基礎を築いた（そして発表した）。我々の研究に関わる最初期の資料中に、これらの出来事への言及がある。一八九一年一月にプロイセン王国の内務大臣は、刑務所施設内におけるツベルクリンの使用を規制する覚書を回覧した。これが公的文書において患者の意思への言及がなされた最初である。

そこには次のように記されている。

> 結核に感染した在監者へのコッホ教授の薬剤の使用は、刑務所の医師がその治療に通じている場合に限り、そして刑務所に隔離された診療所がある場合に限り、霊・教育・医学担当大臣により推奨されるものである。さらに、患者を必要に応じて定期的に観察することを可能とするため、医師は刑務所施設内に居住するものとする。またコッホ博士の物質は新たなかつ適切な症例に限定して使用し、患者の意思に反して使用しないことを要す（*Ministerialblatt für die gesamte innere Verwaltung in den Königlich Preussischen Staaten* 1891, 27）。

この命令をきっかけとして、『米国医師会雑誌 Journal of the American Medical Association』（JAMA）は、『英国医学雑誌 British Medical Journal』一八九一年四月号所収の報告を参照しつつ、「ドイツおよびイタリアにおけるツベルクリンに関する公的規則」と題する覚書を発表した。そこにはプロイセンの大臣が「当該の治療薬は決して患者の意思に反して使用されてはならない」と命じたと記されている（JAMA 1891, 492）。もともとの覚書において脇筋に過ぎなかったことがらが、この論文ではプロイセンの規則の四つの主要なポイントの一つに変わっている。ある最近の研究でも同様に、明らかにJAMAの論文のみを参照して、最初の一般的規則としてプロイセンの覚書に言及している。「しかし合衆国のいかなる法律も、ツベルクリンが〝決して患者の意思に反して使用されない〟ことを保証する規則を一八九一年に制定したプロイセン政府に及ぶものではない」（Lederer 1995, 1）。

この覚書をめぐる混乱はともかくとして、この覚書が——在監者という特殊なタイプの患者の意思とはいえ——患者の意思の重要性を明示的に強調していることは明らかである。こうした強調が何に由来するのか、今のところわからない。第二の事例は、より劇的である。性病学における人体実験は一八世紀に遡る。たとえばジョン・ハンター（John Hunter）の実験、そしてフランツ・フォン・リネッカー（Franz von Rinecker）およびエルンスト・バム（Ernst Bumm）の実験を思い起こしてみよう。彼らは淋病の伝染に関する実験を行った。これらの実験はすべて公表されたものだが、被験者側の同意に関する記録は存在しない。一八九八年、ブレスラウの皮膚科医アルベルト・ナイサー（Albert Neisser）は一八九二年に自らが行った一連の実験を公表した。これらの実験を紹介するにあたり、彼は血清療法の輝かしき発見について述べ、そうしたアイデアをベーリングおよび北里以前に得ていたと主張する。続けて彼は自分が行った実験について説明する。彼は別の疾病のために入院していた八人の若い女性に、梅毒患者から採取した無細胞の血清を、免疫投与の目的で注射した。その後の四年の観察期間内に、八人のうち四人――全員が売春婦（puella publica）と記載されている――に梅毒が発症した。しかしナイサーは、これを自らの注射が原因であるとは考えず、「自然の」原因に帰した。それどころか、ナイサーは、彼女らの梅毒の発症を見て、血清注射によって免疫を与えることは実際には不可能であると考えたのである（Tashiro 1991, 84-103 参照）。

科学界はナイサーの研究を比較的好意的に受け取ったが、リベラル系日刊紙「ミュンヘン自由新聞 *Münchener Freie Presse*」が「病院内の哀れな人々」との見出しで人体実験について報じたとき（一九〇〇年に独立の小冊子のかたちで出版された）、一般市民からの抗議が起こった。

ナイサーの事件が公の知るところとなったのは、一八九九年一月二六日のことである。早くも三月にはプロイセン王国議会はその事件を取り上げた。文化大臣によれば、その時点ですでに医事関係の科学者代表団による調査が済んでいた。同じく三月に主任検察官がナイサーの取調べを開始したが、出訴期限法があるためにナイサーを告発することは不可能であった。結局、懲戒手続きが開始され、ナイサーが被験者に同意を求めたか否かが主として問われた。彼自身は、同意を求めていないと説明している。注射には同意は不要だというのが彼の意見であった。「もし私が保身のためにそうした手続きを踏もうとしたなら、きっと成功していたことだろう。なぜなら、専門知識を欠く人に親身の助言をもって何事かに同意するよう説得するのは、何よりもたやすいことだからである。自らの知識と観察によって起こり得る危険の重大さを十分評価できる人々に対する場合でなければ、私は真の同意だとは考えない」（Tashiro 1991, 93）。ナイサーは三〇〇マルクの罰金を科された。判決の焦点となったのは次の文であった。「被告人は、八名の女性に対し、当人あるいはその法定代理人の同意なく……接種を行った……廉《かど》で告発を受けている」(Tashiro 1991, 95)。

ナイサーの事件から文化大臣が引き出した結論は、病院、診療所およびその他の医療施設の監督者に対する命令という形をとった。一九〇〇年一二月二九日付のその命令は、次のような医療処置を禁じた。

一、未成年に対して行われる場合
二、当該の人物が明白な形で当該の処置に対する自らの同意を表明していない場合
三、そうした同意が、当該の処置によって引き起こされる可能性のあるすべての副作用に関する事前の十分な情報開示に基づいていない場合

さらに、この命令は情報開示および同意の両方について書類による裏づけが必要であるとした(*Centralblatt für die gesamte Unterrichtsverwaltung in Preussen* 2: 188-89)。

これに対して数々の激しい論争が巻き起こった。その際、対立する両論の根底にはインフォームド・コンセントを人体実験の基礎的前提条件と捉える共通認識があった。しかし、こうした議論が医療従事者たちの発想の転換に実際どれほど役立ったかはわからない。アルベルト・モル(Albert Moll)は一九〇二年の著作『医師の倫理 *Doctor's Ethics*』において、依然として高頻度で行われる同意なしの実験のみならず、出版物における冷笑的態度をも非難した。モルは一八九九年、「未来」紙において人体実験を批判した。彼は医師らがナイサーの事件に対して「断固とした態度をとらず」、沈黙し、あるいは寸評を加えるにとどまっていることを嘆いた。

たとえば、この研究者は同時に患者の治療に当たる医師でもある。この事件はこの点できわめて興味深い。なぜならこれらの二つの機能はある特定の状況下では相容れないものとなり得るからである。もし医師が自らに身をゆだねる患者への奉仕に専心するのであれば、当該の症例を科学研究のために利用することは不可能である。だが、もし医師が科学的問題への奉仕に専心するのであれば、彼は自らに身をゆだねる個人の福利をたやすく脇に押しやることであろう(Moll 1899, 215)。

患者の同意があったとしても、実験者はその責任を免れるものではないとモルは主張する。さらに小児、精神病者、

意識のない者、瀕死の状態にある者は、彼にとっては実験の対象外であった。そうした者からは実効ある同意が得られないからである。

さらにモルは、入院患者の同意に関する批判的基準を要請した。医師が自らの権威を濫用して同意を強要することはあまりにも容易であるからであった。同意は、自らの決断に伴う潜在的な副次的影響を評価することのできる独立の個人から得られたものである場合に限って有効であるとされた。議論自体が劇的に変化している。

こうした論争にまったく別の意見があったことを明らかにするために、次に私は二つの事例を示そうと思う。カール・エルンスト・フォン・バエル（Karl Ernst von Baer）は、一九〇〇年の『医学週報 *Medicinischen Woche*』において、医師の権威を抑制するあらゆる試みに対して反論している。「もしこれらの紳士たち［ナイサーの批判者たちを指す］が思い通りに事を運ぶとすれば、医学はヒポクラテスの時代まで後退することを余儀なくされ、現在の医師は自然治療家（natural healer）、ホメオパシー医（homeopath）[2]、いかさま医（charlatan）にその座を譲ることになるだろう」（Baer 1900, 91）。

インフォームド・コンセントの議論をいかさま医の医療行為と結びつけることは、議論の焦点を自然治療や偽医者に関する議論に移し変える巧妙なすり替えである。一方には、医師、医学の進歩、外部からの制約なしの人体実験の実施の権利が並列される。他方には、偽医者、医学の後退、医師に対するあらゆる批判が並列される。このレトリックが当時の医師たちに強い印象を与えたことはほぼ間違いない。彼らは進歩の側に積極的に加担したいと考えた。

ベルリンで貧者たちと共に働く医師である冷静なユリウス・パーゲル（Julius Pagel）でさえ、同じ年、次のように記している。

ナイサーに実験を行う倫理上の権利があったかどうかという基本的な問題は、実際、医師には関係がない。医師にとってナイサーの事例がもたらす唯一の必要性は、彼らの内の研究者の周りに集結すること、そして科学の旗じるしを高く掲げ、このような研究を医学界内外からの誤った攻撃から護ることである。そうすることによってのみ、我々は医学という高潔なる試みの崩壊を防ぐことができる。医学は常に我々の栄光であった。すなわち、病気を予防し、患者にとって有益であり続けたのだ。これこそがナイサーの事例から得られる唯一の倫理的要請なのである（Pagel 1900, 269-70）。

しかし、四年後、ブレスラウでの自然科学者の会合において、パーゲルは「生体実験について」というトピックを探る講演を行った。その中で彼は、実験者たちが「科学の進歩への熱狂の中で、実験の重大性」を見失い、「被験者たちに避けがたい損害を与えた」ことを認めている。再び彼はナイサーの事例に触れている。「実際ナイサーの論文を読んだ者は、だれもが敢えてそれを批判したことを不可解に思うだろう。本来、科学の進歩に鼓吹された者であれば、ナイサーの骨の折れる入念な仕事に感謝してしかるべきであり、……ナイサーはただ一つの点――被験者の同意を言葉によって求めることをせず、暗黙の同意が得られたものと決めてかかったこと――においてのみ注意が欠落していたと見なしてしかるべきである」（Pagel 1905, 227）。ここで私たちは再び、倫理に関するあらゆる議論の前に二つの中心的な概念――科学の進歩と人類の福利の増大――が障壁のごとく立ちはだかることに気づく。この医師はこれら二つを代表する。彼の役割は自らの活動について批判的に疑問を投げかけることではない。それにもかかわらず、パーゲルは講演を結ぶ前に、一般的には被験者の許諾が得られなければならないこと、そうした許諾を行うことのできない人々――意識のない者および瀕死の状態にある者――への実験は正当ではないことを認めざるを得なかった。

この激しい論争はほどなく終息した。プロイセン王国の官庁が下した命令がファイルから、あるいは医師たちの意識から直ちに消滅したかどうかはわからない。ただそれが消滅したように見えるのは確かである。

しかしこの時期、患者の同意についての議論が別のいくつかの臨床の場において進展を見せた。パリのヴィクトル・コルニル（Victor Cornil）が一八九一年に行った、癌の転移可能性に関するもの、またエルンスト・フォン・ベルクマン（Ernst von Bergmann）およびオイゲン・ハーン（Eugen Hahn）がベルリンにおいて行った同様のものなど、生じた文脈は異なるものの、センセーショナルな外科的処置の実験は、この問題に対する医師らの意識を高めた。

のちにベルリン大学教授となったエルンスト・ケーニヒ（Ernst König）は、一八九五年、「医師と患者」と題する論文の中で次のように述べた。「苦痛あるいは何らかの危険を……伴うあらゆる処置において、患者あるいは患者の親族の同意を得なければならないことは自明である」（König 1895, 5）。苦痛あるいは手術を伴ういかなる治療も、患者の明示的な許可がある場合においてのみ行うことができる。「それゆえ我々は……患者側の特別な合意がなければ、放血、苦痛あるいは危険を伴ういかなる手術の実施も法的に認められない……と考える」。一九〇七年、米国内科医・外科医学会（Congress of American Physicians and Surgeons）においてウィリアム・オスラー（William Osler）[3]は、その時点までに正当な人体実験の範囲がかなり明確に確定されているとの見解を表明した。そうした実験は必要であるが、それに先立って予備的な動物実験が行われなければならず、また患者の「十分な同意」があることが条件であると彼は主張した。さらに、実験に関わるすべての患者は、少なくとも潜在的にそうした実験による治療から利益を得られるのでなければならない。健康な被験者への実験に対しても、オスラーは同様の規定を定めた。すなわち、実験に関する十分な情報開示および完全な自由意志である（Osler 1907, 7–11）。

しかし、ナイサーの事例をめぐる討議も、外科医たちの間の議論も、オスラーの言明も、医学界の慣行の全般的再検討をもたらすことはなかった。一九二〇年代の末のドイツを見ればそのことは明らかである。自然治療（natural healing）やバイオロジカル・メディスン（biological medicine）[4]を支持する陣営の新聞・雑誌は、医学雑誌に掲載された、（特に小児の）被験者に対するきわめて異例の行為を報告しているように思われる事例を取り上げている（Steinmann 1975 参照）。たとえば、デュッセルドルフのアルノ・ノーレン（Arno Nohlen）は、人工的に炭粉症を誘発するために瀕死の小児に煤を注射したと報告されている。H・フォルマー（H. Vollmer）は、ベルリンのカイゼリン・アウグステ・ヴィクトリア・ハウスにおいて、食餌と採光に関して好ましからざる条件下に置かれた「一〇〇匹のラットと二〇人の小児の標本に」発見されたばかりのビガントールを用いる実験を行った（Vollmer 1927, 1634–35）。社会民主党の代議士ユリウス・モーゼス（Julius Moses）は、この問題を国会に持ち出す前に、「フォアヴェルツ *Vorwärts*」紙を基地として「反実験熱 Gegen die Experimentierwut」キャンペーン（彼が書いた多数の記事の一つにはこのフレーズをタイトルとするものがある）を始めた（Moses 1928a）。

再び、議会における討議を後追いする形で、医学界内に全般的論争が巻き起こった。それによって医学界は再び二つの陣営に分かれた。モーゼスから攻撃を受けた実験者らは抵抗した。彼らの上司にあたるアルトゥール・シュロスマン（Arthur Schlossmann）とレオ・ラングシュタイン（Leo Langstein）は彼らを支持した。ラングシュタインは彼らの成功が実験を正当化すると主張した。同意を得ないという問題は重要性の低い問題に過ぎないというのである（Langstein 1928, 491）。ほどなく議論は政治的なものに転じた。「モーゼス博士ならびに数名の医師は、完全に医学界の外部にある。このモーゼス博士が医学界に罪をなすりつけ、大衆を扇動して医師に反対せしめることで、我が国を社会民主主義という最終目的に、全医療の社会主義化に、近づけるためのよい機会を見つけたと考えているかのようだ」(Steinmann 1975, 36)。

ベルリン医師会(Berlin Medical Association)の構成員の間の議論は、それよりいくぶん本格的なものであった。医師会は集中審議ののち実態調査委員会の設立を決定し、一九二八年七月一六日に決議を行った。以下にその末尾の二つの段落の全文を引用する。

> 科学的研究にはいかなる法的制限も課すべきではない。それはそうした研究を停止させる恐れがあるためである。人体実験を行わずに新しい治療法を試すことあるいは患者に有益な新たな医学的発見をなすことはまったく不可能である。しかしながら、そうしたことを行う際には、医師は常に患者の生命と健康に対する自らの責任を認識していなければならない。人間に対する実験は、絶対に必要な場合に限って行われるべきであり、理論的にも科学的にも十分な基礎付けがなされるべきであり、生物学的な意味づけをはっきりさせるべきである。そうした実験を行う医師は自らの最優先の原理として「非侵害の原理 nil nocere」を奉じ維持しなければならない。なぜなら患者の安寧は科学より重要だからである。さらに医学上の倫理は、患者および法的代理人は特定の治療のための実験の意図および目的について告知される必要があると命じる。
>
> また、最近の事態に関してベルリン医師会は、科学的出版物において今後とも配慮がなされるよう、また公衆の正当な感情が尊重されるよう期待を表明する(Berliner Arzt-Correspondenz 1928, 278-80)。

もちろん、この文書の求めているものは同意ではない。しかし告知は求めているのである。

医師であり『エティーク *Ethik*』誌の発行者であるエミール・アブデルハルデン(Emil Abderhalden)は、こうした議論に触発され、同僚たちに対して人体実験に関する意見の調査を開始した。その結果は、私たちがすでに見たような、人体実験を無条件に支持する者たちと無条件に批判する者たちとの陣営の分離である。この調査はインフォームド・コンセントの問題については何も告げていない。

インフォームド・コンセントに関する議論については、ある別の事件が決定的に重要なものとなった。それはリューベックにおけるBCG禍である。一九三〇年二月、七〇人以上の者が、結核予防のためBCG接種を受けたのちに死亡した。ここではその法的な結末や、接種を人体実験に含めるかどうかの議論については触れないこととする。だが、この議論にとってひとつ重要な点がある。すなわち、法廷では、接種を人体実験の一種とみなすかどうかは親のインフォームド・コンセント次第であるとされたのである。法廷はインフォームド・コンセントが実際に得られていたかどうかを調べた。[2]

一九三〇年三月、帝国保健会議（Reich's Health Council）は、人体実験の問題を扱う特別会議を招集した。専門家証人からの証言聴取と徹底的な討議のあと、会議は「新治療法および人体実験に関する指針」を採択した。それらは若干の修正を加えられ、一九三一年二月二八日に発表された。この指針は、新形態の治療と科学的実験とを明確に定義し、両者を区別するのみならず、新しい治療および実験が「医学上の倫理の原則および医療技術および医学の規則に従う」ことを要求している。それらはこう断じる。「医学上の倫理は、社会経済的困難にある人に対するいかなる搾取も禁ずる」。それらはまた単純な治療に対してもインフォームド・コンセントを要求している。そして人体実験に関しては次のように述べている。

そうした実験をインフォームド・コンセントなしに行うことは、いかなる状況においても許されない。動物実験による代用が可能な人体実験はすべて退けられるべきである。人体実験の実施が許されるのは、説明に必要な文書が完備され、実験室での実験あるいは動物実験によって安全が保証されている場合に限られる。こうした前提条件を考慮すれば、裏づけのない無計画ないかなる実験も必然的に違法となる。一八歳未満の児童・青年に対する実験は、それが当該の児童・青年の福利をわずかでも侵害する恐れのある場合には認められない。瀕死の者への実験は、医学上の倫理の原則に抵触するため認められない。

この文書は最後の数段落の一つにおいて、この問題を指摘するため「あらゆる機会に学問的な教示を行うべきである」としている。指針に対する内務大臣による添え状の中には、とりわけて、「医療機関において入院患者への治療を行なう、あるいは外来患者への奉仕を行う医師は、本規則に従うものとし、医師の職に就く際にはそうする旨を署名を付して表明しなければならない」と記されている（Schreiben des Reichsministers des Inneren vom 28.2.1931 an die deutschen Landesregierungen）。

しかし一九〇〇年の命令の事例の場合と同様、ドイツにおいてこの指針が効力をもつことはなかった。実際、それらは第三帝国という文脈において犯された医療上の犯罪を防ぐことができなかったのである。

ニュルンベルク医師裁判からも、一九四七年のニュルンベルク綱領からも、インフォームド・コンセントをめぐる議論は生じなかった。ドイツの医師がこの医学倫理の問題に再び直面したのは、かなりの時を経てのちのことであった。

原注

（1） インフォームド・コンセントの歴史に関するさらなる情報については、以下を参照のこと。P. S. Appelbaum, C. W. Lidz, and A. Meisel 1987; Elkeles 1989; R. R. Faden and T. L. Beauchamp 1986.

（2）「新治療法および人体実験に関する指針」の最終稿は、内務大臣による添え状と共に一九三一年二月二八日に地方政府に提出された。Steinmann 1975, 126 を参照のこと。

訳注

[1] ニュルンベルク綱領

一九四七年にニュルンベルク裁判の結果提示された、研究目的での人体実験の際に遵守されなければならない項目を掲げた研究上の倫理指針。ナチス政権下で行われた人体実験・ユダヤ人虐殺などの反倫理的行為に対する反省がその根底にはある。綱領には被験者の自由意志による実験への同意の必要性、不適切な医療実験の禁止など一〇項目が明文化されている。

[2] ホメオパシー医（homeopath）

ホメオパシー（homeopathy）とは、自然療法の一つであり、「同種療法」「類似療法」とも訳される。ドイツ人医師サミュエル・ハーネマン（一七五五―一八四五）によって提唱された療法であり、基本理念として、症状を起こすものを非常に薄めて使うことにより、体に悪影響を与えることなく、症状だけを取っていくものとなるという「同種の原則」がその根底にある。西洋医学においては、対処療法の対極に位置する療法として位置付けられることもある。

[3] ウイリアム・オスラー（William Osler）

ウィリアム・オスラー（一八四九―一九一九）は、カナダ生まれの内科医であり、その業績から近代医学の父と称されることもある。また、医療者教育でも大きな業績があり、彼が開始した研修医制度は現在でも多くの国で取り入れられている。

[4] バイオロジカル・メディスン（biological medicine）

ホメオパシーから派生した自然療法の一つ。人間を部分（パーツ）として捉えるよりも、身体・感情・精神などの統合体として総合的に捉え、体内環境と外的環境の間の調和をはかることで治癒が達成されるとする理念がその根底にある。

参考文献

Appelbaum, P. S., Lidz, C. W., and Meisel, A. 1987. *Informed Consent: Legal Theory and Clinical Practice.* New York: Oxford University Press.杉山弘行訳 一九九四『インフォームドコンセント――臨床の現場での法律と倫理』文光堂。

Arme Leute in Krankenhäusern. 1900. Müünchen.

Baer, K. E. von. 1900. Der Fall "Neisser," *Deutsche Medicinische Woche* 1: 89-91.

Berliner Ärzte-Correspondenz. 1928. "Sitzungsbericht der Sitzung der Ärztekammer." Berlin am 16.6.1928. 33: 278–80.

Centralblatt für die gesamte Unterrichtsverwaltung in Preussen. 1901. 2: 188–89.

Elkeles, B. 1989. "Die schweigsame Welt von Arzt und Patient. Einwilligung und Aufklärung in der Arzt-Patient-Beziehung des 19. und frühen 20. Jahrhunderts". *Med. G G* 8: 63–91

Faden, R. R., and Beauchamp, T. L. 1986. *A History and Theory of Informed Consent*. New York: Oxford University Press. 酒井忠昭・秦洋一訳 二〇〇七『インフォームド・コンセント――患者の選択』みすず書房。

Fischer, Chr. 1977. "Zur Theorie des Arzneimittelversuchs am Menschen in der ersten Hälfte des 19. Jahrhunderts", Diss. med. Mainz.

Gerken, G. 1976. "Zur Entwicklung des klinische Arzneimittelversuchs am Menschen," Diss. med. Mainz.

Gmelin, F. 1776–77. *Geschichte der Gifte*. Leipzig, Nuremberg.

Hildebrandt, G. F. 1786. *Versuch einer philosophischen Pharmakologie*. Braunschweig.

JAMA (*Journal of the American Medical Association*). 1891. "Official Regulations as to Tuberculin in Germany and Italy." 16: 492.

Katz, J. 1984. *The Silent Word of Doctor and Patient*. New York: Free Press.

König, E. 1895. "Der Arzt und der Kranke". *Zeitschr. f. sociale Medizin* 1: 1–11.

Langstein, L. 1928. "Zu den Angriffen gegen unsere therapeutischen Rachitisversuche." *Dtsch.med.Wschr.* 54: 491.

Lederer, S. E. 1995. *Subjected to Science: Human Experimentation in America before the Second World War*. Baltimore: Johns Hopkins University Press.

Ministerialblatt für die gesamte innere Verwaltung in den Königlich Preussischen Staaten. 1891. 52: 27.

Moll, A. 1899. "Versuche am lebenden Menschen." *Die Zukunft* 29: 213–18.

Moses, J. 1928a. "100 Ratten und 20 Kinder: Arbeiterkinder als Experimentierkarnickel," *Vorwärts*v. 03/08/1928.

——. 1928b. "Kinder als Versuchsobjekte. Gegen die Experimentierwut." *Vorwärts* v. 03/22/1928.

Nolde, A. F. 1799. "Erinnerung an einige zur kritischen Würdigung der Arzneymittel sehr notwendigeBedingungen," *Hufelands Journal* 8: 1. St. S. 47–97, 2. St. S. 75–116.

Osler, W. 1907. "The Evolution of the Idea of Experiments in Medicine." *Transactions of the Congress of American Physicians and Surgeons,* 7: 7–11.

Osterhausen, Johann Karl. 1798. *Über medicinische Aufklärung*. Zürich.

Pagel, J. 1900. "Zum Fall Neisser." *Deutsche Medizinzeitung* 21: 269–70.

——. 1905. "Über den Versuch am lebenden Menschen." *Deutsche Aerzte-Zeitung,* 193–98, 217–28, 227.

Pernick, M. S. 1982. "The Patient's Role in Medical Decisionmaking: A Social History of Informed Consent in Medical Therapy," in *Making Health Care Decisions,* vol. 3, ed. President's Commission for Study of Ethical Problems in Medicine and Biomedical and Bioethical Research. Washington, D.C.: U.S. Government Printing Office.

Reil, J. C. 1799. "Beitrag zu den Principien für jede künftige

Pharmekologie." *Röschlauns Magazin* 3: 26-44.
Schreiben des Reichsministers des Inneren vom 28.2.1931 an die deutschen Landesregierungen.
Steinmann, R. 1975. "Die Debatte über medizinische Versuche am Menschen in der Weimarer Zeit." Diss. med., Tubingen.
Tashiro, E. 1991. *Die Waage der Venus, Venerologische Versuche am Menschen zwischen Fortschritt und Moral.* Husum.
Vollmer, H. 1927. "Beitrag zur Ergosterinbehandlung der Rachitis." *Dtsch.med.Wschr,* 53: 1634-35.
Winau, R. 1971. "Experimentelle Pharmakologie und Toxikologie im 18. Jahrhundert," *Med. Habil.schr.* Mainz.
——. 1989. "Der Hippokratische Eid und die ärztliche Ethik." In *Praxis der Nierentransplantation III,* ed. F. W. Albert, 99-107. Stuttgart, New York.
——. 1994. "The Hippocratic Oath and Ethics in Medicine." *Forensic Science International* 69: 285-89.
Zumstein, B. 1968. *Anton Störck und seine therapeutischen Versuche.* Zürich: Juris-Verlag.

第四章　学者たちの沈黙

ベンノ・ミュラー＝ヒル

科学は現在に生きている。科学者は科学の過去に興味がない。三年以上前の論文を引用する者はいない。教科書の中で歴史はほとんど語られない。間違いとわかった事柄はすべて忘れられる。間違いではなく非道徳的で非人道的だったのであれば、なおさらそうである。そうした犯罪現場の近くにいた者は、何も知らなかったと主張する。学生は教師を擁護する。同僚どうしは互いに擁護し合う。過去が静かに記憶される科学史という領域は、現場の科学者からずっと離れたところにある。

私は科学史家ではない。化学者としての訓練を受け、分子生物学を専門とした。しかし七〇年代の後半、私は人類遺伝学の歴史に興味を持つようになった。ナチス・ドイツの人類遺伝学について書いたものがほとんどないことに私は気づいた。ドイツ内外を問わず、科学史家はこのテーマに関して書物や論文を著していない。ドイツの人類遺伝学者が人種差別的イデオロギーの基礎を築くことでナチスのイデオロギーを支えたことを考えるならば、これはきわめて驚くべきことのように思われた。私は丸一年を費やして公文書館を訪れ、ナチス時代の一二年間に関して当時の科学雑誌を読み、その時期に活動していた遺伝学者らにインタビューを行った。

その後一九八四年六月に、私はその主題について『致死の科学——一九三三—一九四五年におけるユダヤ人・ジプシー・精神病患者の選別 *Tödliche Wissenschaft. Die Aussonderung von Juden, Zigeunern und Geisteskranken 1933-1945*』と題する書物を出版した。この本は書評されず、ほとんど黙殺された。最初の書評は『ネイチャー *Nature*』誌の一九八五年二月号に出た。その後「フランクフルター・アルゲマイネ *Frankfurter Allgemeine*」紙にも出たが、ドイツではそれだけだった。私は分子生物学に戻り、並行して遺伝学の歴史を整理し続けることにした。

科学と忘却の種々の事例
——ドイツの遺伝学者に関するマックス・デルブリュックの見解

一九四七年、H・J・マラー（H. J. Muller）[1]はマックス・デルブリュック（Max Delbrück）[2]に、ドイツの遺伝学者でナチス党員だった者を突き止めるよう依頼した。デルブリュックはベルリンに行き、カイザー・ヴィルヘルム協会（Kaiser Wilhelm-Gesellschaft）（KWG）[3]のハルナックハウス（Harnack-Haus）で講演を行った。その隣の建物は、カイザー・ヴィルヘルム人類学・人類遺伝学・優生学研究所（Kaiser Wilhelm-Institut für Anthropologie, menschliche Erblehre und Eugenik）[4]の本部であった。オイゲン・フィッシャー（Eugen Fischer）[5]とオトマール・フォン・フェアシュアー（Otmar von Verschuer）[6]がその所長を務めていた。フォン・フェアシュアーのもとで博士課程を修了したヨーゼフ・メンゲレ（Josef Mengele）は、アウシュヴィッツに行く前には定期的に、アウシュヴィッツに赴任したあとも数回、そのアテナの頭部で飾られたドアをくぐっていた。では、デルブリュックはマラーにどのように報告したのであろうか。優れた遺伝学者はナチス党員ではなかった——彼はそう述べたのである（Fischer 1985, 213）。こうした一般化はフィッシャーやフォン・フェアシュアーにもあてはまるものだったのだろうか。私は疑問に思う。それでは話が単純すぎる。

好ましからざる者の断種

一九三三年七月一四日、ドイツにおいて、好ましからざる者たちの断種を求める法律「遺伝病子孫予防法 *Gesetz zur Verhütung erbkranken Nachwuchses*」が公布された（Gutt, Rudin, and Ruttke 1934）。それは、その他の特定の人々に対しても、当人の意思に反して断種を行うべきことを定めていた。ここで特定の人々とは、特に、精神薄弱者（Schwachsinnige）、精神分裂病者、躁鬱病者、アルコール依存症者などであった。一九三四、三五、三六年について、断種させられた人の正確な人数がわかっている。それは合わせて二〇万人近くに上る。年間の人数が変わらないと仮定すれば、戦争の開始および法律の停止までの期間に、合わせて三五万人が断種手術を受けたことになる。これに非合法に断種させられた人々の数を加えなければならない。

すなわち、約六〇〇人の「有色人種の」子弟、「有色の」フランス人兵士の子弟、人数の特定できないジプシーその他である。さらに、断種手術中に死亡した二パーセントの人々も忘れてはならない（Müller-Hill 1984）[7]。エルンスト・リューディン（Ernst Rüdin）は一九五二年に亡くなるまでこの法律を擁護した。

類似の法律は合衆国にも存在していたし、少しあとに北欧諸国でも公布された。ドイツの法律は進歩的であるとして国際的に評価された（Kühl 1997）。ドイツではこの法律は一九四五年以降失効しているが、その犠牲者は長い間犠牲者とは見なされていなかった。ベルリンのカイザー・ヴィルヘルム人類学研究所の部長であるハンス・ナハツハイム（Hans Nachtsheim）は、一九五〇年代後半ないし一九六〇年代初頭にもその法律を擁護していた。忘れてならないのは、くだんの人類遺伝学者らもまた、反社会的（asozial, gemeinschaftsfremd）と見なされた人々に対する断種を容認する法律を求めたということである。法案では、ある人を断種の対象として強制収容所に送るかは、二人の医師と一人の警察官の決定があれば十分とされた。その法律はついに成立しなかった。法務省が断固反対したのである（Müller-Hill 1984）。

処刑者の脳の収集

一九四〇年一〇月二八日、脳解剖学教授ユリウス・ハレルフォルデン（Julius Hallervorden）[8]はブランデンブルク刑務所の死刑執行所に赴いた（Peiffer 1997）。彼は五〇人の児童の一酸化炭素による殺害に立ち会った。その直後に彼は脳の解剖を行い、三七人分の脳を保存した。彼はのちに研究所でそうした興味深い数百の脳を受け取った。戦後彼はフランクフルトのマックス・プランク脳研究所（Max-Planck-Institut für Hirnforschung）[9]の部長となった。彼はそこで脳に関する数多くの論文を発表した。彼は国外の研究者との間に問題をかかえていたが、ドイツ国内においてはそのようなことはなかった。もちろん、児童の処刑はハレルフォルデンの着想ではない。彼が一酸化炭素のバルブを開いたのではなかった。しかし、このようなかたちでの殺人から利益を得るというのはどうなのか。ハレルフォルデンの研究水準は高いようだ。それだけに、私の目にはこの状況はいっそう悪いものに映る。

ジプシー大量殺戮（genocide）計画

精神医学者ロベルト・リッター（Robert Ritter）博士は帝国保健局（Reichsgesundheitsamt）の研究員であった（Müller-Hill 1987）。共同研究員らとともに彼はジプシーの大量殺戮を計画した。彼の見解によれば純粋なジプシーは全体の一〇パーセントに満たない。九〇パーセント以上はヨーロッパの最下層プロレタリアートの犯罪者の子孫なのであった。保健局ではすべてのジプシーを出自に応じて分類しようとした。すなわち、その者が生存を認めてよい純粋なジプシーであるのか、断種手術を施して労働キャンプに送られるべき混血のジプシーであるのかを特定しようとした。この研究はドイツ学術振興会（Deutsche Forschungsgemeinschaft）（ＤＦＧ）から資金提供を受けた。リッターは、彼に対する訴訟手続きが始まって間もない一九五一年に死亡した。彼にはゾフィー・エアハルト（Sophie Ehrhardt）という協力者がいたが、彼女は一九五九年にチュービンゲン大学教授になっている。彼女は保健局のジプシー研究の資料を保管していた。一九六六年に彼女は、この資料についての研究――「ジプシーに関する集団遺伝学的研究 *Populationsgenetische Untersuchungen an Zigeunern*」――のための助成金をＤＦＧに申請した。論文審査員らは彼女の申し出を支持する姿勢を見せた。しかしその直後にそのプロジェクトは一部のジプシーの知るところとなり、彼らはそれに抵抗した。結局助成金は交付されなかったが、彼女は教授の座を保持した。彼女は裁判による無罪確定の五年後の一九九〇年に死亡した。

コブレンツの連邦公文書館（Bundesarchiv）でＤＦＧの記録を発見した一九八三年に、私はＤＦＧ所長のオイゲン・ザイボルト（Eugen Seibold）に手紙を書き、大量殺戮計画の補償として、ハイデルベルクに建設計画のあった「ジプシー（Sinti und Roma）の家」の図書室のための費用をＤＦＧが出すべきかどうかを検討するよう求めた。私の知る限り、ＤＦＧはその前身機関がジプシーの大量殺戮計画に資金提供を行ったという事実に一言のコメントを述べたこともない。

メンゲレ博士――「アウシュヴィッツにおける我が協力者」

連邦公文書館でＤＦＧのリッターに関する報告書を発見した日、私は一九四三年と一九四四年にフォン・フェアシュアーがＤＦＧ宛てに書いた報告書も発見した。中にはきわめて衝撃的な数行が含まれていた（Müller-Hill 1988

[1984])。フォン・フェアシュアーはメンゲレを「アウシュヴィッツにおける……我が協力者」と呼んでいた。別の文で彼は「その研究は生化学研究所の共同研究者であるヒルマン博士と共になされるだろう」と述べていた。生化学研究所はアドルフ・ブーテナント（Adolf Butenandt）が所長を務めていた。ブーテナントはのちにマックス・プランク研究所（MPG）の所長になった人物である。このことは、メンゲレがフォン・フェアシュアーと共に行っていた実験に関してブーテナントが何事かを知っていた可能性を暗示する。これはたいへんなことだ。MPGはこれらの文およびそれが暗示することについて沈黙を保とうとした。彼らはそれらを検討することを断固として拒んだ。こうした姿勢は、MPG所長のフーベルト・マルクル（Hubert Markl）が一九九九年にKWGの疑わしい過去を調査するために委員会を招集したときにようやく変化を見せた。この展開のクライマックスは二〇〇一年六月の会合であった。MPGはその場にアウシュヴィッツにおけるメンゲレの実験を生き延びた双子たち数名を招いたのであった。マルクルは、彼らを招くのに、また誤った過去を認めるのに、かくも長き年月がかかったことを謝罪した（Markl 2001）。

諸事例の検討

私がここで言及した医学者のほとんどは、直接的に殺人に関与したわけではなかった。断種法を作った者あるいはそれに関与した者は、決して、自分たちが多数の人々にもたらした不幸および潜在的な死に対して責任を感じてはいなかった。彼らの弁明によれば、そうした法律を支持するのは自らの責務なのである。その法律が誤った用いられ方をしたとしても、それは彼らの関知しないことなのであった。では、断種手術を施す前に彼らが診察した六〇〇人の「有色人種の」子弟についてはどうであろうか。これに対する起訴は行われなかった。

では、一九六九年にノーベル医学賞を受賞したマックス・デルブリュックはどうだろうか。もし彼が一九四七年にハルナックハウスの隣の建物に行ってハンス・ナハツハイムと話をしていたのであるとしたらどうか。おそらく彼は話をしたのであろう。そして彼が伝えたことはナハツハイムの入れ知恵であったのだろう。この法律は誤った科学に基づいていた。それゆえそれは重要性を失った。もちろん、話はこれだけではない。今日我々は精神分裂病が単なる劣性遺伝ではないことを知っている。一九三〇年代には一卵性双生児は精神分裂病に関して約九〇パーセントの一致を見せると考えられていた。今ではその数値は五〇パーセントから三〇パーセントにまで低下している。これについてどのような説明があるのか、私はよくわからない。精神分裂病の定義が変わったのか。あるいは精神医学者が無能なのか。エルンスト・リューディンは、実際には存在しない精神分裂病の劣性遺伝子を発見した人物で、断種法の成立に責任のある者の一人であるが、彼が自己の罪を表明したことはなかった。

　ハレルフォルデンについても同様のことが言える。もし彼が一度でも一酸化炭素のバルブに手を触れていたらどうか。もし彼が殺されたユダヤ人の脳を、「興味深い」と思われた脳を手に入れるためにアウシュヴィッツを訪れていたとしたらどうか。研究水準がたいへん高いからといって、ハレルフォルデンは許されるのだろうか。それとも彼は、他の非常に多くのドイツやオーストリアの脳解剖学者たちも同じくそうした脳を入手していたという事実によって、許されるのであろうか。私はある会議の折にスウェーデン人の複数の同僚から、内々の話として、スウェーデンのある脳解剖学者が安楽死オーガナイザーを通じて脳の特定の部位を大量に入手していると聞いた。

　ところで、ハレルフォルデン゠スパッツ症候群（Hallervorden-Spatz syndrome）[10]という名称を変更すべきであるとの声がある。私はそうした変更に異議を唱えた。私には、安楽死運動の進展のさなかにハレルフォルデンと彼の上司であるシュパッツ（Spatz）が行ったこと、まさにその行為のために、彼らの名は記憶にとどめておかれるべきだと思われたからである。

　今日インフォームド・コンセントは重視されているが、まだ十分とはいえない。合衆国およびドイツには、健康保険の希望者あるいは就職希望者の遺伝子型を調査することを禁ずる法律はない。今のところそうした法律の欠如によって損害を被る人々は少数である。しかし状況は変わるかもしれない。そのような法律は不可欠である。それがなければ、我々は、特定の遺伝子をもつ人々が支配階級となる社会に移行してしまうかもしれないからである。

全般的検討

　ここでさらにいくつかの事例を挙げるが、それは「人体の資料」すなわち用いてはいけないデータを利用する誘惑に、我々がいかにたやすく負けてしまうかを示すものである。今日こうした誘惑はかつてと同じくらい強い。一九八九年、私はミネソタ大学での「生命倫理とホロコースト」

に関する会議に出席した。そこで一人の発表者が、ジークムント・ラッシャー（Sigmund Rascher）のデータはそれが生命を救うことが可能ならば用いてもよいかもしれないと指摘した。ラッシャーがテーゼをでっちあげ、多くの人々を低圧状態あるいは氷のように冷たい水の中で殺したことを私は覚えている。[11] 会議では、大多数の論者がそのデータを用いてもよいということで一致した。参加者のうちその提議に反対したのは、ジェイ・カッツ（Jay Katz）、ロバート・L・バーガー（Robert L. Berger）、そして私だけであった。しかし、これを出版したもの（Caplan 1992）を見ると、先にラッシャーのデータの使用に賛成していた人々が考えを変えていた。現在では大多数がそうしたデータの使用に反対している。私はこれはたいへん重要なことであると思う。殺人あるいは暴力によって得られた資料およびデータは用いるべきではない。ハレルフォルデン、フェアシュアー、そしてエアハルトは、もしこのような類の資料やデータを用いなかったなら、名声に傷がつくこともなかっただろう。次のことを教訓とするべきである。そのような資料を用いないこと。そうしたものの使用への反対をきっぱりと表明すること。

ナチス・ドイツにおける「民族衛生 race hygiene」の活動に関与した科学者が一人もこうした犯罪行為について論文や書物を著していないことの中に、私はきわめて不穏なものを感じる。私が話をした科学者は一人として当時行われたことが過ちであったとは考えていなかった。誰もが自らの非を認めることで起訴されたくなかったのだということは理解できる。誰もが同僚たちが過ちを犯したとは言いたくなかったのだということも理解できる。しかし、彼らは本気ですべてが適切に運んでいると思っていたのである。すでに述べた通り、その前身がこのような犯罪に関与した二つの機関——ドイツ学術振興会とマックス・プランク研究所——は、最近まで自分たちは誤った過去とは関係がないと主張していた。半世紀以上もの間、彼らは沈黙していたのである。関与したすべての人間が亡くなるまで、そうした過去について自由に発言することはできないかのようだ。

人類遺伝学について言えることは、他のすべての分野についても言えることであった。ドイツ連邦共和国は沈黙の上に成立した。この沈黙は一九六八年になって初めて学生たちから大々的な攻撃を受けた。もちろん学生たちはその後すぐに自分たちの要求を忘れてしまった。こうした沈黙は、今日ようやく解消している。

考慮すべき重要な教訓がもう一つある。秘匿されている限り、科学の繁栄はない。秘密主義は科学を緩慢に破壊する。アウシュヴィッツでメンゲレが行っていることをフォン・フェアシュアーが知らなかったということはまったくあり得ない。そしてブーテナントはフォン・フェアシュアーと交渉があった（Müller-Hill 2003）。何が行われているか知らないとの主張は科学を損なうものだ。科学にとって秘密主義は悪疫である。

訳注

［1］H・J・マラー（Herman Joseph Muller）

H・J・マラー（一八九〇―一九六七）は、米国の遺伝学者。放射線による遺伝子変異誘発の研究で一九四六年ノーベル医学・生理学賞を受賞。

［2］マックス・デルブリュック（Max Delbruck）

マックス・デルブリュック（一九〇六―一九八一）はドイツおよび米国で活動した生物物理学者・分子生物学者。一九六九年、ウイルスの複製機構と遺伝的構造に関する研究でノーベル医学・生理学賞を受賞。

［3］カイザー・ヴィルヘルム協会

一九一一年にベルリンに設立された、当時のドイツを代表する学術研究機関。生物学、医学、化学、物理学など約三〇の研究機関が存在した。第二次対戦後の一九四六年に後継機関であるマックス・プランク研究所に引き継がれる。

［4］カイザー・ヴィルヘルム人類学・人類遺伝学・優生学研究所

一九二七年にカイザー・ヴィルヘルム協会内に設立された、当時のドイツを代表する遺伝学・優生学研究機関。設立時からナチ政権下に至る過程の中で、オイゲン・フィッシャー、フリッツ・レンツなどの優生学理論の下に、同政権による優生政策・民族衛生政策に接近・加担したことでも知られる。

［5］オイゲン・フィッシャー（Eugen Fischer）

オイゲン・フィッシャー（一八七四―一九六七）は、ドイツの医学者・優生学者。ナチス政権下において、ユダヤ人・ジプシーの大量虐殺や障害者への強制不妊手術に対する理論的な基礎を用意したことでも知られる。

［6］オトマール・フォン・フェアシュアー（Otmar Freiherr von Verscher）

オトマール・フォン・フェアシュアー（一八九六―一九六九）はドイツの生物学者・優生学者であり、カイザー・ヴィルヘルム人類学・人類遺伝学・優生学研究所の所長。アウシュヴィッツ強制収容所における人体実験に関与したことでも知られており、ヨーゼフ・メンゲレ（Josef Mengele）は当時の彼の部下だった。

［7］ジプシー

本書では、原語 gypsies の通り「ジプシー」と訳出する。この「ジプシー」という用語は、エジプトから来た人々（「エジプシャン」）という誤解から成り立っている用語であること、またその用語自体に差別的なニュアンスが含まれていることから、近年ではロマ（roma）という自称（ドイツ語圏に住むロマ人はシンティ（sinti））と呼ばれることが多い。

［8］ユリウス・ハレルフォルデン（Julius Hallervorden）

ユリウス・ハレルフォルデン（一八八二―一九六五）はドイツの神経病理学者であり、一九三八年からカイザー・ヴィルヘルム協会神経病理学研究所所長。第二次大戦中殺害された障害児童の脳の検体の一部が同研究所に運び込まれ、ハレルフォルデンによって研究に利用されたことが確認されている。また常染色体劣性遺伝病であるハレルフォルデン゠スパッツ症候群の発見者としても知られる。

［9］ マックス・プランク脳研究所（Max-Planck-Institut für Hirnforschung）

カイザー・ヴィルヘルム協会の後続組織であり、ドイツを代表する学術研究機関マックス・プランク研究所（一九四六―）の脳科学研究部門。

［10］ ハレルフォルデン＝スパッツ症候群（Hallervorden-Spatz syndrome）

常染色体劣性遺伝病であり、失調、パーキンソニズム、および脳における鉄の沈着が特徴とされる。多くの患者にＰＡＮＫ２遺伝子に突然変異がみられる。

［11］ **多くの人々を低圧状態あるいは氷のように冷たい水の中で殺したことを私は覚えている**

強制収容所で行われた人体実験のうち、どの程度の低気圧に飛行機操縦士が耐えられるかを計測するための実験（超高度実験）および低体温に陥った人間を蘇生させる実験（低体温実験）をさす。強制収容所における人体実験に関しては、Mitscherlich, A., and Mielke, F. 1960. *Medizin ohne Menschlichkeit: Dokumente des Nurnberger Arzteprozesses*. Frankfurt a. M.: Fischer. 金森誠也・安藤勉訳 二〇〇一『人間性なき医学――ナチスと人体実験』ビイング・ネット・プレス、に詳しい。

参考文献

Caplan, Arthur L., ed. 1992. *When Medicine Went Mad: Bioethics and the Holocaust*. Totowa, N. J.: Humana Press.

Fischer, P. 1985. *Licht und Leben. Ein Bericht über Max Delbrück, den Wegbereiter der Molekularbiologie*. Konstanz : Universitätsverlag.

Gütt, A., Rüdin, E., and Ruttke, F. 1934. *Gesetz zur Verhütung erbkranken Nachwuchses vom 14. Juli 1933*.Munich : Lehmanns Verlag.

Kühl, S. 1997. *Die Internationale der Rassisten*. Frankfurt: Campus Verlag. 麻生九美訳 一九九九『ナチ・コネクション――アメリカの優生学とナチ優生思想』明石書店。

Markl, H. 2001. “Ansprache des Präsidenten der Max-Planck-Gesellschaft zur Förderung der Wissenschaften,” Hubert Markl, Berlin 7. Juni 2001. Referat für Presse und Öffentlichkeitsarbeit der MPG.

Müller-Hill, B. 1984. *Tödliche Wissenschaft, die Aussonderung von Juden, Zigeunern und Geisteskranken 1933-1945*. Reinbek : Rowohlt. 南光進一郎監訳 一九九三『ホロコーストの科学――ナチの精神科医たち』岩波書店。

——. 1987. “Genetics after Auschwitz” *Holocaust and Genocide Studies* 2 : 3-20.

——. 1988 [1984]. *Murderous Science: Elimination by Scientific Selection of Jews, Gypsies and Others in Germany 1933-1945*. Translation of Müller-Hill 1984. Oxford : Oxford University Press. Reissued by Cold Spring Harbor Laboratory Press in 1998.

——. 2003. “Selective Perception : The Letters of Adolf Butenandt, Nobel Prize Winner and President of the Max Planck Society.” In *Comprehensive Biochemistry* 42 : 548-79.

Nachtsheim, Hans. 2003. In *Das Personenlexikon zum Dritten Reich*, ed. E. Klee. Frankfurt: Fischer.

Peiffer, J. 1997. “Hirnforschung im Zwielicht : Beispiele verführbarer Wissenschaft aus der Zeit des Nationalsozialismus.” In *Abhandlungen zur Geschichte der Medizin und der Naturwissenschaften*, ed. R. Winau and H. Müller Dietz. Husum : Matthiesen Verlag.

第五章　悪の倫理学

ナチスの医学実験がもたらした課題と教訓

アーサー・カプラン

ナチスの倫理学的議論を真剣に受け止める

医療倫理の歴史について書いた本のほとんどは、生命倫理学の起源をドイツの強制収容所の瓦礫の中に求めている。医療倫理学の講座や教科書は、しばしばニュルンベルク綱領（Nuremberg Code）を、人間を対象とする研究の「憲法」としている。しかし、この綱領を生み出すきっかけとなった、実際に行われた実験について語られることはほとんどない。そうした恐ろしい研究に関与した者たちが自らを弁護する過程で行なった、道徳的正当化の議論について語られることはさらに少ない。これはいったいなぜであろうか。

一つには、ホロコーストという出来事が、それ自体あまりにも忌まわしいものであって、注釈の必要などないという理由からである。集団虐殺や残酷な実験について、それが非倫理的であるという以上に言うべきことがあるだろうか。

もう一つは、多くの学者が、収容所内で行われた研究を無価値なものとして退けたからである。そうした研究の実行に関与した者たちは、異常者ないし狂人としてかたづけられてしまった。科学の衣をまとった拷問にすぎない研究の倫理について議論することに、いったいどのような意味があるというのか（Berger 1990）。

しかし、ナチスの道徳的正当化の問題への取り組みがなされない理由がもう一つある。それは、従来こうした殺害に関与した者たちの行動について心理学的な説明を施す努力がなされてきたため、道徳上の説明は不要であるとの感があることである。ガス室や解剖室での作業に赴いた者たちは、人格的・性格的適応のためにそうした行動をとったのであった。適応とすることで彼らの行動は理解可能となるが、しかしそれは、彼らに自らの行動に対する道徳上の説明の責を負わせることを難しくする（Lifton 1986 ; Browning 1993）。

また、収容所で行われた研究の倫理について語ることが、そうした残虐行為に格好の隠れ蓑を与えることになりはしないかという危惧が常にある。かの所業を倫理的に正当化する議論を検討するなど言語道断である。そんなことをすると、明白な過ちに対して、あたかもそれが容認されるものであるかのような偽りの印象を与えてしまう。

収容所で行われた研究の倫理に関する論評が欠落していることのおそらく最大の理由は、そうした問題が、ほとんどの生命倫理学者にとって足を踏み入れたくない領域への扉を開くことになるというところにある。公衆衛生の名による集団虐殺を適切なことと考える人がいた。あるいは、不運な人々を凍死させたり減圧状態に置いたり彼らに致死量のチフス菌を感染させたりすることを正当と見なす人がいた。それはなぜか。ここに道徳的正当性を与えることが可能なのだとするならば、つまるところ、いったい倫理とは何なのであろうか。

無能力・狂気・強制の神話を暴く

当時世界の医学をリードしていた国の医療専門家であり、「害を与えない」との誓い[1]を立てた者たちが、強制収容所の無辜の人々に対して残酷でしばしば致命的な実験を行ったはずがない。そう信じることは慰めになる。生体に傷害を負わせる研究を道徳的見地から弁護することなど不可能だ。そう考えることは慰めになる。人種主義的で優生学的な考えを奉じる者が、有能で内省的な医師や科学者であることはあり得ない。そう考えることは慰めになる。ナチスの医療犯罪は、こうした信念のどれもが誤りであることを示している（Caplan 2004）。

ナチス党を動かしていた者たちと親交があったのは、医師、科学者、帝国保健局員、看護師のうち狂人、偽者、無能者に限られるはずだと、しばしば信じられている。アウシュヴィッツ、ダッハウあるいはその他の収容所において「研究」を行った者たちの中に、明らかに精神面での障害を有する者や科学的知識を欠く者、あるいはその両方である者がいたことは確かである（Lifton 1986）。しかしまた、十分な訓練を積んだ、高名で有能な医師や科学者でありながら熱狂的なナチス党員であった者も存在したのである。

その中には、収容所での実験に手を染めた者もいる。収容所における人体実験は、精神面で不安定な者や科学の周縁部に位置する者のみが行ったわけではなかった。実験あるいは殺人に関与した者のすべてが無能者だったわけではない（Kater 1990 ; Proctor 1992 ; 1992 ; Caplan 1992, 2004）。

ホロコーストの犯罪行為に携わったすべての医師、医療専門家、科学者を医療や科学の周縁部に位置づけることは、別の神話の隆盛を許すことになる。ヒトラーのドイツ支配によって医療と科学が「狂気」に転じたという神話である。有能で国際的に名声のある医師や科学者が自ら進んでナチズムに関わるなどあり得ないというのである。しかし、ナチス政権下のドイツの医師および科学者の行動も、彼らの信念も、こうした神話とは著しい対照をなしている（Proctor 1988 ; Kater 1989）。

ひとたびその実態を見るや、無能力ないし狂気の神話はまったくのナンセンスであることがわかる。どうして狂った人、変人、無能力者のみがナチズムを支持するなどということがあり得るのか。ナチスが有能な生体臨床医学や科学の権威者らの熱心な支援なしに、世界の半分に散在する犠牲者に対して途方もない規模の大量殺戮を実行する機会などあり得たであろうか。十数か国にわたる数百万人の人間の徴集、移送、搾取、殺害、およびその遺体の利用、処分には、技術上・ロジスティックス上の問題として、無能や狂気などではなく、能力と技能とが必要であった。

ホロコーストは、医療および科学の積極的な関与があるという点において、他の諸々の大量虐殺とは異なる。はじめナチスはポーランドとソ連において特別訓練部隊による殺人を試みたが、これが実際的とはいえなかった経験を踏まえて、大量殺戮に関してとりわけ生体臨床医学に助力を求めるようになったのである（Browning 1993）。

ホロコーストに関与したドイツの生体臨床医学者がどのような道徳的正当化を行っていたのか、その真剣な分析もないままに広まってしまったもう一つの神話は、ホロコーストへの関与が強制によるものであったというものである。ドイツその他の国の多数の医師、看護師、科学者は、ドイツの医療・科学の大量殺戮への共謀関係について、「ナチス政権が誕生してからは、生体臨床医学界・科学界の協力はただ強制力によってのみ確保されていた」と考えることで自らの慰めとしてきた（Lifton 1986 ; Proctor 1988 ; Kater 1989）。そのときにあってさえ――と、この神話は語る――医師、科学者、帝国保健局員は、不承不承ナチス政権に協力していたにすぎなかった。

無能力・狂気・強制の神話は、ナチス支配下での生体臨床医学の振る舞いに関して、真実を曖昧にした。しかし、関与した者のほとんどは、関与するのが正しいと自ら信じてそうしたのである。ナチス国家と非常に密接な関わりをもった生体臨床医学者の行動についても、彼らの正当化の仕方についても、生命倫理学界が沈黙気味である理由は、以上のようにして説明されるであろう。

生命倫理学はホロコーストについてなぜかくも寡黙なのか

米国で最初の生命倫理学の研究機関および大学講座が設立された一九六〇年代後半から一九七〇年代初頭を生命倫理学の成立の時期と考えるなら、この分野はおおよそ四〇年近くの歴史をもつことになる。[2] 信じがたいことであるが、ドイツの医師や生体臨床医学者の行動、方針、虐待、犯罪、そして正当化の論理を本一冊を費やして検討した生命倫理学の研究はない。

生命倫理学の文献中に、ナチス時代に医療や科学の果たした役割に関する議論はほとんどない。生命倫理学は、ナチスの生体臨床医学を道徳的に悪と捉えるよりも、それが無能力、狂気、強制のいずれかによるものであるという神話を大体において受け入れてきたのである。

こうした神話を支持することで、生命倫理学は、ホロコーストの犯罪行為を犯した者の多くが有能な医師や科学者であり、強い道徳的信条に基づいて行動していたという厳しい現実に立ち向かうことを回避することができた。ニュルンベルク裁判では、精神障害を理由に酌量を願った医師や帝国保健局員は一人もいない。単に合法的な命令に従っただけであると主張する者はあったが、強制であると主張する者はほとんどなかった（Nuremberg Trial Transcripts 1946）。

ニュルンベルクあるいはその他の裁判において自らの行動についての釈明を求められたとき、ナチスの医師、科学者、帝国保健局員は、自らの行動に対する自らの根拠について驚くほど率直に述べている。他方、彼らの犯罪に対してドイツや西洋諸国において下された倫理的評価の場合は、率直だとは言えない。

実に多くの犯罪を犯し、実に多くの苦痛と死とをもたらした医師や科学者が、自己の道徳的な正しさを信じてそのようにしていたなどということが、いったいどうして起こり得るのか。この謎を解くには、分析、議論、討論が必要である。だが、こうした分析に取り組まなければならないとしたら、それは生命倫理学の研究者にとって甚だしく苦痛なことである。

生命倫理学を教える者は、暗黙のうちにであれ、しばしば、何が倫理的であるかを知る者が非道徳的行動をとることはないと考えている。最も忌まわしい、最も恐ろしい行為や方針が道徳的根拠をもって正当化され得るならば、生命倫理を実践したり、医学・看護学・公衆衛生学の学生に倫理学を教授したりしていったい何になるというのか。生命倫理学は、ナチスの医師や生体臨床医学者の犯罪行為を前にして、沈黙を保ってきた。それはひとえに、そうした医師や生体臨床医学者の非常に多くの者が、自らは道徳的に正しいことを行っていると信じていたからである。

収容所における実験

ナチス時代のドイツ、ポーランド、フランスにおいて、強制収容所内で――あるいは強制収容所の収容者を用いて――明らかに研究目的で行われた実験には、少なくとも二六の異なる種類のものがあった（Caplan 1992）。人間を用いた研究としては、次のようなものがある。高所における人体への減圧、海水を飲料水に変える試み、銃創の治療に対するスルファニルアミドの効果、骨・筋肉・関節の移植の可能性、焼夷弾によるやけどの治療、外傷性出血の治療に対するポリガル（polygal）の効果、高い放射線量の不妊誘発効果、安楽死の手段としてのフェノール（ガソリン）注射の効果、電気ショック療法の効果、水癌（飢餓による皮膚の壊疽）の症状および経過、飢餓の影響を評価するための遺体の骨格および脳の解剖、女性を不妊にさせる手術の効果、ストレスおよび飢餓の排卵・月経・女性生殖器官の癌腫への影響についての研究と分析である。その他にも各種の研究が双子、低身長者、先天性障害者に対して行われた。収容所の収容者が医学生の手術の訓練のために用いられたケースもある。ある収容所のユダヤ人の医師らは、遺体への飢餓の影響について密かに記録した。

医学的あるいは科学的研究の名の下に、相手の同意を得ることなく強制的に行われたこれらの活動は、いずれも「研究」あるいは「実験」と呼ばれるに値するものであろうか。この点については議論の余地がある（Berger 1990）。「研究」の意味内容が拡大されて、どの殺害法が最も効率的かを調べるための故意の殺人までもが含まれるようになると、「研究」「実験」と称することがきわめて不自然に思われてくる。餓死寸前の少女にフェノールを注射して死ぬまでの時間を調べるとか、安価で清潔で効率的な殺害方法を見つけて国家が大量殺戮を効果的に実行できるようにすべく、収容者に対して種々の形態のホスゲンガスを使用するとか、およそこうしたことは「研究」という言葉になじまない類の活動である。

しかし、殺人や大量殺戮と、科学上の目的達成のために人間を意図的に苦しめ死に至らしめることとは同じではない。科学上の目的のために殺害することは、たしかに民族衛生のための殺人と同じくらいの悪であるが、それでもなお、この二つは道徳的に別のものである。ナチスの医療実験の核をなす拷問と殺害は、拷問や殺害であるにとどまらず、科学的目的に資するための人間の利用でもある。起きた事象を「人体実験」以外の言い方で表現してしまうと、悪行の性質をぼやかすことになる。ナチスの医学実験に内在する悪は、単に人が苦しんで死んだということだけではなく、彼らが科学や医療のために利用されて死んだということでもあった。

米軍のために書かれた低体温実験の梗概は、第二次世界大戦以降、学界内での検討に供される医学文献において二十数回以上引用されている。そうしたデータは検討・参照されただけでなく、応用もされた。英国の航空・海上救難隊員は、ナチスのデータを用いて冷水に浸かった人間の救難技術を修正した（Caplan 1992）。このようなデータを利用してよいものか、と問うても、もはやあまり効果はない。そうしたデータの信頼性や独自性を疑うだけの理由があるからだけではない。この問いにはすでに答えが出ているからだ。つまり、ナチスのデータは多くの国の多くの科学者によってすでに利用されているのである。

その研究は周到な計画の上でなされたものか、その結果は持続的な科学的価値をもつものか、といった疑問に対する答えがどうであれ、それらとは別の道徳的な問題がある。すなわちこうだ。医師や科学者は、いかにして殺人の実験が道徳的に正当化されると確信するに至ったのだろうか。

終戦後に自らの犯罪行為を問う裁判にかけられた医師や科学者ほど、そうした正当化の必要性を痛感した者はないだろう。被告らは、監獄その他の施設に収容された同意なき人々に対して、危険な、ときに死に至らしめるような実験が行われていたことを認めた。彼らの行為の残酷さを強調し、彼らの研究の価値を貶めよう、あるいは軽んじようと努める検察の試みに対して抗議する者もあった。収容所で行われたさまざまな実験における自らの役割を謝罪した者はなかった。そればかりか、被告らは自らの行為を説明し、正当化しようと試みた。しばしば明白に道徳的な言語をもって、自らの弁護に努めたのである。

悪の倫理学

強制収容所での実験とユダヤ人問題の「最終解決」[3]への自らの関与への弁明として医師・帝国保健局員・科学者が

展開した道徳的議論としては、おそらくニュルンベルク裁判記録中に見出されるものが、その最も簡潔な要約となっている。連合国がまず裁判にかけたのは、医師と帝国保健局員であった。収容所での残酷な、しばしば致死的な実験の実行と黙認に関して、彼らがどのような役割を果たしたか。ここが主要な争点であった（Caplan 1992）。はからずも、収容所での実験を弁護するために展開されたのと同じ議論が、収容者の集団虐殺と強制的断種手術への関与の正当化にも用いられた。ニュルンベルク裁判で被告らが行った道徳的議論を検討することで、低体温実験とホスゲンガス実験に対する道徳的正当化についてのみならず、検察が新たに概念化した「人道に対する罪」という広大な領域への生体臨床医学の関与についても、光を当てることができる。

裁判で展開された道徳的正当化の最も一般的なものの一つは、被験者となった人々は自発的に申し出たのだから、何の悪いことも行われていないというものであった。そうした実験を生き延びた収監者は釈放される可能性があったと述べた被告もあった。釈放や恩赦の見込みについては、公判中に頻繁に言及されている。それは被験者が実験に自発的に参加したという主張の基礎をなすものであった（Nuremberg Trial Transcripts 1948）。同じ思考の延長線上において、実験は実際に被験者に利するものであったかもしれないとの正当化が行なわれた。

こうした道徳的正当化の重大な欠陥は、単純にそれが偽りであったことである。ロンドンの「サンデー・オブザーバー *Sunday Observer*」紙は一九八九年、氷結するほど低温の水のタンクに長時間浸されるという低体温実験を生き延びた人物を発見した。彼は政治的信念の故にダッハウに送られていた。

彼によれば、研究者たちは彼に、もし低体温実験を生き延びてそのあと減圧実験を生き延びることができたなら釈放されるだろうと話した。彼は釈放されなかった。釈放された囚人はいなかったと彼は述べた。しかし、彼は実験の実行者らの推薦に基づいて第三帝国から勲章を授与された。その勲章は、彼が医学に貢献したことを顕彰するものであった！

裁判の被告らのもう一つの主要な正当化の論拠は、生体臨床医学の目的に供されたのは死刑判決を受けた者に限られていたというものである（Nuremberg Trial Transcripts 1948）。被験者を絶叫の内に凍死させ、急速な減圧によって脳が破裂するのを観察した医師らは、実験には死刑囚のみを用いたと繰り返し述べた。収容者はどのみち死ななければならないのだ。ここから知識を得ることには道徳的な弁護の余地がある。医師や科学者にはこのように思われたのである。

無辜の被験者に対して残酷な実験を行ったことの倫理的正当化の三つめは、死をもたらす研究への関与が被験者の贖罪に役立ったというものであった。注射、凍結、移植を受けることによって被験者たちはその罪を清めることができた。死に先立って罪のあがないとして受ける苦痛。こう考えることで、犯罪者に苦痛を課すことが道徳的に正当化できるように思われた。

この倫理的弁護の問題点は、ドイツ人の医師や科学者によって被験者とされた、あるいは苦痛を与えられた人々は、侮蔑された民族的・人種的マイノリティであること――あるいは容認しがたい政治的意見の持ち主であること――以外のいかなる「犯罪」も犯していないという点にある。また、たとえ実験の対象とされた、あるいは殺された人々が何らかの重大な犯罪を犯していたとしても、医学実験あるいは死というリスクを一種の刑罰あるいは贖罪として用いることは道徳的に正しいことであろうか。こうした目的が医学ないし医療上の目的とどうしたら調和できるのか、理解するのは困難である。無能力者や未成年者の場合であれば、ましてこの見解は説得性を持たない。

道徳的正当化の四つめは――裁判の全過程を通じて自己欺瞞が見られるとしても――とりわけ驚くべきものである。それは、科学者や医師は価値中立的な立場で行動しなければならなかったというものである。彼らは、価値基準に関して科学者や医師には責任がなく、その専門知識もないため、自らの行動の責任について釈明することはできないと主張した。「実験が国家の命令によるものである場合、被験者に対する実験者の道徳的責任は、実験の実施方法に関するものであって、実験そのものに関するものではない」(Nuremberg Trial Transcripts 1946)。

研究者の中には、自らが責任を有するのは研究の適切な設計およびその実施法についてのみであると考える者もあった。彼らは収容所内で行われたことに対する道徳的責任をまったく感じていなかった。それは、彼らが道徳的問題に関する専門知識をもっていなかったからであった。そうした問題についての判断は他人に任せていた――そう彼らは主張した。つまり科学者は、科学者であろうとする限り、自らの科学に対して規範的立場をとることはできないと言うのである。

起きた事柄に対して被告の多くが主張した道徳的正当化の五つめは、彼らは国家の防衛と安全のためになすべきことを行ったというものであった。すべての行動は「総力戦」に臨んで第三帝国を護るためになされたのであった

(Nuremberg Trial Transcripts 1948)。「当時ドイツは戦争中であった。国家から戦うことを求められたため、数百万の兵士が生命を放棄しなければならなかった。国家は国家の必要に応じて民間人を徴用した。国家は健康に有害な化学工場における労働を命じた。……同様に、国家は医療関係者に対して、危険な疾病と戦う新たな武器を用いる実験を命じたのである」(Nuremberg Trial Transcripts 1946)。

総力戦——国家の存亡がかかっている戦争——は通常の道徳律の例外を正当化すると、被告らは主張した。こうした弁護を受けて、連合国の検察は多くのことを熟考しなければならなかった。ドレスデンと東京への焼夷弾攻撃や、広島と長崎への原子爆弾投下をも視野に納める必要があった。

道徳的正当化の最後のものは、提出されたすべての道徳的弁護の中で最も重要と思われるものである。死をもたらす実験を行った者の多くが、多数の利益のために少数の利益を犠牲にするのは理にかなっていると述べた。

裁判にかけられた科学者たちの中でも最も著名な人物、ベルリンのコッホ熱帯医学研究所所長のゲルハルト・ローゼ(Gerhard Rose)[4]の事例を見てみよう。彼の証言によれば、発疹チフスのワクチンをつくるため、収容者に対して死を招く可能性のある実験を行うことについて、最初は彼自身反対の立場をとっていた。しかし彼は、東部戦線で毎日千人もの人間が発疹チフスで死んでいくのに、百人や二百人の命を危険にさらすことを敢えてしない理由はないと思うようになった。何万人もの命が救える予防ワクチンが手に入るかもしれない。この利益に比べれば、百人の死が何であろうか。ローゼは、国防軍から収容所内で発疹チフスの実験をするように依頼されたとき、自らの道徳上の義務をめぐって苦悶したと認めている。それゆえ、彼は死をもたらす実験を弁護するにあたって、最も難しく最も妥当性のある道徳的議論を行っていると言える。

検察はローゼの議論への対処に少々てこずった。ローゼの弁護団は、連合国自体が、多数を救うために少数を犠牲にすることは道徳的に正しいとの理由から、多くの者がおそらく死ぬであろうことを知りながら戦時中の強制的徴兵を正当化していると強調した。さらに彼らは、歴史上、西洋諸国の医学研究者は、囚人および施設収容者に対する危険な実験を正当化するためにさまざまな形の功利主義を利用してきたと指摘した。

多数の利益のための少数の犠牲の正当化は、道徳的議論としては真剣に受け止めなければならない立場である。ただし、ナチス政権下においては、すべての者が——例外を認めない強制的徴兵のように——等しく犠牲を払ったわけではないことを指摘しておくのは妥当なことである。また、どのような利益があるにせよ、特定の基本的権利の侵害を容認するべきではないと多くの者が論じるであろうこともまた真である。

露骨な功利主義は、近年の生命倫理の議論において時おり頭をもたげてくる立場である。たとえば「乏しい社会的資源を社会内のある集団——高齢者など——に費やすことなく、他の集団——子供など——の取り分を増やすべきである」と論じる人々がある。ナチスの類例を引き合いに出そうと考える者は、こうした露骨な功利主義的思考が、近年の生体臨床医学者や医療専門家の一部の方針や行動を動機づけていることを指摘できるかもしれない。しかしそれは大いに慎重に行なうべきことである。

収容所で行われた殺人、拷問、人体切断・切除（mutilation）に対する重要な六種の道徳的正当化に伴う言述——釈放という利益の可能性もあった、有罪判決を受けた者のみを実験に用いた、贖罪という利益の可能性もあった、道徳に関する専門知識を欠いていた、総力戦という状況下にあって国家を保持する必要性があった、多数の利益のために少数を犠牲にするという道徳律に従った——を仔細に検討するとき、強制収容所内で働いていた人々の行為は、ときに道徳的原理に導かれたものであったことが明らかになってくる。また、こうした道徳的議論がすべて、ドイツの直面する危機についての生体臨床医学上の解釈の土俵上にあることも明らかである。

安楽死への、あるいは死をもたらす実験への直接的関与であれ、ヒトラーおよび第三帝国に対する単なる支持であれ、医師たちはそうした自らの行動を正当化することができた。その根拠は、ユダヤ人、同性愛者、先天性の障害者、スラブ人が、第三帝国の存在と将来に対する脅威——生物学的脅威、遺伝学的脅威——となっているというものであった。こうした脅威への適切な対応とは、それを除去することなのであった。医師が破れた虫垂を手術によって、また危険な細菌をペニシリンによって取り除かなければならないのと同様である（Caplan 2004）。

特定の民族集団や社会集団がドイツ国家の健康に対する脅威であるという思考は、大量殺戮、断種、死をもたらす実験に医学が関与することを許容——また被告らの観点によれば、要請——した。生体臨床医学のパラダイムは、ヒポクラテスの原則に従って背任行為をなさないと誓った者たちに、国家の名の下に殺人を行うことを許す理論的根拠を提供したのであった。

ホロコーストとナチズムを顧みない生命倫理学

生命倫理学がホロコーストについて、またホロコーストに際してドイツの医学と科学が果たした役割について注意をおろそかにしてきたのはなぜだろうか。ナチスが露骨に提議した道徳的議論がほとんど注目されてこなかったのはなぜだろうか。これらは単純な答えでは済まされない問題である。

ニュルンベルク裁判で明らかにされた医師と生体臨床医学者の犯罪行為は、途方もなく残虐なものであった。医師と科学者は数百万人の大量殺戮を監督し、いくつかの事例ではそれらに積極的に関与し、数千人の拷問に直接的に従事し、大量殺戮の科学的根拠を提供した。数十万人の精神病患者や高齢者が、医師と看護師の直接の監督のもとに殺害された。多数の科学者や医師——その中には国際的に有名な研究機関あるいは病院の長を務める者たちもいた——が、強制収容所の収容者に対し、同意のないままに残酷でときに死をもたらす実験を施した。

皮肉なことに、この甚だしい非道徳性自体が、現代の生命倫理学者がナチス時代の医療専門家や生体臨床医学者の道徳的正当化に対してほとんど注意を払ってこなかった理由の一つなのである。ナチスの医師、生物学者、帝国保健局員の所業が非道徳的であったことは明らかだ。議論の余地なき悪事が起きたとき、道徳家に言うべきことはない。せいぜい他の人々とともに悪事を非難できるくらいなものである。

しかし、非難だけでは不十分である。結局のところ、犯罪を犯した者たちの多くは、自らの行動の道徳的な正しさを固く信じた上でそれを行ったのであった。もちろん医師が道徳的観点からの説明を試みるすべての恐ろしい行為について、生命倫理学がその釈明の責を負うわけではない。しかし、生命倫理学が行為や性格に影響を及ぼすことができるとの希望をもってこの学問を教える者は、生体臨床医学がホロコーストにおいて果たした役割がしばしば道徳的根拠をもって弁護されたという事実を甘んじて受け入れなければならない。

一部の生命倫理学者にとっては、関係をもつことの罪悪感もまた、ナチス時代の医療と科学の所業の仔細な検討から身を引く要因となっている。ニュルンベルク裁判の被告らと同時代に活動した医師や科学者の多くが、自らの研究や職業的身分と被告らの研究や職業的身分との関係性を否定した。無理もないことだが、現代の医師や科学者は、ナチスの医師や科学者の所業と自らの活動や行動との関係性を否定することにおいていっそう迅速である。研究者や医療専門家の多くは、ホロコーストの最中に医学ないし生体臨床医学の名において犯された犯罪行為を非難するにあたって、そうした犯罪を犯した者はすべて医療と科学の専門家のうちの精神異常者、逸脱者、例外者であったと主張している。こうした行為やその行為者らを生体臨床医学の周縁に置くことで、当時と現在との間にしかるべき距離を保つことができる。

現在ヒトゲノムの研究に携わる人々がいる。また、選択的妊娠中絶によって得られる胎児組織の移植に携わる人々がいる。彼らのことをヨーゼフ・メンゲレ（Josef Mengele）やカール・ブラント（Karl Brandt）[5]同様の非道徳的怪物であると述べたのでは、ナチスが道徳的理由に基づいて――また現代の生体臨床医学者や科学者を動機づけている価値観とはほとんど無関係の生物学的世界観に基づいて――大量殺戮を実行したという、重要なポイントが見えなくなってしまう。人工妊娠中絶は道徳的に弁護可能な行為であるかもしれないし、そうではないかもしれない。しかしそれは、第三帝国が民族を純粋に保つためにユダヤ人の乳児にガソリンを注射したのとは異なる行為である。

「我々のやっていることとナチスの医師・看護師・科学者がやったこととを結びつけて、けなしたり、侮蔑したり、誤った非難を向けたりしてくるのは許せない」――ただこのように感じる者たちの憤激を恐れるがために、生命倫理学者は、ナチスの医学を分析することを回避してきたのかもしれない。

しかし、ほとんど何も語らずにいることで、それゆえまた、ナチスのすべての科学者と医師とを狂人や怪物に仕立て上げることを許していることで、生命倫理学者は、今世紀前半のドイツが世界で最も「文明化」された、技術面で進歩した、科学に関して洗練された社会の一つであったという事実を無視しているのである。医学と生物学の分野では、第二次世界大戦前のドイツは、当時の科学的に洗練されたいかなる社会にもひけをとらなかった。むしろドイツがかくも技術的・科学的に進んだ社会であったからこそ、第三帝国時代に医師や科学者が実行した犯罪は、圧倒的に衝撃的であり、その理解が困難なものとなるのである。

ホロコーストは今世紀の悪の典型である。当時の医療犯罪は生体臨床医学における道徳的悪事の最も明白な事例である。生命倫理学は、まさに生体臨床医学上の比類ない非道徳的行為については言うべき何ものもなかろうとの理由から沈黙を保ってきたのかもしれない。しかし沈黙は不作為をもたらす。生体臨床医学の名において実行された未曾有の恐ろしい犯罪について、またそうした犯罪を容認する道徳的見解について、ほとんど何も語らないことで、生命倫理学はすべての中で最も危険な神話――「悪に手を染める者たちが倫理的信念を動機としてその悪行を行うということはあり得ない」――に貢献している。生命倫理学、さらにはあらゆる倫理学に課せられた課題は、そうした恐ろしい出来事を招いた諸々の信念を批判的な精査にかけることなのである。

訳注

[1]「害を与えない」という誓い
「ヒポクラテスの誓い」における医療者倫理原則の一つ。

[2]「米国で最初の生命倫理学の研究機関および大学講座が設立された一九六〇年代後半を生命倫理学の成立の時期と考えるなら、この分野はおおよそ四〇年近くの歴史をもつことになる。」
米国における最初の生命倫理研究機関であるヘイスティングス・センター（The Hastings Center）は一九六九年に設立された。また、米国生命倫理学を代表する大学講座であるジョージタウン大学ケネディ倫理学研究所の設立は一九七一年である。

[3] ユダヤ人問題の「最終解決」
ユダヤ人の殲滅を一九四五年までに完了するという計画。一九四二年一月ヴァンゼー会議で決定。この計画を前後して約六〇〇万人の欧州系ユダヤ人が殺害された。これは当時の欧州系ユダヤ人全人口の約三人に二人に該当する。

[4] ゲルハルト・ローゼ（Gerhard Rose）
ゲルハルト・ローゼ（一八八六―一九九二）は熱帯医学研究で著名な医学者。ナチス政権期、ダッハウ強制収容所などで、マラリヤ実験・チフス実験を主導したことでも知られる。第二次大戦後のニュルンベルク裁判で罪刑が問われた。

[5] カール・ブラント（Karl Brandt）
カール・ブラント（一九〇四―一九四八）はアドルフ・ヒトラーの個人医であり、また強制収容所におけるチフス実験・毒ガス実験その他の人体実験の主導者の一人であった。またTA安楽死計画の主導者としても知られる。第二次大戦後のニュルンベルク裁判において死刑判決を受けた。

参考文献

Berger, R. L. 1990. "Nazi Science : The Dachau Hypothermia Experiments." *New England Journal of Medicine*, 322 : 1435-40.

Browning, Christopher. 1993. *Ordinary Men : Reserve Police Battalion 101 and the Final Solution in Poland*. New York: Harper Collins.

Caplan, A. L. 1992. *When Medicine Went Mad: Bioethics and the Holocaust*. Totowa, N.J. : Humana Press.

——. 2004. "Medicine's Shameful Past." *Lancet*, 363 : 1741-42.

"Harvard Law School Library Nuremberg Trials Project. Nuremberg Trial Transcripts. Trial One. The Doctors' Trial. 1946."

http://nuremberg.law.harvard.edu/php/docs_swi.php?DI=1&text=transcript.

Kater, Michael H. 1990. *Doctors under Hitler*. Chapel Hill : University of North Carolina Press.

Lifton, Robert Jay. 1986. *The Nazi Doctors: Medical Killing and the Psychology of Genocide*. New York : Basic Books.

Michalczyk, J. J. 1994. *Medicine, Ethics, and the Third Reich:*

Historical and Contemporary Issues. Kansas City, Mo. : Sheed and Ward.

Proctor, Robert N. 1992. *Racial Hygiene*. Cambridge, Mass. : Harvard University Press.

Steinfels, P. 1986. "Biomedical Ethics and the Shadow of Nazism : A Conference on the Proper Use of Nazi Analogy in Ethical Debate." *Hastings Center Report* 6 : 1–19.

第六章　七三一部隊と一九八九年に発見された多数の遺骨

医学者たちの組織犯罪

常石敬一

七三一部隊の概略

東郷部隊

満州第七三一部隊（以下では七三一部隊と表記）は一九三六年八月、中国のハルビン近郊の平房で正式に発足したが[1]、四年前の一九三二年秋からハルビンの東南約一〇〇キロメートルにある五常近くの背陰河という村の醬油工場を拠点に準備活動が行われていた[2]。この年、後に七三一部隊長となる石井四郎（軍医中将、敗戦時・以下同様）を長とする陸軍軍医学校防疫研究室が東京で発足していた[3]。それにあわせて彼は中国で一九三二年から一年間かけて背陰河で部隊設営を行い、一九三三年秋から人体実験を開始した[4]。これは関東軍内の非公式活動で、この活動に加わっていた研究者は軍医のみで、彼らは全員が偽名を使用していた。このグループは当時の石井が使用していた偽名、東郷にちなみ「東郷部隊」という秘匿名で呼ばれていた。これは活動の秘密保持を重視した結果だった。

防疫研究室と東郷部隊（およびその後身の七三一部隊とその姉妹部隊[5]）との関係は司令塔と手足、前者の方針にそって後者が人体実験を含む試験を実施するというものだった。さらに防疫研究室は民間の研究機関・研究者と七三一部隊などの軍の機関とを結び付ける要の役割を果たしていた。

一九三三年からの三年間の活動に特に厳格な秘密保持を必要としたのには二つの要素があった。ひとつは部隊設立の目的だった人体実験実施の事実を隠したかったこと。もうひとつは、その実施は人体実験についてのフィージビリティ・スタディだったが、それが失敗したときには、東郷部隊の活動はなかったことにするためだった。これが、たとえ失敗しても責任追及を避ける一番簡単な方法だった。天皇の軍隊、皇軍における失敗は天皇の無謬性を侵すことになり、当時の日本軍の軍人には許されないことだった。

人体実験についてのフィージビリティ・スタディの目的

は以下の二点、地理的条件および医学的意味、の確認だっただろう。

① 中国東北部（旧満州）での人体実験の継続的実行が可能か否か、被験者の継続的確保の確認
② 石井たちのプロジェクト、生物兵器開発にとって人体実験が有意味かどうかの見極め

東郷部隊での活動においても、炭疽菌などの病原体をヒトに接種する実験は行われているが、それ以上に目につき、組織的だったのは青酸化合物による人体実験だった。

東郷部隊の活動内容について知るうえで欠かせない資料が「甲斐手記」として知られるものだ。この手記は一九四八年一月に東京で起きた、一二人が青酸化合物で殺害された銀行強盗事件、帝銀事件の捜査記録で、捜査本部の日々の活動を捜査主任の甲斐文助係長の目を通じて詳細に記録したものである。[6] 捜査は半年以上におよび手記も全部で一二巻にのぼる。甲斐手記は、捜査員が捜査対象者の許へ何度も足を運び、材料をそろえ、話の矛盾を衝き、本音を引き出しているさまを具体的に記述している。彼らの捜査が暴いた事実のひとつが七三一部隊などによる人体実験や毒物開発などの秘密活動だった。

東郷部隊では一九三四年から一九三六年までの二年間で六回、ヒトに青酸化合物を飲ませ、死亡までの経緯を観察している。各回、一〇人前後が対象だった。青酸化合物についての人体実験の特徴は以下の通りだ。

① 写真撮影
② 死体解剖
③ 致死量の確認
④ ビール、コーヒー、あるいはワインに混入して飲ませている
⑤ 対象はソ連（ロシア）のスパイ（露助と蔑称）および特務機関が使用していて不要となった密偵

①〜③から実験が、単に殺害目的ではなく、医学的目的をもったものだったことは分かる。④は飲みにくい青酸化合物を抵抗なく、またときに毒物を飲まされるという疑念をいだかせないで飲ませる工夫だっただろう。⑤は、七三一部隊成立後の被験者確保の方法が東郷部隊時代に確立していることを示している。

青酸実験の医学的目的は③以外に、青酸による殺害が人体にどんな影響を与えるかの確認だっただろう。それは一九四八年七月に帝銀事件の捜査会議に報告された次のよう

な証言から推測できる。[7] 証言者は一九三八年に京大から七三一部隊に加わった病理学者の岡本耕造（陸軍技師）だ。技師というのは日本軍で働く民間人のうち将校待遇の専門家の呼称だ。

　岡本の言に依れば研究の場合は一度に捕虜一五名くらいを試験台に供し病死の前に発病後三日目四日目と云う具合に其の病状を研究する為に、殺して死体を解剖に附したと云う。死体は何れも窒息死であった為恐らく青酸加里を以って毒殺したものと思うが毒殺の下手人は誰であるか判らぬと云う。それは死体だけを研究の為廻されていたからである。

　しかし、もっぱら青酸化合物が使われていたわけでもなく、クロロホルムを使用していた研究者もいた。南京の一六四四部隊で人体実験を行っていた小野寺義雄（軍医中佐）は七月二四日、次のように証言している。[8]

　一〇〇～一五〇名ぐらいの研究をした。其の研究したマルタ（丸太）を佐藤俊二が解剖をしたもので、私は結核について其の経過状態を研究し、最後にはクロールホルムを注射してねむらせた。注射中に参って終ふ。私の在任中は青酸加里を使用しなかった（傍線は原文のもの）

　また、七三一部隊で流行性出血熱（現在では、腎症候性出血熱）の人体実験を行った笠原四郎（陸軍技師）は、前年の一九四七年一一月一三日に、米軍の調査に「クロロホルムで眠らせた」と答えている。[9]

　一方は青酸カリで殺害し解剖し、他方はクロロホルムを使用した。これは人体実験の目的によって使い分けていたのかとも思える。東郷部隊発足当初、精力的に青酸実験を行ったのは、本格的研究を前に、医学データを消さない被験者の殺害方法を探っていたと推測できる。用意周到さは研究に必要だが、このような逆さまのそれはどう考えればよいのだろうか。まさに「専門バカ」の視野の狭さを感じるとともに、狭いために人間社会の常識を離れて目先の物事を深く突き詰めることができる怖さの見本となっている。

満州第七三一部隊の正式発足

一九三六年八月、日本軍の正式の部隊として七三一部隊が発足し、東郷部隊は消滅した。活動場所もハルビンの南約三〇キロメートルの平房に建設された部隊施設に移った。この施設は医学研究室・実験室を持つだけではなく、人体実験の被験者を収容する施設、監獄（七、八棟）を備えていた。各研究室・実験室は監獄を取り囲むように作られており、研究者たちは毎日被験者を見ながら研究をしていた[10]。

七三一部隊となってからも部隊運営の「用意周到さ」は変わらなかった。七三一部隊における被験者確保は憲兵隊および特務機関に委ねられていた。部隊の要請に基づいてそれらから部隊に送られてきた人々を待っていたのは、健康診断だった[11]。

被験者の管理を受け持っていたのは、一九三八年に京都大学から部隊に加わった生理学者、吉村寿人（陸軍技師）を長とする班だった。吉村班は健康診断を行う二チームと、捕虜の監視や各実験室への送り出しおよび実験後の受け容れなどを受け持つ二チームからなっていた。健康診断を受け持っていた二チームの長はいずれも医者だった。そのうちの一人、宮川正（軍医大尉）は一九四四年四月から七三一部隊に加わり、被験者のレントゲン撮影を受け持っていた。彼は戦後、東大医学部の教授となり、二〇〇二年に八八歳で亡くなっている。その死亡記事は彼について「放射線の医学利用における草分け的存在。脳しゅよう治療などに使われる医療用サイクロトロン（円形加速器）などの開発に貢献した」と書いている[12]。健康診断のもう一つのチームはレントゲン撮影以外の血液や免疫などの検査、それに被験者の健康管理を受け持っていた。七三一部隊では、送られてきた全員について人体実験をしていたのではなく、健康な人間に対してのみ行い、受け容れてからも彼らの健康管理には十分な注意を払っていた。

何故吉村班が組織されたのか。彼の専門は「生理学」だった。生理学と対をなすのが「病理学」だ。病理学は病気の原因を究明する学問だ。七三一部隊には病理学者が四人いた。彼らは、病原体を感染させる実験で死亡したヒトの死因、それがその病原体によるものかどうかを解明することなどが仕事だった。他方生理学というのは、生き物が生きているその理屈を考え、立証する学問といえよう。吉村は「**正常な生命現象**とはどういうことなのかをいろいろな面から、科学的に説き明かしていく学問が生理学である」（太字は原文）と書いている[13]。人の健康とは何かを明らかにする学問が生理学である。それゆえに吉村は七、八棟を管理する部門の責任者となったのだろう。

ここには最後には殺害することが決まっている被験者とするために、組織的な健康診断を行う科学的厳格さがある。しかしこの厳格さ、被害者の人間としての尊厳をまったく考えない、むしろ全面的に無視したことで成り立っている「科学性＝厳密性」、これこそ逆立ちした「科学」そのものだろう。七三一部隊の場合は非常に分かり易い形でそれが出ているから批判することは難しいことではない。しかし最近はより巧妙と言うか、分かりにくい形で人間性を無視した逆立ちした科学が行われているようだ。たとえば不妊治療に名を借りた、ヒトのクローン胚作りの企てなどがそうだ。(14)

七三一部隊の医学者ではない隊員たちは吉村を「科学の鬼」と呼んでいた。人体実験の経過を撮影する仕事をしていた人物は以下のように証言している。(15)

一九四四年春頃、七棟の二階に捕虜がいて、七〇名ぐらい（看守の鍵を取り）が革命歌を歌って騒ぎ出した。これを全部殺した（ガスで殺した）。神戸にいる吉村、これは科学の鬼である（冷血動物）。

このとき、ガス（クロールピクリン）を使用したのは、実験中のヒトが多く、データをとるため、ガスを使用したのだという。吉村が「鬼」と呼ばれたのはこのような科学的厳密さの追求だけではなく、後で述べる生後三日の赤ん坊の指を零度以下の冷水（水、氷それに塩）に漬ける実験なども影響しているだろう。

日本の敗戦時、一九四五年夏、七三一部隊の監獄には数百人の捕虜がいた。彼らは全員が殺害された。その模様について次の証言がある。(16)

終戦の八月一一日と一二日両日、丸太（捕虜の事）を三百位処置した。其の際の状況は、捕虜に自決を強要して縄を一本宛与えた。四分の一は首吊って自殺した、他の四分の三の者は自決を承知せぬため、青酸加里を呑ましたり、注射で殺したりして、全部かたづけた。青酸加里の使用は食器に水と一緒に溶かして呑ませた。注射はクロロホルムだっただろう。

殺害された人々はその場で焼かれ、現場に埋められた。

新宿区戸山で発見された多数の遺骨

一九八九年七月、厚生省の予防衛生研究所（現在の感染症研究所）の建設現場で人の骨が大量に発見された。この場所には一九二九年から一九四五年まで陸軍軍医学校が存在していた。骨は当初の警察の発表で三五体分、その後一九九二年に公表された専門家、佐倉朔（当時札幌学院大学教授で、元国立科学博物館人類研究部長）の鑑定で、一〇〇体分以上と判明した[17]。佐倉による鑑定は骨が出てきた地元の新宿区の依頼で行われた。その鑑定によると、発見された骨はアジア系の人間のものだが、単一の人種ではない、複数の人種の骨が混在している。さらに骨が地中にあったのは一〇〇年以上ではないし、一五年未満でもないことも明らかにされた。

この鑑定結果が示しているのは、一九八九年に発見された遺骨はその場所に軍医学校があった時代に埋められた、アジア系の外国人の骨だ、ということだ。発掘状況から見てこれらの骨が埋められたのは埋葬されたわけではなく、捨てられたのだった。あるいは捨てたというより、証拠隠滅のために埋められた可能性が高い。これは敗戦時に七三一部隊で殺害された被験者と同じ処理方法だ。

これらの骨を最初に警察が鑑定したのは、骨がいわば死体であり、その死因や事件性について判断する上で当然のことだった。発見から一週間ほどで発表になった警察の鑑定結果は、骨に事件性は見出せなかったし、たとえ犯罪の被害者のものであるとしても一五年以上地中にあったことは確実で時効が成立している、というものだった。その結果、通常の行き倒れの死体として処理すべきという結論を導き出した。その場合に処理を担当するのは出土した地方自治体、新宿区だった。そのため新宿区は佐倉に鑑定を依頼したのだった。

佐倉鑑定は警察の結論が事実に反していたことを暴露した。佐倉の鑑定は次の点を明らかにした[18]。

① 頭蓋骨の多くにはメスや鋸で切除して行われる脳外科手術の練習・実験台となったと思われる跡がある。人骨が地中にあったのは五〇年以上だが、当時（一九四〇年代）の日本では未だ頭蓋骨の一部を切除する脳外科手術は行われていなかった。

② いくつかの頭蓋骨には刀による切創があり、またピストルで射抜かれたものもある。

佐倉鑑定の指摘①は、これら頭蓋骨が脳外科手術の実験台、あるいは練習台、となったことを示している。指摘②は、これらが犯罪の、一般の犯罪のみでなく戦争犯罪も含む、被害者のものであることを示唆している。

こうした実験あるいは犯罪行為は七三一部隊と直接結びつくものではない。むしろこれらの骨が示しているのは、七三一部隊での蛮行が決して日本の軍医たちの間で突出していたわけではないということだ。これらの骨は日本軍の軍医たちが戦場で、あるいは軍医学校に関係する医学者が軍医学校で、脳外科手術の練習・実験をした結果であり、それを証拠隠滅の意味もありそこに埋めたのだと推測できる。

この推測の根拠は、元軍医の湯浅謙（軍医大尉）の証言である[19]。

湯浅の証言によれば、本来内科医としての訓練を受けていた医者を、戦場で大量に必要な外科医に手早く仕立てるために、数か月に一度現地の軍医を集め「手術演習」と称した残虐行為が中国の戦場で行われていた。住民を捕らえ、その大腿部に弾丸を撃ち込み、どの程度の時間で弾丸の摘出手術が完了するかとか、凍傷にして、その部分の切断手術などの練習を行っていた。

この手術演習は一部の地域に限られていたわけではなく広く行われていた。多くの場合憲兵が犠牲者となる現地の人々を逮捕し、軍医部に提供していた。こうした状況は「手術演習」が個人的な動機・きっかけによってではなく、軍医部や憲兵隊など陸軍全体として組織的に行われたことを示している。「手術演習」で得られた頭蓋骨が集められ、それが軍医の元締めである軍医学校に送られていた、と考えても不思議ではない。このような場合、集められた頭蓋骨はまさに戦争犯罪の犠牲者のものということになる。

公然の秘密

戦前・戦中

筆者は一九八一年に発表した本で、石井に代わるもう一人の部隊長（一九四二年八月—四五年五月）、北野政次（軍医中将）らが一九四三年および四四年に発表した、流行性出血熱についてのいくつかの研究論文を分析し、その研究成果が不当な人体実験によるものであることを明らかにした。また吉村が許容されない人体実験によって凍傷のメカニズムの解明と新しい治療法、従来はタブー視されていた、患部をぬるま湯に浸すという方法、の発見をしたことも、彼が一九四一年から四二年にかけて発表した論文や発言の分析によって立証した[20]。

北野たちの流行性出血熱の論文の場合、その研究対象が、論文が主張する「猿」ではなく「ヒト」であることを明らかにした。ヒトを猿とする隠蔽工作は、彼ら自身が実験内容の不当性を認識していたことを示している。また吉村は戦後、文部省の補助金を受け凍傷の研究を行っている。そして戦時中に明らかにしていた凍傷の治療法を、戦前違法なやり方で発見し発表済みであることに触れることなく、改めて発表している[21]。既に結果が分かっている、しかし追試不可能だった研究を、医学界や社会から受け入れられる方法でやり直したのだった。この事実は吉村が戦前の論文における実験が正当なものではない、と認識していたことを示しているだろう。彼は正当性を主張できない研究結果を、文部省の補助金という「洗浄過程」を通すことで、医学的に通用する業績とすることに成功した[22]。

　北野たちや吉村の論文に基づいて、彼らが不当な人体実験を行っていたことを立証するのは難しいことではなかった。ほんのわずかな医学的知識があれば可能だった。従って、それら論文が発表されたとき、医学者であれば誰でもがその研究「成果」は人体実験に基づくものであることを理解したはずである。北野たちは猿と書いてもそれがヒトであることを、また吉村も実験の詳細を書いていないが、彼の研究は七三一部隊でなければ実行不可能な実験に基づいたものであることを、論文を読む研究者たちは理解するだろうと分かっていただろう。彼らは秘密が「理解される」とは考えても「露見する」という認識はなかっただろう。こうした「馴れ合い」は戦前・戦中という時代的な制約によるものだろうか。流行性出血熱や凍傷の戦後史を見ると、問題は時代的なことではないことが分かる。

戦後

　流行性出血熱について北野は一九六九年に防衛庁の出版物に寄稿し、「スモルディンテフはマウス、モルモット、ウサギ、猿のごとき標準実験動物に本患者の血液又は尿で感染させ得ず、かれもまた病原研究に人体実験を行った」（傍線は引用者による）と書いている[23]。スモルディンテフというのは、一九四〇年代に流行性出血熱を研究し、ウイルスを人体実験によって確保したソ連の研究者だった。この回想は北野らもまた人体実験を行ったことの告白である。それを防衛庁の出版物に発表している。人体実験の事実を隠そうとしていない。

　その前年、一九六八年には七三一部隊の軍医だった池田苗夫（軍医中佐）は「流行性出血熱のシラミ、ノミによる感染試験」を発表している[24]。この論文が述べる感染実験は一九四二年一月に中ソ国境の黒河の陸軍病院で行ったもので、現地のヒトに対してノミあるいはシラミによって流行性出血熱が感染するか否かを確認する人体実験である。この病気の死亡率は五%である。死の危険のある病原体接種の人体実験であることが明白な論文が、受け付けられ、レフェリーの審査を経て、学会誌に掲載された。論文を投稿した池田にとって、またそれを受付けた伝染病学会にとっても、七三一部隊での人体実験は自明のことであり、その倫理的問題よりも、人体実験による得難い、と彼らが考えたデータの蓄積を重視した、と考えるべきだろう。しかしこのようなデータは追試ができず、意味がないものだ。

七三一部隊員から「科学の鬼」と言われた吉村は「……私の戦時中の研究は、戦後英文生理学誌に発表したが、欧米の学者の間に大きい反響を呼び、今日も尚この研究を発展させた実験は日本のみならず、世界の大学や研究所で行われていて成果をあげている」と書いている。[25]戦時中の研究とは中国の七三一部隊で行われた凍傷のメカニズムの解明を含む、寒冷生理学の研究である。吉村は戦時中の研究を生かし、戦後、日本生気象学会を組織した。彼は中国で研究したことで、生理学でも、特に生体が環境にどのように対応するかという研究を始めることになった。

吉村が英文の「日本生理学会誌」に発表した論文は、人間が摂氏零度の氷水にどう反応したかについて報告したものである。[26]彼らが行った実験は摂氏零度の氷水に左手の中指を三〇分漬けさせ、皮膚温の変化を観察するものだった。実験の対象となったのは中国人の一五歳から七四歳までの男女約一〇〇人である。ここで「約」というのは彼ら自身の言葉である。これは実験の厳密さを疑わせる表現である。

それ以外に吉村の英文の論文は生後三日の赤ん坊についての実験結果も述べており、後に新聞その他で「生後三日の赤ん坊を摂氏零度の氷水に浸ける実験をした」と批判された。その論文で彼らは次のように書いている。「六歳以下の子供については詳細な研究ができなかったが、赤ん坊についていくつかの観察を行った。生後三日でも反応が観察され、反応係数はほぼ一ヵ月後に一定となるまで日々上昇が見られた」。この論文には赤ん坊の中指を摂氏零度の氷水に三〇分間漬けたときの反応について、それぞれ生後三日目、一か月後それに六か月後のデータが記されている。

赤ん坊の実験について、「毎日新聞」大阪社会部の記者が吉村に電話で取材したとき彼は次のように述べたという。「みんな誤解しているんだ。乳児の人体実験をやったといって批判するけどね、あれは私が部隊に連れていった薬大出身の部下のお子さんなんだよ。冷たい水に触れると血管がどう反応するか、抵抗はいつごろから、どうやってできるかなんかを調べる実験だが、私が彼に勧め、お子さんを使っただけだ。捕虜の子なんかじゃない」。[27]そして彼は、彼らがいかに研究に熱心であったたか、そしてその熱心さがわが子を実験台にしたのだと述べている。吉村が実験に使ったのは捕虜の子供ではなく、弟子の子供だと述べていることは、この実験が通常のものではないことを吉村自身認識していたことを示しているだろう。

熱心さのあまり自分の、生後三日の赤ん坊に前記のような実験をする親というのは人として許されるのだろうか。そうした人が科学者として実験をする、研究をするというのはどういうことだろうか。筆者は吉村の新聞記者に対する釈明を信じているわけではない。むしろここで問題としたいのは、科学研究では「熱心さ」があればすべてが許されるという誤解があるという点だ。吉村はその点を誤解していたから、記者に対して前記のような釈明をしたのであろう。

吉村の話に出てくる弟子は当時すでに死亡していて、吉村の言い分を確かめることはできない。

捕虜の子ではないという吉村の主張を認めると、別の疑問が生まれる。それはなぜ吉村は自分の子供を使わなかったかということである。吉村の『喜寿回顧』を読むと彼には子供が四人いる。その内上の二人は七三一部隊に行くときには既に生まれていたが、下の二人は部隊にいる間に生まれている。先の吉村の理屈からすると、彼が自分の子供を実験台にしなかったのは、彼が研究に不熱心だったためということになる。

助手の子供を実験台にしたのではなく、部隊に捕らわれていた人が産んだ子供を実験に使ったというのが実態だっただろう。

今例示した三人の場合、人体実験の事実を隠そうとしていない。この点に関しては、むしろ戦前・戦中の論文でのほうがある程度の「隠蔽」作業が行われており、それなりに「ためらい」が感じられる。筆者が一九七〇年代後半に、七三一部隊についての研究を開始した当初、そこでの人体実験の暴露は大変な作業となるだろうと懸念していた。しかし先の『衛生史』の例にもあるように、ちょっとした努力で成し遂げられた。むしろ予想外に容易だったと言うべきかもしれない。今振り返ってみると、七三一部隊の研究者たちの多くはその論文において自らが行った人体実験について手の込んだ隠蔽工作を行っていなかった。また戦後、彼らは少なくとも自分から社会に対して自分たちの罪業を明らかにし、自分自身の行為を振り返ったことはないが、自分たちの世界、つまり医学界内部ではいろいろなことを赤裸々に発表していた。したがってすでに述べた流行性出血熱と凍傷の研究においては、誰がどのような人体実験をしたかを明らかにするのは困難ではなかった。

この「容易」だった原因を考えていくと、七三一部隊での人体実験は医学界においてはほとんど誰もが知っていたことだった、という現実に行き当たる(28)。その結果、部隊にいた研究者たちは部隊での自分たちの研究を医学論文として積極的に発表していた。さらに戦後になっても、人体実験の結果であることが明白な論文を発表したり、また部隊の思い出を医学雑誌に書いたりし、それが受理され掲載されてきた。この事実は七三一部隊での人体実験は日本の医学界では誰もが知っていたことを示している。

組織犯罪

二一世紀なっても、日本の医学界は一九三〇年代から一九四五年までの医学者の蛮行について無視しつづけている。また、一九四五年以降に、それら蛮行で得られたデータによってまとめられた論文を学会誌に掲載したことについても、知らん振りを決め込んでいる。

その理由を日本の医学界の鈍感さだけにもとめるのは誤りだ。もっと構造的な問題があった。少なくとも一九四五年までの医学者の蛮行は、これまでに述べた吉村や岡本らの単独の行動ではない。その結果、無視というより隠蔽しようとしてきたのではないかとさえ思える。

米軍が七三一部隊での組織的人体実験の事実を知った後に行った調査の対象者を見ると、京大および東大の教授が数人含まれている。(29) 彼らは七三一部隊員であったことはないが、そこでの人体実験の関連で調査対象となった。その理由は、彼らが石井の東京の研究室、軍医学校防疫研究室の嘱託で、彼らの研究成果の成否の確認が七三一部隊などで人体実験によって行われたためだった。彼らは石井の頼みに応じて自分の弟子である、吉村や岡本のような研究者たちを部隊に送っていたのだった。教授たちは自分の弟子たちが部隊で人体実験を行うことを知っていて石井の依頼に応じたのだった。

吉村が七三一部隊で行った凍傷についての人体実験は、戦後の彼の京大での研究室の研究テーマとは違っていたが、戦後の彼の研究の分野をおおいに広めるものとなった。また吉村と同時に京大から部隊に派遣された石川太刀雄丸(陸軍技師)は「満州国農安地区ペスト流行に際して、発表者中一名はペスト屍五七体剖検を行った。之は体数に於て世界記録である……」と書いている。(30) ただし石川が取り上げているペストの流行は非人為的な、自然の流行によるものだった。(31) 石川の師である清野謙次はそれを、つまり弟子が日本では出合うことの少ない症例の研究が可能になると期待して送り込んだのだろう。

部隊に送られた弟子による人体実験は、その師の意向をくんだものであり、日本国内では実施できない蛮行を、植民地である中国で行った、というのが実態だった。師の意向は防疫研究室を通じて中国の弟子に伝えられ、その実験結果も防疫研究室を通じて師に送られた。

医学界では秘密でもなんでもなかったことが、非医学界では戦後長く知られなかった事実はどう考えるべきなのだろうか。秘密でもなんでもなかったから医学界自らが「暴露し、明らかにする」必要を感じなかったという言い訳は可能だろう。しかしその場合、非医学界に対して隠されていた人体実験の異常性に気付かなかったその鈍感さは強く責められるべきだろう。あるいは逆に、異常さ故に隠してきたのなら、医学界という仲間内には人体実験の事実を知らせた、医学者・医者の特権意識、自分たちを権威と考える思考方法は昔も今も変わっていないということだ。

しかしもう少し退いて考えてみると、特に隠すという意識すらないのかもしれない。それは戦争中も同じだった可能性が高い。それが部隊の医学者による人体実験を、彼らが発表した論文その他によって意外に容易に立証できたことの原因かもしれない。それは次のように考えられる。非医学界の人間は、自分が被害者・被験者にされるかもしれない、あるいは殺されるかもしれないと思うから、残虐行為であることが理解できる。しかし医学界の人間にとってそれらは日常的な営みであり、特別な行為ではないということなのだろう。

医学者たちの最終的にはヒトを殺害する人体実験は、防疫研究室を媒介として、軍である七三一部隊などと、民である医科大学とが形成するネットワークの中で行われていた。殺害の当事者は軍の研究機関にいる医学者だが、その「利益」を享受するのは彼らだけではなく、その師である民の研究者でもあった。また実際に手を汚した研究者たちには自分たちの行為は、国や軍のためであり、さらには科学・医学の進歩に貢献しているという、言い訳も成り立った。

これは医学界だけですべてを決定し、その「結果」を社会に強要する、ということだが、現在ではそうしたことはないのだろうか。ここで問題とするのは、「結果」の良し悪しではなく、医学界単独で「結果」を導く社会性の欠如を問題にしている。二一世紀なっても本稿で述べたような蛮行を無視しつづけていることこそ、日本の医学界が社会性を欠いていることを示しているのではないか、と憂慮している。このことが問題なのは、七三一部隊のようなストレートな蛮行を繰り返すことはないだろうが、もっと屈曲した形、あるいはより巧妙な形で蛮行が行われる危険性が高く、それをチェックする機能が乏しいということだ。

注

（1）「関東軍防疫給水部略歴」厚生省、一九八二年四月六日に国会提出。

（2）遠藤三郎　一九八一『日中十五年戦争と私』日中書林、一六二頁。

（3）陸軍軍医学校　一九三六『陸軍軍医学校五十年史』、一八四頁。

（4）遠藤、同上、一六二頁。

（5）この全体は以下の通りだが、これら全体を陸軍では石井機関と呼んでいた。

	所在地	創立年月日
軍医学校防疫研究室	東京	一九三二年四月一日
七三一部隊	平房（ハルビン）	一九三六年八月一一日
一八五五部隊	北京	一九三八年二月九日
一六四四部隊	南京	一九三九年四月一八日
八六〇四部隊	広東	一九三九年四月八日
九四二〇部隊	シンガポール	一九四二年三月二六日

（6）甲斐文助「甲斐手記」。

（7）「甲斐手記」別巻、八月一四日分、出張報告分。

（8）「甲斐手記」別巻、七月二四日分。

（9）*Hill & Victor Report, Summary Report on B. W. Investigations*, December 12, 1947, Edwin V. Hill, Chief, Basic Sciences, Camp Detrick. もう一人の調査担当者は Joseph Victor.

（10）秋元寿恵夫へのインタビュー、一九八〇年八月二日。秋元は一九四四年に東大医学部から七三一部隊に血清学の研究者として加わった。自身は人体実験を行ったことはなかったが、敗戦後、人体実験に反対できなかったことから、研究者となる道を断念した、とインタビューで回想した。

（11）「甲斐手記」五巻、四月二八日分。

（12）毎日新聞二〇〇二年一月四日付。

（13）吉村寿人　一九八四『喜寿回顧』（私家版）、一四三頁。

（14）ここではソウル大学で二〇〇五年末に明らかとなった事例、韓国の元ソウル大学のファン・ウソク（黄禹錫）の例を考えている。

（15）「甲斐手記」六巻、五月二二日分。および一九八一年から一九八九年にかけての、何回かにわたる目黒正彦へのインタビュー（一九八一年九月一日、同年一一月二日、一九八八年五月一〇日、一九八九年二月二三日）。

（16）「甲斐手記」六巻、五月二七日分。

（17）佐倉朔　「戸山人骨の鑑定報告書」平成四年三月三〇日、新宿区。

（18）佐倉、同上。

（19）湯浅謙　一九八一『消せない記憶』日中出版、六五―七九頁。

（20）常石敬一　一九八一『消えた細菌戦部隊』海鳴社、一四一―一七六頁。

（21）吉村、前掲書、五一頁。

（22）吉村は『喜寿回顧』に「文部省の試験研究費をとって凍傷応急処置の研究を行い、従来凍傷になった部位を摩擦せよとの教えは誤りであって、患部を直ちにぬるま湯（四〇～三七度）に浸して早く凍結を解かす方法が良いことを立証した」（五一頁）と書いている。しかし一九四二年の第一一回日本医学会総会で彼は「……凍傷応急処置法としては凍結部位を摂氏三七度附近の微温湯にて融解せしむるが最も効果ある方法なるを発見せり」と明かにしている。

（23）北野政次　一九七一「流行性出血熱」『大東亜戦争陸軍衛生

史』第七巻、自衛隊衛生学校。
（24） 池田苗夫　一九六八『日本伝染病学会誌』四二巻五号、一二五—一三〇頁。
（25） 吉村、前掲書、三〇五頁。
（26） Yoshimura Hisato and Iida Toshiyuki, Studies on the Reactivity of Skin Vessels to Extreme Cold, *Japanese Journal of Physiology*. Part 1, 1950. Part 2, 1952. Part 3, 1952.
（27） 常石敬一・朝野富三　一九八二『細菌戦部隊と自決した二人の医学者』新潮社、二二七頁。
（28） Naito Ryoichi, Report of Investigation Division, Legal Section, GHQ, SCAP, Case File #330, January 24, 1947.
（29） Hill & Victor Report.
（30） 石川太刀雄　一九四四「炎症について（特にペスト）」『日本病理学会誌』三四巻一および二号。
（31） 常石敬一　二〇〇五『戦場の疫学』海鳴社、一五七—一八四頁。

第七章　バイオハザード

七三一部隊と戦後日本の国民的「忘れやすさ」の政治学

フレデリック・ディキンソン

　日本と日本の市民には歴史に関する記憶喪失があるとの国際的風評がある。日本の文部科学省が戦時中の残虐行為に関する教科書の記述を和らげようと奮闘してきたことは、過去四半世紀を通じてアジアや西洋の主要紙を賑わす話題であった。紙上の論戦は、近年、日本の主たる戦没者記念施設である靖国神社——ここには日本の戦争犯罪人の霊が今も祀られている——に小泉純一郎首相が毎年公式参拝を行なってきたことによって、いちだんと激しくなっている。歴史に対する日本人の「記憶喪失 amnesia」についての西洋の関心は、日本特有の「忘れやすさ forgetfulness」を強調した英語文献が多数存在することに現れている[(1)]。

　記憶喪失の最も劇的な事例は、日本が戦時中に行った医学実験の歴史を日本人が受け入れていないというものである。一九三二—一九四五年、中国における日本軍の特殊部隊が、数千人の中国人、朝鮮人、モンゴル人、ロシア人、アメリカ人の戦争捕虜を対象に、治療および細菌戦の新たな技術の開発のための種々の実験を行った。一九四五年以降、こうした実験についての証言が徐々に現れ、戦時中の強制労働や「慰安婦」の記録や、南京大虐殺およびバターン死の行進[1]といった個別の事件とともに、日本政府による教科書の検閲（censorship）の対象となった。ホロコーストやメンゲレ（Mengele）博士の行動に関する研究に比べて、日本の戦時中の実験に関する英語による分析が少ないことが、日本の前科が隠蔽されているとの印象を強めている。英語の大衆紙の最近のある見出しによれば、「一九九〇年代になるまで、日本の細菌戦犯罪について公の場で書かれたり論じられたりすることはほとんどまったくなかった」（Barenblatt 2004, xx）。

戦時中に行なわれた細菌戦（biological warfare；BW）の実験についての、戦後の日本における議論の実際の状況はどのようなものであろうか。また、これを調べることが、過去の戦争に関する日本における議論の全体像にどう光を当てるのであろうか。こうした議論を分析したものは、たいがい日本人の甚だしい「忘れやすさ」を強調しているが、過去に関する日本の議論は、日本の特異な「記憶喪失」という点から見るよりも、日本の戦後政治の特定の情勢の反映として捉えた方が有益であろう。実のところ、一九四五年以降の日本の政治的二極化は、きわめてデリケートな情報の暴露を妨げたというよりも、むしろ促進したと言えるかもしれないのである。

考えられないような出来事の暴露——日本の場合

日本の教科書に関する議論の多くから得られる印象に反して、戦時中の日本の残虐行為の証拠が公表されたのはこの二〇年間に限ったことではない。むしろ、極東国際軍事裁判の五三件の起訴は、「南京大虐殺」や「バターン死の行進」［1］、さらに一九三八年の広東における民間中国人の大量殺戮といった犯罪をとりわけ強調した。(2) 戦争遂行において天皇の果たした役割の問題と同様、戦時中の日本の細菌学的実験に関する情報は、裁判期間中、占領軍当局によって意図的に隠蔽された（Williams and Wallace 1989a, 176-79）。しかしこの問題について日本国民が知らなかったわけではない。

一九四六年五月の東京裁判開始以前にも、大陸における戦時中の医学実験を示唆するものが存在していた。一九四六年一月、東京の各紙は「日本軍の医療部隊」がアメリカ人および中国人の戦争捕虜にペスト菌を接種していたとする、日本の共産党指導者らの主張を掲載した（Williams and Wallace 1989a, 141）。それから四年たたないうちに、モスクワから、一九四九年一二月にハバロフスクにおいて一二名の日本軍兵士が六日間にわたる戦争犯罪裁判にかけられ有罪判決を受けたとの公式発表があった。これは大きな議論を引き起こした。一二名は全員が七三一部隊——一九三六年に満州で結成された［2］日本軍の最も悪名高き細菌戦部隊——の隊員であり、「細菌兵器を準備し使用した」廉《かど》で告発されたのである（Williams and Wallace 1989a, 220-23）。一二月末に、全国紙二紙——朝日新聞と毎日新聞——がソ連の驚くべき声明について報じた。(3) さまざまな地方紙および専門紙がこのニュースを取り上げた。この裁判は、七三一部隊に関する日本における初の二冊の本のテーマとなった。一つは島村喬の『三千人の生体実験』（島村一九六七）、もう一つは山田清三郎の『細菌戦軍事裁判』（山田　一九七四）である。

山田がハバロフスク裁判に関する研究を発表した一年後、日本の資料に基く七三一部隊に関する最初のテレビ・ドキュメンタリーが放映された。三〇回目の終戦記念日の前日のゴールデンアワーに、日本最大の商業放送局ＴＢＳが三〇分番組を放送した。それは、三年を費やして七三一部隊の元隊員二〇人に行った調査とインタビューをもとに、ドキュメンタリー映画制作ディレクターの吉永春子が制作したものである。その『魔の７３１部隊』の初回は、高名な医師が口を閉ざしカメラを避けるなど、主として興味本位的な印象を与えたが、一九七六年の八月と一一月にゴールデンアワーの一時間番組として放送された二回の続編は、国際的にセンセーションを巻き起こした。これらの番組は四人の元七三一部隊隊員の証言を記録しただけではなく、研究結果を米国当局に渡すのと引き換えに国際軍事裁判における告発を免れたとする彼らの断言をも紹介していた(4)。一九七六年一一月の番組は、「ワシントンポスト」紙と「60ミニッツ Sixty Minutes」に取り上げられた(5)。

ＴＢＳのドキュメンタリー番組の放映ののち、戦時中の日本の細菌戦実験に関する研究が堰を切ったように現れた。五年後、細菌戦実験に関する研究書の出版の波が訪れた。一九八〇年は、日本の細菌戦実験の研究の絶頂期であった。ミステリー作家、森村誠一が、七三一部隊についての連載小説『死の器』によって大波を引き起こした（森村　一九八一ｂ）。その数か月後、森村は、元隊員や戦前の雑誌から得た写真や図表を盛り込んだ、このテーマに関する分析的著作を発表した。『悪魔の飽食』は光文社――定評ある正統的出版社である――から出版され、ベストセラーとなった（森村　一九八一ａ）。これは、一九八二年にＴＢＳの七三一部隊に関するドキュメンタリーの四作目が生まれるきっかけとなり、また香港で制作された日本の戦時下の細菌戦についての九〇分映画――これはのちに日本に再紹介された――のソースともなった(6)。森村のインパクトは、同じ年に出版された第二の分析的著作、常石敬一の『消えた細菌戦部隊』によってさらに強烈なものとなった。それは七三一部隊の第二代部隊長、北野政次の戦時中の研究報告に基づくものであった（常石　一九八一）。

森村と常石の二人が、日本の細菌戦実験の学問的な研究において主導者的役割を担った。一九八二年、両者はそれぞれの著作の続編を出版した。森村は、米国の公文書館から得た新たな資料を付加して『続・悪魔の飽食』を著した（森村　一九八二）。常石は、戦時中の人体実験に基づく戦後の医学実験についてのさらなる証拠を『細菌戦部隊と自決した二人の医学者』において明らかにした（常石　一九八二）。一九八三年、森村は三作目を、今度は中国の資料を加えて発表した（森村　一九八三）。

一九八〇年代にも七三一部隊の元隊員からの証拠が大量に得られた。一九八二年には、七三一部隊の女性元隊員が『［証言］七三一石井部隊』において回想と写真を提示した（Gunji 1982）。一九八三年の三八回目の終戦記念日には、七三一部隊の元運輸班員、越定男が『日の丸は赤い泪に』を出版した（越　一九八三、「細菌部隊元隊員が実録」九）。一九八九年、あるフリーライターが、ハルビン郊外にある七三一部隊の記念館で発見した四人の元隊員の供述調書をまとめて出版した（滝谷　一九八九、「細菌戦七三一部隊の活動」三）。同じ年、ノモンハン事件五〇年記念に際して、朝日新聞は、同事件が日本の細菌兵器の戦場における最初の使用であるとする三人の元軍属の証言を報じた（「ノモンハン事件に「細菌戦」の証言」三）。

一九八〇年代が、日本軍の細菌戦実験に関する実質的研究が国内で初めて現れた時期であるとするなら、一九九〇年代は、問題についての国民の認識という新たな時代の到来を告知するものであった。一九九二年には、民間の企画から国営放送局であるＮＨＫまでがこの問題を取り上げた。その年の四月、ＮＨＫは日本の細菌戦の首謀者、石井四郎についての二部構成のドキュメンタリーを放送した。番組（「731細菌戦部隊」）は、ＫＧＢのファイルから新たに発見されたハバロフスク裁判の記録と、米国の細菌戦争の主要な実験所であるユタ州ダグウェイ実験所（the Dugway, Utah, Proving Grounds）から得られた資料をもとにして、日本の実験が実際にどのように行われたのかを明らかにし、報道をめぐる米ソ間の対立関係を強調した（Harris 1994, 224）。[7] 一九九五年七月、ある研究チームが日本の実験の影響についてのさらなる証拠を、中国語からの翻訳資料集として発表した（森・糟川　一九九五）。数か月後、朝日新聞は、戦時中の日本軍の実験に関する初の日中共同シンポジウムについて報じた。そのシンポジウムは旧満州のハルビンで五日間にわたって開催され、両国からそれぞれ約百人ずつが参加した。その中には七三一部隊の元隊員も含まれていた（「731部隊究明へ日中共同シンポ」九）。

日本の報道における三つの重要な新たな発見が、一九九〇年代の国民の認識の拡大に拍車をかけた。一九八九年、戦時中の実験の被害者のものと見られる人骨が、東京軍医学校跡地から出土した。[8] 四年後の一九九三年一月、常石敬一は、日本の国立公文書館の軍の記録の中から、日本が戦場での細菌兵器の使用に向けて準備していたことを証言する文書を初めて発掘した。[9] 同年八月、「日本の戦争責任資料センター」の日本人研究者チームが、中国各地における細菌兵器の使用に関する証拠を、防衛庁防衛研究所図書館にある旧陸軍幹部の業務日誌の中に発見した。この発見は、四八回目の終戦記念日の新聞の第一面に取り上げられた（「七三一部隊の細菌戦　日本側資料で裏付け」一、「「ペスト猛威」と報告」二七）。

人骨の発見と、常石による旧日本軍の細菌戦の準備に関する文書の公開とに促されて、旧日本軍の実験に関する前例のない全国巡回展が組織された（一九九三年七月―一九九四年一二月）。この「七三一部隊展」は、八十数点の展示物と元隊員の証言をもとに制作した実験の再現模型とからなっていた。展覧会は当初一年の予定であったが、最終的に一八か月間続き、日本国内の六四の都市を巡って二四万人が訪れた（笠原他　一九九七、一六）（「自分に無縁のホラーじゃない」一五、「生体実験を模型で再現」二四）。

他方、防衛庁防衛研究所図書館にある旧陸軍幹部の業務日誌の発見は、中国への現地調査団の派遣および新たな出版物の刊行をもたらした。一九九四年、業務日誌の証言に従って、ある一般市民グループが旧満州を訪れ、中国の市民から、コレラ菌およびペスト菌を媒介する蚤を日本が使用したことを裏づける証言を得た（「餅を食べ、全身が青黒くなり、死んだ」三〇）。一九九五年には、旧陸軍幹部に関する証拠を発見したそのグループの主要メンバー二名が、成果を冊子として岩波書店――日本における最有力の出版社の一つである――から出版した（吉見・伊香　一九九五、「731部隊の細菌戦検証」一四）。

考えられないような出来事の隠蔽――米国の場合

日本人以外の読者は、こうした日本の細菌戦の暴露の経緯よりは、そうした資料の日本の小・中学校教科書への採用をめぐる闘いのいきさつのほうになじみがあると思われる。日本における教科書の検閲には、とりわけ一九八〇年代の初めに国会で国民的関心の高い論戦が行なわれてのち、国際的に大きな関心が集まった（Nozaki and Inokuchi 2000, 113）[10]。教科書執筆者として名高い家永三郎による日本政府を相手どった一連の裁判は、一九六五年から一九九七年まで続いた。こうした裁判の長期化によって、西洋諸国の報道においては日本国家といえば検閲、という状態が半永久化した[11]。近年は東京大学教授藤岡信勝が日本の教科書から「暗い《ダーク》」過去を一掃しようとする「新しい歴史教育 New Education」を立ち上げた（この詳細については後述）が、こうした目につく動きは、西洋の論者の多くに、日本に広がる知的議論の厄介な性格を印象づけている[12]。

教科書内容の中央における検閲という点で、たしかに日本は他のほとんどの西洋先進諸国とは一線を画す。しかし、すでに述べた戦時中の細菌戦実験についての戦後の暴露という文脈においては、歴史に対する日本の「記憶喪失」という認識はおおげさすぎるように思われる。戦時中の米国の細菌戦実験についての戦後の暴露の歴史を思うとき、それは不適切と見える。

　日本が戦時中に行なった細菌戦実験の規模は、たしかに驚くほどのものであった。その権力の絶頂期には、石井四郎は五〇〇〇人を超える兵士および科学者を指揮した。平房《ピンファン》（七三一部隊）だけで一五〇棟の建物を有し、三〇〇〇人の駐在者のために一〇〇〇席の講堂、陸上競技場、その他の施設があった（Harris 1994, 47, 52）。しかし、最盛期の米国の戦時施設は、まさに目を見張るものがあった。米国の主な細菌戦施設、キャンプ・デトリック（Camp Detrick）は、メリーランド州の田舎にある古い陸軍駐屯地であったが、一九四三年の四月から一二月の間に、単なる駐屯地から二五〇棟の建物および五〇〇〇人分の宿舎を擁する一大中心地へと拡大された（Miller, Engelberg, and Broad 2001, 39）[13]。

　もちろん、一九三二年から一九四五年の間に中国北部で日本が行った意図的な殺害の推定被害者数と比較すれば、米国における人体実験の既知の記録は見劣りがする[14]。しかし、米国の戦時下の活動に関し、学問的議論が実質的に行われていないことは注目に値する。事件記者シーモア・ハーシュ（Seymour Hersh）は、一九六八年に『化学戦および細菌戦——米国の秘密の兵器庫』を著し、米国の計画に最初の重要な一瞥を与えた（Hersh 1969）。しかし、日本の場合とは異なり、この最初の発覚が戦時中の米国の実験に関する研究の幕開けを告げることはなかった[15]。むしろ今日我々は、米国の戦時中の計画自体についてよりも、日本の戦時中の実験に関する情報入手のために戦後米国が払った努力について日米の研究者を通じて知ることの方が多い。近年、朝鮮戦争における米国の細菌兵器使用の可能性の話題への関心の高まりが見られる（例えば、Endicott and Hagermann 1998 を参照）。しかし、そうした調査に対する米国人の欲求は低く、七三一部隊に関する著名な英国の研究書の出版に際し、出版社は、朝鮮半島における米国と日本人細菌戦専門家との協力関係を強調した朝鮮戦争に関する章を米国版から省いても構わないと考えたほどである（朝鮮戦争における米国の細菌兵器使用の可能性については、本書所収のG・キャメロン・ハーストの論文を参照のこと）[16]。

日本における暴露の政治学

一九四五年以降の日本の公的な教科書検閲の歴史に関する論者らの記述は的確である。しかし、「一九五〇年代後半から一九六〇年代には、教科書の執筆・採用システムが、第二次世界大戦中の国定教科書システムにますます似たものになっていった」(Nozaki and Inokuchi 2000, 105)という意見は馬鹿げている。一九四五年以降の日本において、学校教科書の最終的な採択権は国にではなくて、地域の教育委員会にある。それゆえにこそ、近年の悪名高き「新しい歴史教科書をつくる会」による「復古主義的な」教科書――二〇〇一年に政府の認可を得ている――でさえ、同年、草の根団体間の提携により、地域における採用を阻まれたのである(McNeil and Selden 2005)。

学校教科書をめぐる奮闘の歴史が示唆しているものは、日本の戦時中の残虐行為に関する集団的な国民的「記憶喪失」の証拠ではない。むしろそこから戦時中の細菌戦実験をめぐる戦後の議論の最も顕著な文脈らしきものを読み取るべきかもしれない。それは日本の政治的動乱である。戦後の国家的アイデンティティーをめぐる苦痛に満ちた論争は激しい政治闘争をもたらした。歴史の記憶をめぐる戦いは、この政治闘争にとっての必須の要素であり続けているのだ。

近代日本は、産業化し西洋的帝国主義の衣をまとったアジアで初の国家として知られるが、百年の間に四度も国家としてまったく新しい軌跡をたどるという途方もない課題をこなさなければならなかった。近代日本の建国者たちは、封建国家の残骸からドイツを手本として近代的な国民国家をつくった。一九一八年のドイツ帝国崩壊を受けて、政党政治家は日本を民主主義および国際主義へと導いた。一九二〇年代の自由主義に反対する陣営が、一九三〇年代に国民を「大東亜」の国際秩序に向かわせた。一九四五年に「大東亜」の秩序が潰えると、日本国民は再び、日本人であるとはどういうことかとの問いに直面することになった。

前の三つの試みとは異なり、戦後の国家の再定義の努力は、軍事占領という人工的な庇護のもとで進んだ。戦後日本についての研究者が認めているように、一九四五年以降の日本の軍事・政治・経済面における米国の圧倒的プレゼンスが、日本の政治の先例のない二極化を保証した(Dower 1993)。一方に保守政党である自由民主党およびその政治的・官僚的同盟者があった。米国の直接の政治的・財政的援助を得て、この勢力は権力を独占し、国内においては迅速なる経済発展を推進し、国外に関しては米国の率いる国際的国家連合への忠誠を約束した。またもう一方には、多様な革新勢力の取り合わせ（社会党、共産党、闘争的な労働組合、学生・教師・知識人の集団）があった。それらは、国内における自民党の権力独占および経済発展の飽くなき追求と、米国との軍事同盟とに反対した。

戦後の日本の数多くの知的議論と同様、戦時中の日本の細菌戦実験の暴露は、左翼と右翼の初期の政治的闘争の直接の結果であった。日本の社会主義者、共産主義者、組合組織者、学生、リベラル知識人は、当初米国を、日本の軍国主義を破壊し、政治犯を釈放する解放勢力と見なしていた。しかし一九四七–四八年以降、米国の政策が保守に転じたとき（いわゆる「逆コース reverse course」）、日本の左翼はその後の二〇年の知的潮流を決定づけるひとつの立場をとった。「平和問題」に関する一連の声明において、一九五〇年における著名な知識人五〇名以上が、保守的な日本政府に異議を唱え、米国との単独講和の見込みを退けた。代わりに彼らは、国内における富の均等な分配および国外における「中立」の政策を唱道した。そうした政策綱領は左寄りの月刊誌『世界』に発表され、国民の間に広く流通した。(17)

一九四七年以降、日本の左翼が日本の政治の保守化とその背景にある政治・経済・軍事面での米国の圧倒的な力を憂慮するようになったとすれば、そうした憂慮は、徐々に彼らの知的営為を方向づけていった。すでに述べたように、一九四六年一月に、戦時中の日本の中国人・米国人捕虜に対する細菌戦実験に関する情報を初めて流したのは、日本共産党の党員であった。それは日本共産党の指導者である野坂参三が、ソ連に九年、中国共産党の基地である中国北部の延安に五年を過ごしたのち帰国したのと同じ月であった。一九四五年春の第七回中国共産党大会で野坂は、日本における民主主義の最も確かな基盤となったのは、財界有力者、皇族、官僚、将官、政友会および民政党の指導者らからなる「親英米派」ではなく、彼自身と日本共産党の「革新勢力」であったと言明していた（Swearingen and Langer 1968, 81-82）。一九四六年における戦時中の日本の細菌戦実験の暴露は、つまりは、戦後日本における自らの足場の再構築という、日本共産党の大きな計画の一環であったとも見なされる。

日本共産党は、一九四六年に細菌戦実験問題の潜在的政治力を認識したことで、戦時中の実験についての「歴史上の事実」の最も精力的な初期の擁護者となったと言えるであろう。一九四九年末のハバロフスク裁判は、日本において小規模ながらセンセーションを巻き起こしたが、最も議論が盛んだったのは、日本共産党の主たる機関紙「アカ

[3]ハタ」においてであった。主要な日刊全国紙について言えば、ハバロフスクの事件は、毎日新聞の朝刊第一面にマッカーサーが日本人ソ連抑留者の調査を要請したとのUP特報と並べて掲載された。しかし読売新聞はこれを報じなかった（Williams and Wallace 1989a, 226–27）。このニュースは左寄りの朝日新聞によって勢いを得た。朝日新聞はこれを一週間にわたって——はじめは第三面に、あとの四日は第一面において——掲載した（朝日新聞 Dec. 25, 27–30, 1949を参照のこと）。しかし、最も詳細な報道を行ったのはアカハタであった。アカハタは一週間を費やして、まず一二人の被告の起訴状を全文掲載し、次いで七三一部隊につながりがあるとされる者へのインタビューを紹介した[18]。

　アカハタのインタビューを受けた者の中に、かつて「日本新聞」の専属記者であった竹山秀夫がいた。「日本新聞」は、ソ連軍がハバロフスクにおいて日本降伏の一三日後に日本人捕虜に読ませるために創刊したものである。その編集部員の中に相川春樹がおり、彼が日本に帰国したのちアカハタ編集部に加わったといういきさつがあった（Swearingen and Langer 1968, 233）。ソ連による日本の細菌戦実験の暴露は、この問題に関して沈黙を保つという米国の政策に真っ向から対立するものであるために、当時の人々や歴史学者はこの裁判の政治的性格を強調してきた[19]。また、この裁判に関するアカハタの報道の際立った詳しさは、大局的に見て、米国支配の占領と日本の政治の保守化に対する日本共産党の挑戦と解釈できるかもしれない。実際、米国当局は、ハバロフスクから届いたそのニュースをソ連の宣伝工作であるとして激しく攻撃した[20]。マッカーサー元帥自らが、一九五〇年一二月に、日本の人体実験のいかなる証拠をも公式に否定した（*New York Times*, Dec. 27, 1949；Williams and Wallace 1989a, 231に引用がある）。

　一九六〇年代末から一九七〇年代初期にかけて、主に米国のベトナム介入の拡大に触発され、日本の国内議論は次第に沸騰していった。本多勝一らジャーナリストが、米国の「帝国主義」とそのベトナムへの破壊的影響に対する痛烈な批判によって、国民的英雄となった[21]。しかし日本の左翼の視点では、米国の残虐行為に対する日本政府の共謀の方がいっそう問題であった。当時の学生運動の参加者によれば、朝鮮戦争時代とは対照的に、日本は「独立の政治・経済的な権力」を保持しており、「主導的にベトナム戦争に関与しているように思われた」。ベトナム反戦運動家らは次第に、日本の直面する最大の問題は「日本社会の構造そのもの」にあると考えるようになった（Field 1997, 15）。

　一九七〇年の初めに、本多勝一がベトナムの苦境に関する記事から日本の戦時中の残虐行為に関する記事へと関心を移したのは偶然ではない。ベトナムにおける米国の行動に当惑し、さらにまた日本政府の支援にも当惑を深めながら、彼は戦時中の日本の活動に関する未だ隠されている記録が、戦後日本の政治バランスをめぐる激化しつつある闘争の新たな重要な前線となると考えた。一九七一年、本多は中国を訪れ、朝日新聞——日本で最も購読数の多い全国紙である——に南京大虐殺に関する連載を始めた。その連載は中国本土で収集した生存者のインタビューとその他の資料に基づくものであった。後にそれは『中国の旅』(本多　一九七二)および『天皇の軍隊』(本多　一九七五)としてまとめられた。

本多が日本最大の発行部数を誇る日刊紙にベトナムにおける米国の残虐行為に関する報告を開始したのと時を同じくして、歴史学者である家永三郎が、第二次世界大戦への日本の参戦に対するきわめて批判的な見解を、日本で最も影響力のある有名出版社である岩波書店から出版した。『太平洋戦争』は、家永の高校教科書『新日本史』と同様、戦時中の日本の経験の「暗黒面《ダーク》」に焦点を当てたものであり、戦時中の日本の細菌戦実験にも触れていた。家永の一九五二年以来の文部省に対する歴史教科書承認をめぐる闘いを考えると、『太平洋戦争』は、本多の南京大虐殺に関する暴露と同様、戦後日本の保守政治に対する真っ向からの挑戦と見なすことができる。実際、家永は一九六五年、政府に対して彼の歴史教科書についての最初の訴訟を行った。『太平洋戦争』の出版のちょうど三年前のことであった。また、『太平洋戦争』の本文には、家永の政治的意図がはっきりと表れている。「日米軍事同盟は、戦前の役柄を役者を替えて再現している。米国は、日本というアジア反共十字軍のマントをまとい、盟友日本を戦略基地化している。こうした布置は、再び国内の治安維持法をアジアへと投影しており、急進思想に対して致命的な軍事力を行使している」(家永　一九七八、二四四)。

朝日新聞や岩波の出版物といった公論の場において戦時中の醜聞が広められ、戦後の日米関係が直接的に批判されることを、明らかに保守支配層は警戒感をもって見ていた。本多勝一の暴露は、保守系の月刊誌『文藝春秋』において痛烈に批判された(Lie 1993, 22)。そして政府は家永の抗議に抵抗を続け、第三次家永訴訟に最高裁の最終的判決が下ったのは、ようやく一九九七年のことであった(22)。

戦時中の細菌戦実験についての日本における研究の最盛期は、ベトナム戦争直後の国論の緊張の高まりと同時期であった。本多による南京大虐殺の暴露をめぐる公共的議論が高まりを見せる中、民間放送局TBSは、七三一部隊に関するドキュメンタリー番組の最初の三作を放映した。そして一九八〇年代の初め、日本の細菌戦実験に関する研究の出版の波が訪れた。それは選挙圧勝後の自民党が主導した「革新的」歴史学者への新たな攻撃に応じて起きたことであった。一九八〇年の総選挙で自民党は衆参両院において絶対多数を獲得し、それによって日本労働組合総連合会、日本共産党、種々の民主主義教育運動とつながりがあるとされる教科書執筆者らによる新たな奮闘に拍車がかかった（この動向に関する議論としてはNozaki and Inokuchi 2000, 113を参照のこと）。森村誠一と常石敬一による重要な研究は、日本におけるこうした左派と右派の対立の高まりという文脈において現れたのであった。

一九八〇年代初めのリベラル知識人と保守政治家との対立の激化という状況下、日本共産党は依然として重要な役割を果たしていた。森村の最初の二冊の著作——七三一部隊を小説化した『死の器』と分析的研究書である『悪魔の飽食』——は初め共産党機関紙である「赤旗」に連載された。『死の器』は一九八一年五月の「日曜版」に連載され、『悪魔の飽食』は一九八一年の七月から一〇月まで七四回にわたって連載された（森村　一九八二a、五四、一八八）。森村の紹介を通じて、日本の細菌戦実験問題に関するさらに劇的な米国の研究の一つが赤旗に掲載された。それは『月刊中国研究 China Monthly Review』元編集長ジョン・パウエル（John W. Powell）による「原子力科学者会報（Bulletin of Atomic Scientists）」である（Powell 1981. この論文の日本語での発表に関する議論については森村　一九八二a、一八八-九七を参照のこと）。『悪魔の飽食』初版の出版に続く一連の議論の中で、森村は、七三一部隊の元幹部から得た協力のほとんどが、敗戦後の共産党入党者からのものであったと述べた（森村　一九八二a、九五）。

しかし、一九八〇年代に、戦時中の細菌戦実験に関する情報の普及において日本共産党はもはや中心的役割を担わなくなっていった。森村および常石の両著作は、のちに日本の一般の出版社から出版された。[23]『悪魔の飽食』は最終的に一五〇万部を売った（Brackman 1987, 198）。さらなる事実の公開が、さまざまなソースを通じてなされている。赤旗に初めて日本語訳が載った一九八〇年の重要なパウエル論文は、『文化評論』一九八二年六月号に再録された（森村　一九八二a、二三五）。同じ月、TBSが七三一部隊に関するドキュメンタリー番組の四作目を放送した。七三一部隊の元隊員の証言が新著や全国紙にあふれた。そして一九九二年までには、石井と七三一部隊に関する報道は国営放送局であるNHKにまで達した。

一九九〇年代には、戦時中の細菌戦実験の歴史の公開の試みに一般市民が参加する段階に入った。一九九三年、静岡市のある市民団体が実験の被害者の証言に基づく九〇分の映画を発表した。日本の侵略の歴史を暴く映画制作のために一九八〇年に結成されたこの団体――「映画「侵略」上映全国連絡会」、会員数約千人――は、五年間に九回、延べ五〇人の会員を現地調査団として中国と韓国に派遣し、『細菌戦部隊・731』を制作した。(24)

本書所収の常石敬一の論文に述べられているように、一九八九年の軍医学校跡地からの人骨の出土を受けて「軍医学校で発見された人骨問題を究明する会」が組織された。この会も、一九九一年八月に、高校教師および市民からなる代表団を調査のために中国に派遣した。中国側のホストからの示唆により、同会は七三一部隊の展覧会――一九九三年七月から一九九四年一二月にかけて日本の主要都市を巡回することになる――の企画を開始した。展覧会開催の各候補地には、主として熱心な二十数名の会員の努力で組織委員会が設立された。同様の展覧会を企画した非会員の若者たちもいた。東京女子大学、上智大学、都立高校の学生・生徒らは、一九九四年春にそれぞれの文化祭において展示を行った。「七三一部隊一一〇番」が開設され、巡回展の組織者は、かつてないほど多数の七三一部隊元隊員に参加を呼びかけた。

この巡回展をきっかけに、小規模の展覧会が全国で数多く開かれた。一九九四年九月、中野区の後援によって中野駅において「陸軍中野学校と七三一部隊展」が開催された。アトラクションの中には、八王子の石川中学校の二年生の制作・上演になる戦時中の実験に関する紙芝居もあった(「731部隊の実態　紙芝居に」、二九)。一九九五年には埼玉県の庄和高校の生徒らが、ハルビンでの戦時中の実験に関する初の日中共同シンポジウムに出席した。その席で彼らは、地元埼玉でネズミを飼育した農家に関する自主研究の暫定的結論を発表した。これによって、戦時中ペスト感染の媒体としてネズミが満州に送られていたことが明らかになった。二年間を費やし、埼玉の千以上の世帯にインタビューを行ったのち、生徒らは最終的結論を春日部市民文化会館において三日間展示した。(25)その研究は、また、『高校生が追うネズミ村と731部隊』として出版された(遠藤　一九九六)。

同年六月、大学教授、弁護士、医師、市民団体の代表ら約二二〇名が東京に集まり、「日本軍による細菌戦の歴史事実を明らかにする会」を発足させた(「旧日本軍の細菌戦あす実態究明する会」二六)。会員である三〇歳の水谷尚子の大叔父は、三年前に亡くなる直前に、中国南京の日本軍の細菌戦部隊(栄一六四四部隊)への自らの関与を記録した三〇〇枚に及ぶ資料を公表していた(「摘出した臓器、スケッチした」一四)。一九九六年七月に水谷は、細菌戦の中国人被害者の日本政府告訴を支援する準備として、他の会員らと共に満州を訪れた(「細菌戦部隊を追及する水谷尚子さん」三)。

日本の学界の議論の枠組みの変化

一九八九年のベルリンの壁崩壊後の、自民党の権力独占の侵食と日本社会党の再編成とが、近年の日本における学問的議論の参照枠を変化させた。しかし、議論の二極対立が軽減されたわけでは決してない。冷戦終結後、もはや左の知識人と右の政治家という戦闘ラインは明確でなくなったとしても、知識層の内部で対立は激化した。戦時中の細菌戦実験に関する知識は戦後史を通じて主流の言説中に着実に浸透していったが、同時に、戦時中の残虐行為のこうした「主流化」に対する学界内部における保守反動の高まりもまた見られる。すでに一九六三年の時点で小説家の林房雄は大衆月刊誌『中央公論』誌上で「大東亜戦争」を「解放」の戦争であると書いて大いに注目を浴びているが(26)、日本の一流の学者たちが左派知識人からの一枚岩の挑戦に抗して戦線を組むようになったのは、かなり最近になってのことである。

日本の軍事史家である秦郁彦は、東京高等裁判所において文部省側の証人となったとき、一九八七年から一九九一年まで家永三郎と政府とが繰り広げた注目の論争に飛び込むことになった。実際、秦は、戦時中の日本の細菌戦実験に対する家永の言及に対し、明白に反駁しているように思われた(笠原他一九九七、一七-一九)。秦は、のちに東京大学教授の藤岡信勝および電気通信大学教授の西尾幹二に賛同し、左翼知識人が推進しているとされる「自虐的」な歴史観に対抗するために一九九六年に設立された新たな全国組織である「新しい歴史教科書をつくる会」に参加した。この組織は、すでに一定の知名度および支持を獲得している著述家、マスコミ関係者、学者、財界人の見事な連携を代表するものである。そうした連携の中でもっとも著名な人物の一人、小林よしのりの描く「大東亜戦争」の正当性を認める復古主義的な漫画は、一九九八年から二〇〇三年にかけて大ベストセラーとなった(小林一九九八、二〇〇一、二〇〇三)。そして、「新しい歴史教科書をつくる会」の作成した歴史と公民の復古主義的な教科書は、二〇〇一年に各地の教育委員会によって採用を拒否されたものの、その後少しずつ教室に侵入してきている。通常の店頭販売の他に、それは一〇〇万部近くを売り上げた(McNeil and Selden 2005)。

結　論

戦時中の日本の細菌戦実験に関する事実を発掘しようと努めてきた日本の学者や、現代日本社会を観察してきた米国人にとって、藤岡や小林の主張する「新しい歴史教育」運動が懸念材料であるというのはもっともなことである。しかし、この企てに対する西洋の分析の多くから得られる印象に反して、背景に一方的な「日本の〝正しい〟歴史をめざす動き」（これはこうした動向に関するマコーマック（Gavan McCormack）の論文の表題である；McCormack 2000）があるわけではない。むしろそれは、一九四五年八月の敗戦の詔勅以来続いてきた、戦時中の日本の評価をめぐる激しい論戦の一面が顕れたものと考えたほうがよい。この論争は、軍事的敗北および外国による占領以降の日本を特徴づけてきた深刻な政治的二極化がじかに生み出したものなのだ。二極化は、戦時中の前科の「最も暗い《ダーク》」側面を覆い隠そうとする試みを強化したが、他方でそれは、さらなる暴露への強力な触媒として機能してきた。日本の左翼、特に共産党は、日本の戦時下の細菌戦実験の暴露に意を配ったが、それは一つには、戦後の自らの政治的基盤の再活性化に役立てるためであった。戦時中の細菌戦実験に関する一九八〇年代の日本における研究の大きな波は、ベトナム戦争をめぐる激化する論戦から生じた。これとは対照的に、米国の細菌戦実験の暴露の歩みは遅々としている。米国には国家的アイデンティティーをめぐる同様の二極的論争が存在しないことがその理由の一つである。

日本の国民的言説における保守的知識層の台頭は、明らかに、日本における冷戦後の左翼の衰退の反映である。しかしそれはまたある意味で、一九七〇年代を通じて日本の近代史学界の主流の特徴であった「批判的」視点の生命力が持続していることの結果でもある。一九九六年に藤岡教授が動員をかけたとき、彼は優勢な立場にあったわけではない。彼は、当時の中学校用の歴史の文部省検定済教科書の七冊すべてに従軍慰安婦への言及があることを知って驚いた。言い換えるならば、藤岡とその一派は、国民の意識の中に従軍慰安婦の苦難が明白に入り込んできていることに抵抗したのである。

戦時中の日本の細菌戦実験と従軍慰安婦の二つの歴史をめぐって国内の論争が激しさを増しているが、しかし、米国の場合とは異なり、戦時中の細菌戦実験に対する戦後の日本における暴露と認識には、明確に進歩の軌跡をたどることができる。それは従軍慰安婦の場合に典型的に見られる進歩と同じ程度のものである。西洋人が日本人の「歴史に関する記憶喪失」を慨嘆するときは、決まって日本政府の公式の政策や、保守系政治家・知識人の活動や発言に焦点が当てられる。二〇〇五年春に文部科学省の検定を通った歴史教科書は、前回二〇〇一年の検定に合格したものと比べて、明らかに保守的であった。細菌戦の中国人被害者、元慰安婦、強制労働に徴用された元戦争捕虜に対する法的賠償を求める上訴審において政府が否定的態度を示し続けることは、原告にとってと同様、歴史にとっても明確な後退である。

しかし、公式政策ばかりに注目していても、国民の記憶をめぐる事情は部分的にしか分からない。七三一部隊問題に関する米国の専門家ジョン・W・パウエルによれば、戦時中という過去の暗黒《ダーク》の側面を隠蔽しようとしているのは、何も日本政府ばかりではない。それはどの政府も必ずやることなのである（森村　一九八二a、一一八）。法的賠償について言えば、戦時中の過失に対する公式の認識の問題は、正式の条約および国際法の問題が絡むことによって非常に複雑になっている。国家に対する法的請求というパンドラの箱を開けてはならないとする政府への圧力がかなりのものだとしても不思議はない。

賠償に対する日本政府の抵抗にもかかわらず、一九九〇年代に国民が戦時中の細菌戦実験に関する明白な証拠にさらされたことが、後戻り不可能な状況をつくっている。皮肉なことに、日本人の「歴史に関する記憶喪失」が近年言われているのも、日本国民の認識に進展があったからなのである。日本の裁判所は中国人被害者に対する補償に抵抗し続けている。しかし一九九三年以降、日本政府に対して起こされた訴訟は、国内での新たな証拠文献の発掘と一般市民の協力があって初めて出来たことである。さらに二〇〇五年の歴史教科書検定問題は、一九八〇年代とは根本的に性格を異にするものであった。二〇年前、文部省は日本の「侵略」、細菌戦、従軍慰安婦への言及を積極的に削除した。しかし、二〇〇五年の批判者らは、政府の作為ではなく不作為を——すなわち戦時中の残虐行為について教科書に精力的に書き込んでいないことを——遺憾としている。

こうした強調点の変化は、この二〇年間に戦時中の残虐行為に対する公式の政策に相当な前進があったことを象徴的に表している。教科書の内容をめぐる激しい論争において、今や東京都は、南京大虐殺、従軍慰安婦、沖縄戦における集団自決など、日本の戦争犯罪のほとんどが歴史的事実であったことを公式に認めている（Hicks 1997, 106）。細菌戦の問題に関して、厚生省は、一九八二年四月の国会の内閣委員会において七三一部隊の存在を事実と認めた（「七三一部隊極密文書」一〇）。そして一九九七年、最高裁は家永三郎の第三次訴訟の最終判決において、教科書における七三一部隊への言及の合法性を認めた（「第3次家永訴訟　4カ所の違法確定」一一）。

戦時中の日本の医学実験をめぐる戦後の暴露の政治を研究したとしても、そうした実験が推進されるに至った原因が究明されるわけでもないし、将来の日本に疑わしい医療行為が再び浮上してくるのをどの程度予見できるかがわかるわけでもない。しかし、「文化」なるものから戦後日本の「忘れやすさ forgetfulness」の政治学へと視点を移すならば、将来の展開を占う重要な指標が（日本の生命倫理に関する文献がしばしば強調しているように）個々の日本的な文化的習慣の中にではなく（最新のものとしてはEngelhardt and Rasmussen 2002を参照のこと）、国内政治の布置の中にあることが見えてくる。戦時中の日本の細菌戦実験の暴露の政治は、今もなお活発であり、国民の歴史におけるこうした暗黒《ダーク》な一章に関する国民の意識を高めつづけている。同様に、生命倫理の問題（脳死、幹細胞研究など）が、激しい政治的議論の焦点となってきている。

一九九〇年までに日本国民が戦時中の細菌戦実験の歴史について十分な情報を得たことが、生命倫理に関する日本人の意識を高めるのに役立ったと言うことができるかもしれない。今日の日本にとって、戦時中の実験という厄介な歴史を思い起こさずに医療倫理の重要な問題について思考をめぐらすことは、明らかに困難である。かくして一九九一年八月三日、朝日新聞は、臓器提供の目的にとってあまりにも都合のよい「脳死」の新基準の是非を問う記事と（この議論の反響については、本書の山折哲雄の論文を参照のこと）、戦時中の実験の被害者のものと考えられる軍医学校跡地の人骨をめぐる政府の動きと一般市民による情報収集の努力に関する記事とを並べて掲載したのである（「軍医学校跡の人骨　中国も注視」一九、「人権無視の脳死移植」一九）。一九九四年、七三一部隊に関する全国巡回展を訪れたある一八歳の予備校生は、「戦争はいけないというのは当然のことであるが、医学部をめざしている一人として、現在注目されている医の倫理というものに関して深く考えさせられた」と述べた（「自分に無縁のホラーじゃない」一五）。

一九九八年、ある田舎の開業医に関する魅力的でユーモアたっぷりの映画が公開され、日本の映画ファンの注目が集まった。その映画は、戦時中の細菌戦実験の歴史という文脈において、公衆衛生の保持のために医者はどこまで行くべきかという深刻な問いを投げかけるものでもあった。受賞経験のあるベテラン映画監督今村昌平によって美しく仕上げられたこの『カンゾー先生』は、戦時中の九州における肝炎の流行を食い止めようとする赤城医師（村では「カンゾー先生」と呼ばれている）の奮戦記である。治療法の発見に没頭していた赤城医師は、あるとき実験のためにオランダ人捕虜の肝臓を摘出することを考える。しかし彼は、満州で医師をしている息子が生体実験のおかげで肝臓病の最新の知識を入手しているのではないかと気がつく。野心的な研究計画の恐ろしさにたじろいだこの信望ある医師は、ついに根治治療の追求をあきらめ、肝炎の再発があるたびに治療して回るという、情熱的ではあるが単調な往診の日々に戻ることにする。

　戦時中の細菌戦実験および今なお開業医を悩ませ続ける深刻な倫理的ジレンマを、日本のメジャーな長編映画があけすけに取り上げていることを知るだけでも、「忘れやすい」日本という見方が誤りであることがわかるだろう。さらにこの映画は、一九九〇年代の日本に医療倫理に関する積極的な議論を生み出した豊かな哲学的土壌が存在することを生き生きと示唆している。序章でウィリアム・ラフルーアが述べているように、本書自体が、一九九〇年代の日本における七三一部隊と現代の医療倫理に関するこうした議論の広がりをきっかけとして生まれたものである。我々が歴史の繰り返しを避けるための適切な哲学的セーフガードを未だ備えていないというゲルノート・ベーメの（本書収録の）説得力ある主張を、我々は心に留めるべきである。だが、戦時中の日本の「暗黒の医学《ダーク・メディシン》」の実験という恐ろしい現実と、そうした犯罪行為を着実に暴露してきた戦後の歴史とが、少なくとも、現在の日本の専門家が生命倫理の厄介な諸問題を比較的賢明に議論できる土壌にはなっていると言うことができる。

原注

（1）Ian Buruma（1994）, George L. Hicks（1997）, Laura Hein and Mark Selden（2000）。ノーマ・フィールド（Norma Field）は「なぜこうした自己批判的再生への衝動が隆盛を見なかったのか」と問うている（Field 1997, 3）。このような視点は西洋の論者に限ったものではない（若宮　一九九九を参照）。

（2）五三件についての概観を得るためには、日暮　二〇〇二、二八六—八七を参照のこと。

（3）たとえば「岐阜タイムズ」、「中国新聞」、そして日本共産党の日刊紙「アカハタ」である（Williams and Wallace 1989a, 226–27を参照のこと）。

（4）「試写室　魔の731部隊」二〇、「試写室　続・魔の731部隊」二〇、「『魔の731部隊』再びルポ放映」九。すでに吉永は、左翼の学生団体「全学連」への右翼の後援といった論争含みのテーマ（『ゆがんだ青春』）を扱ったTBSのいくつかのドキュメンタリー番組によって知られていた（川谷　一九九六、一二）。

（5）Saar 1976.「魔の731部隊　再びルポ放映」、九における『60ミニッツ　Sixty Minutes』への言及。

（6）TBSの新しいドキュメンタリーは「そこが知りたい　魔の

７３１部隊」と題し、収容所から帰還したアメリカ兵を紹介した（「魔の７３１部隊　再びルポ放映」、九、「そこが知りたい　魔の７３１部隊」、二四）。香港の映画『黒太陽７３１』（邦題『黒い太陽七三一』）は日本語に翻訳され、一九九二年一〇月七日―八日に東京の日中学院において一日四回公開上映された（「関東軍細菌戦部隊の実態描いた映画公開」二六）。

（７）井上隆史のプロデュースになる二部からなるその連続番組は、四月一三日と一四日の二晩にわたり午後一〇時に放送された（「NHKドキュメント「７３１細菌戦部隊」」一九）。BBCと同じく、NHKは国営のテレビ・ラジオ放送局である。つまり商業放送局とは異なり、政府から独立していると同時に関係を保っている。

（８）その発見はニューヨークタイムズにおいても取り上げられた（Sanger 1990「軍医学校跡の人骨　中国も注視」一九）。当初、骨は三五人分の遺体のものと報じられたが、その数は訂正され、最終的に一〇〇体分以上となった（本書の常石敬一の章を参照のこと）。

（９）意義深いことに、日本史学者の秦郁彦は一九九四年にその文書の信憑性を確証した。秦は、かつて（高校の歴史教科書に日本の細菌戦実験について書いた）家永三郎と文部省との裁判において文部省側の証言を行なっている。

（10）野崎と井口は、一九八〇年の七月から九月にかけてアジアの一九か国の報道・出版において、日本の教科書検定問題に関して二千件を超える報告がなされたと述べている。

（11）家永教科書裁判を追った長期的分析については、Hicks 1997の第七章を参照のこと。

（12）ギャヴァン・マコーマック（Gavan McCormack）は藤岡を、「リベラリズムと合理主義が、反リベラルかつ反合理的な推論の様式の隠蔽に用いられている」日本の「厄介な」現状を典型的に示すものと捉えている（McCormack 2000, 70-71）。

（13）フォート・デトリック（Fort Detrick）の公式記録が、戦時中の最大の人員数をわずか三〇〇〇人としていることに注意すべきである（Clendenin 1968, 26）。

（14）こうした推定値をまとめたものとしては、Harris 1994, 66-67を参照のこと。戦時中の米国の人体実験として最も有名な二つの事例は、「タスキーギ梅毒研究（Tuskegee Syphilis Study）」（一九三二―七二）[4]と「シカゴ・マラリア研究（Chicago Malaria Study）」[5]である。しかしながら、このどちらも、米国陸軍化学戦部隊（United States Army Chemical Warfare Service）の行っていた細菌兵器に関する米国の主たる実験とは関係がない。

（15）ハーシュ（Hersh）を受けた論文としては、スタンフォード大学の歴史家バートン・J・バーンスタイン（Barton J. Bernstein）による一九八八年の論文が注目に値する（Bernstein 1988）。

（16）つまり、ウィリアムズとウォレスによる『七三一部隊』（Williams and Wallace, *Unit 731*）の英国版の第一七章「朝鮮戦争」（pp. 235-85）が、米国のフリープレス（Free Press）社版には欠けているのである（Williams and Wallace 1989a; Williams and Wallace 1989b; Harris 1994, 283n36）。

（17）朝鮮戦争勃発直後の発売の、第三回平和問題シンポジウムの声明を掲載した『世界』一九五〇年一二月号は、発行部数が通常の倍を記録した（Dower 1993, 9）。

（18）対照的に、ソ連の検察が立証に用いた一八巻におよび原資料は未だ研究者の閲覧に供されていない（Harris 1994, 229）。

（19）最も確かな筋からの情報によれば、ソ連はその裁判を多数の日本人捕虜をシベリアに抑留し続けることの正当化のために行なったという（Harris 1994, 226–28）。

（20）一九四九年一二月二七日にUP通信は、日本占領管理機関の米国の代表者で、ダグラス・マッカーサーの米国政治顧問代理であるウィリアム・シーボルド（William Sebald）の発言を引用した。彼は、ハバロフスク裁判が、未だ説明のないままソ連に抑留中の数千の日本人捕虜から注意をそらすための「煙幕」としてつくられた「フィクション」である可能性があるとしている（笠原他　一九九七、二三n一四 Powell 1980, 15n1）。

（21）本多はベトナムに関して「戦争と人」と題する連載記事を書いた。これは、一九六〇年代半ばに朝日新聞に五か月にわたって掲載され、一九六八年には『戦場の村』として出版された。この本は日本においてベストセラーとなり、五万部を超える英語版が輸出された（Lie 1993, 16を参照のこと）。

（22）最終判決は、政府による教科書検定は違憲であるとの家永の最も根本的な主張を却下したが、七三一部隊への言及の合法性は認めた（野崎・井口 2000, 119「第3次家永訴訟　4カ所の違法確定」一）。

（23）森村の著作は光文社および角川書店から、常石の研究は新潮社から出版された。

（24）その映画は、『語られなかった戦争——侵略』と題されたシリーズの第五作となった（「旧日本軍細菌戦部隊、映画に」三）。

（25）その展示は「731部隊展 in 春日部」と題された（米沢　一九九六、三）。

（26）後に『大東亜戦争肯定論』として出版された（林　一九六四）。

訳注

［1］バターン死の行進

一九四二年フィリピンで日本軍によって行われた、米軍捕虜の移送につけられた名称。現地で投降した約八万人の米兵と、護送の日本兵が約七〇キロの距離を徒歩で移動したことを指す。現地では移送中にマラリア感染などの影響もあり多数の死者が出ており、米国では日本軍の非人道的な行為として多くの非難があがった。

［2］一九三六年に満州で結成された

七三一部隊の母体であり、日本で最初の生物兵器開発のための研究機関でもある、陸軍軍医学校防疫研究室が石井四郎（当時軍医大尉）によって東京で設立されるのが一九三二年八月であり、満州国に拠点をおく防疫研究室の細菌試験所（通称「東郷部隊」）が軍令により正式に発足するのが一九三六年五月である。その後、一九四一年に至り、正式に「七三一部隊」という部隊番号を付けられることになる。

［3］アカハタ

日本共産党の日刊機関誌「アカハタ」は、一九二八年（昭和三年）創刊時は「赤旗（せっき）」、一九四六年（昭和二一年）に「アカハタ」、一九六六年（昭和四一年）に「赤旗」、一九九七年（平成九年）に「しんぶん赤旗」と名称を変える。本書の訳出では、それが本文中で引用される時期に応じて表記を使い分けた。

［4］タスキーギ梅毒研究（Tuskegee Syphilis Study）

米国アラバマ州タスキーギで黒人を被験者として行われた梅毒実験。梅毒になった患者に対して、治療しない場合の自然経過を観察する目的で行われた。同実験が行われていた一九三二年から一九七二年の間に、四四〇〇人の黒人住民を対象として行われた梅毒検査の中から過去に梅毒治療を一度も受けたことのない三九九人の梅毒被験者（および二〇一人のコントロール・グループ）が実験対象として選定された。彼らの多くは文字の読み書きが自由ではなく、また彼らは梅毒実験の被験者とされていることについて説明を受けていなかった。実験は一九七二年外部告発により停止。この梅毒研究の告発は、その後人体実験における被験者保護のための倫理原則を定めたベルモント・レポートの成立（一九七九年）の契機となる。

［5］ シカゴ・マラリア研究（Chicago Malaria Study）
　一九四〇年にシカゴで起きたマラリア人体実験。新薬開発のために約四〇〇人の囚人にマラリアに感染させた実験研究。ニュルンベルク医療裁判の際に、強制収容所における人体実験に加担した医師から、自らの行為正当化のために引き合いに出されたことでも知られる。

参考文献

Barenblatt, Daniel. 2004. *A Plague upon Humanity: The Hidden History of Japan's Biological Warfare Program*. New York: HarperCollins.

Bernstein, Barton J. 1988. "America's Biological Warfare Program in the Second World War", *Journal of Strategic Studies*, 2, no. 3 : 292-317.

Brackman, Arnold. 1987. *The Other Nuremberg : The Untold Story of the Tokyo War Crimes Trials*. New York : Quill. 小暮吉延訳　一九九一『東京裁判――もう一つのニュルンベルク』時事通信社。

Buruma, Ian. 1994. *The Wages of Guilt: Memories of War in Germany and Japan*. New York: Farrar, Straus, and Giroux. 石井信平訳　二〇〇三『戦争の記憶――日本人とドイツ人』筑摩書房。

Clendenin, Richard M. 1968. *Science and Technology at Fort Detrick, 1943-1968*. Fort Detrick, Md. : Fort Detrick, Historian, Technical Information Division.

Endicott, Stephen, and Hagerman, Edward. 1998. *The United States and Biological Warfare: Secrets from the Early Cold War and Korea*. Bloomington: Indiana University Press. 高橋則昭・宮下亜紀・高橋知子訳　二〇〇三『バイオテロ！――細菌兵器の恐怖が迫る』朝日新聞社。

Engelhardt, H. Tristram, and Rasmussen, Lisa M. eds. 2002. *Bioethics and Moral Content: National Traditions of Health Care Morality: Papers Dedicated in Tribute to Kazumasa Hoshino*. Boston: Kluwer.

Field, Norma. 1997. "War and Apology: Japan, Asia, the Fiftieth and After." *Positions: East Asia Cultures Critique*, 5, no. 1 : 2-49.

Harris, Sheldon H. 1994. *Factories of Death : Japanese Biological Warfare 1932-45 and the American Cover-up*. New York : Routledge. 近藤昭二訳　一九九九『死の工場――隠蔽された731部隊』柏書房。

Hein, Laura, and Selden, Mark. 2000. *Censoring History : Citizenship and Memory in Japan, Germany, and the United States*. New York : M. E. Sharpe.

Hersh, Seymour. 1969. *Chemical and Biological Warfare: America's Hidden Arsenal*. New York: Doubleday.

Hicks, George L. 1997. *Japan's War Memories : Amnesia or Concealment?* U.K. : Ashgate.

Ienaga, Saburo. 1978. *The Pacific War, 1931-1945 : A Critical Perspective on Japan's Role in World War II*. New York : Random House. English-language version of *Taiheiyo senso* (Tokyo : Iwanami shoten).

Lie, John, ed. 1993. *The Impoverished Spirit in Contemporary Japan: Selected Essays of Honda Katsuichi*. New York: Monthly Review Press.

McCormack, Gavan. 2000. "The Japanese Movement to 'Correct' History." In Hein and Seldon, 53-73.
McNeill, David, and Seldon, Mark. 2005. "Asia Battles over War History: The Legacy of the Pacific War Looms over Tokyo's Plans for the Future." *Japan Focus,* Apr. 13, 2005. http://japanfocus.org/257.html (accessed Apr. 15, 2005).
Miller, Judith, Engelberg, Stephen, and Broad, William. 2001. *Germs : Biological Weapons and America's Secret War.* New York : Simon & Schuster.
Nozaki, Yoshiko, and Inokuchi, Hiromitsu. 2000. "Japanese Education, Nationalism, and Ienaga's Textbook Lawsuits." In Hein and Selden, 96-126.
Powell, John W. 1980. "Japan's Germ Warfare: The U.S. Cover-up of a War Crime." *Bulletin of Concerned Asian Scholars,* vol. 12, no. 4: 2-17.
——. 1981. "Japan's Biological Weapons, 1930-45" *Bulletin of Atomic Scientists,* vol. 37, no. 8.
Saar, John. 1976. "Japan Accused of W W II Germ Deaths." *Washington Post,* Nov. 19, 1976, pp. 1, 19.
Sanger, David. 1990. "Skulls Found: Japan Doesn't Want to Know Whose." *New York Times,* Aug. 13, 1990, pp. 1, 5.
Swearingen, Rodger, and Langer, Paul. 1968. *Red Flag in Japan : International Communism in Action 1919 - 1951.* New York : Greenwood Press.
Wakamiya, Yoshibumi. 1999. Postwar Conservative View of Asia: How the Political Right Has Delayed Japan's Coming to Terms with Its History of Aggression in Asia. Tokyo: LTCB International Library Foundation.
Williams, Peter, and Wallace, David. 1989a. *Unit 731 : Japan's Secret Biological Warfare in World War II.* New York: Free Press. 西里扶甬子訳 二〇〇三『七三一部隊の生物兵器とアメリカ――バイオテロの系譜』かもがわ出版。
——. 1989b. *Unit 731 : The Japanese Army's Secret of Secrets.* London : Hodder and Stoughton.
遠藤光司 一九九六『高校生が追うネズミ村と731部隊』教育史料出版会。
笠原十九司他 一九九七『歴史の事実をどう認定しどう教えるか――検証731部隊・南京虐殺事件・「従軍慰安婦」』教育史料出版会。
川谷忠雄 一九九六「書評 吉永春子『謎の毒薬』」朝日新聞一九九六年四月二八日、一二面。
郡司陽子 一九八二『証言 七三一石井部隊――今、初めて明かす女子隊員の記録』徳間書店。
越定男 一九八三『日の丸は紅い泪に――第731部隊員告白記』教育史料出版会。
小林よしのり 一九九八、二〇〇一、二〇〇三『戦争論I、II、III』幻冬舎。
島村喬 一九六七『三千人の生体実験――関東軍謎の細菌秘密兵器研究所』原書房。
滝谷二郎 一九八九『殺戮工廠・731部隊――発見された細菌部隊兵士の告白調書』新森書房。
常石敬一 一九八一『消えた細菌戦部隊――関東軍第731部隊』海鳴社。
—— 一九八二『細菌戦部隊と自決した二人の医学者』新潮社。
林房雄 一九六九『大東亜戦争肯定論』番町書房。
日暮吉延 二〇〇二『東京裁判の国際関係――国際政治における権力と規範』木鐸社。
本多勝一 一九六八『戦場の村―ベトナム―戦争と民衆』朝日新聞

社（初出、朝日新聞ベトナム戦争シリーズ「戦争と人」一九六〇年代半ば）。

―― 一九七二『中国の旅』朝日新聞社。

―― 一九七五『天皇の軍隊』朝日新聞社。

森正孝・糟川良谷　一九九五『中国側史料 中国侵略と七三一部隊の細菌戦――日本軍の細菌攻撃は中国人民に何をもたらしたか』明石書店。

森村誠一　一九八一a『悪魔の飽食――「関東軍細菌戦部隊」恐怖の全貌！　長編ドキュメント』光文社。

―― 一九八一b『死の器』角川書店。

―― 一九八二a『『悪魔の飽食』ノート』晩声社。

―― 一九八二b『悪魔の飽食（続）』光文社。

―― 一九八三『悪魔の飽食（第三部）』角川書店。

山田清三郎　一九七四『細菌戦軍事裁判――記録小説』東邦出版社。

吉見義明・伊香俊哉　一九九五『七三一部隊と天皇・陸軍中央』岩波書店。

「NHKドキュメント『731細菌戦部隊』」朝日新聞一九九二年四月一三日、夕刊一九面。

「関東軍細菌戦部隊の実態描いた映画公開」朝日新聞一九九二年一〇月七日、二六面。

「旧日本軍細菌戦部隊、映画に」朝日新聞一九九三年一一月三〇日、夕刊三面。

「旧日本軍の細菌戦　あす実態究明する会」朝日新聞一九九六年六月二八日、夕刊二六面。

「軍医学校跡の人骨　中国も注視」朝日新聞一九九一年八月三日、夕刊三面。

「細菌戦七三一部隊の活動」朝日新聞一九八九年六月二二日、夕刊三面。

「細菌戦部隊を追及する水谷尚子さん」朝日新聞一九九六年七月一二日、三面。

「細菌部隊元隊員が実録」朝日新聞一九八三年八月一三日、夕刊九面。

「埼玉の高校生、『731部隊』調べた」朝日新聞一九九六年八月一日、三二面。

「自分に無縁のホラーじゃない」朝日新聞一九九四年六月一三日、一五面。

「試写室　続・魔の731部隊」朝日新聞一九七六年八月一五日、二〇面。

「試写室　そこが知りたい　魔の731部隊」朝日新聞一九八二年六月二九日、二四面。

「試写室　魔の731部隊」朝日新聞一九七五年八月一〇日、二〇面。

「人権無視の脳死移植」朝日新聞一九九一年八月三日、夕刊三面。

「生体実験を模型で再現」朝日新聞一九九三年七月一一日、二四面。

「第3次家永訴訟　4カ所の違法確定」朝日新聞一九九七年八月三〇日、一面。

「摘出した臓器、スケッチした」朝日新聞一九九五年一一月二〇日、夕刊一四面。

「731部隊究明へ日中共同シンポ」朝日新聞一九九五年九月一六日、夕刊九面。

「731部隊の細菌戦検証」朝日新聞一九九五年一二月一八日、一四面。

「731部隊の実態　紙芝居に」朝日新聞一九九四年九月一六日、二九面。

「七三一部隊極秘文書　全国40箇所で巡回展」朝日新聞一九九三年七月二日、夕刊一〇面。

「七三一部隊の細菌戦　日本側資料で裏付け」朝日新聞一九九三年八月一四日、一面。

「ノモンハン事件に『細菌戦』の証言」朝日新聞一九八九年八月二四日、三面。
「『ペスト猛威』と報告」朝日新聞一九九三年八月一四日、二七面。
「『魔の７３１部隊』再びルポ放映」朝日新聞一九八二年六月二一日、夕刊九面。
「餅を食べ、全身が青黒くなり、死んだ」朝日新聞一九九四年九月六日、三〇面。

第八章　生物兵器

米国と朝鮮戦争

キャメロン・ハースト

ジョージ・W・ブッシュ大統領在任中の「テロとの戦い」の到来によって、世界は「大量破壊兵器 weapons of mass destruction」の影に脅かされるようになった。この表現は特に新しいものではないが、ここ数年、メディアの至るところで見かけるようになっている。WMDという略語形で、米国中でよく知られるようになった。

この語の米国における使われ方はいくぶん不誠実なものである。つまり、WMDに関する米国の公式の懸念は、もっぱら、他の国家や組織が何の罪もない米国民に向けてWMDを使用するかもしれないというものである。これは、米国ほど多量のWMDを保有する国が他にほとんどないという事実を無視している。米ソ軍備管理協定がカバーするICBM（大陸間弾道弾）搭載核兵器を除いては、米国民は自国の核兵器の保有量を知らない。米国の化学・生物・核兵器保有量に関して独立の調査をしたくても、政府の許可が下りることはない。さらに、米国ほど過去にWMDを使用した国はない。それにもかかわらず、九・一一以後の世界におけるWMDのシナリオは、「悪の枢軸」国やテロリストのネットワークが米国の無辜の民間人に対してWMDを使用するかもしれないというものなのである。

実際、ブッシュ政権の「予防攻撃」政策——これは国際法を振りかざすそれまでのやり方からの決別だ——は、米国にとって脅威と見なされる社会および／または組織に対する米軍の攻撃を正当化するために作り出されたものである。米国のイラク侵攻——ホワイトハウスは抜け目なくこれを「イラクの自由作戦」と呼んで国民に売り込んだ——は、イラクのWMDに関する根拠のない報告に基づくものであった。さらにブッシュ政権は、何の裏づけもないままにサダム・フセイン政権をアル・カイダや九・一一のテロと結びつけようとした。しかもテロリストが主として同盟国サウジアラビアの国民であり、その中にイラク人が一人も含まれていないという事実があるにもかかわらずである。イラク侵攻のかなり後、イラクと九・一一のテロリストとが無関係であることが広く認められた時点においても、有力な民主党大統領候補ジョン・ケリー上院議員は、この情報をブッシュ大統領の失脚のための説得的な理由とすることができなかった。以上が、WMDに関して九・一一以後の世界が抱えている不安である。

しかし視線を六十年前に転じてみると、まったく異なった状況が見えてくる。言うまでもなく、太平洋戦争はWMDの史上最大規模の活用をもって終結した。すなわち、広島と長崎への原爆投下である。そのうえ、数十万の民間人を殺したドイツと日本の都市のじゅうたん爆撃は、放射能を含まないとはいえ、WMDの使用例であった。さらに米国は、冷戦の展開とともにWMDの開発・備蓄・使用の可能性に深く関与するようになった。実際、米国は、世界最大の軍事力であるだけでなく、大量破壊兵器の最大の保有国でもある。こうした歴史と現状のゆえに、米国自らも手を染めている事柄に手を染めたとの嫌疑があるというだけで他国を「悪の枢軸」に含めてしまうブッシュ政権の極めて道徳主義的な非難は、かなり偽善的なものとなっている。

北朝鮮の破壊——朝鮮戦争における爆撃

一九五〇—一九五三年の朝鮮戦争では、米国が以下の目的を遂行するにあたって、WMDの使用（の威嚇）が重要な役割を果たした。すなわち、第一に、朝鮮半島南部への北朝鮮軍の侵攻を食い止めること、第二に、韓国大統領李承晩のもとに朝鮮半島全体を統一すること、最後に、中国の介入後は、できる限り元の韓国領を回復することである。韓国軍が敗退し、半島の命運が危機的に思われた戦争開始後数週間の時点で、国連軍最高司令官ダグラス・マッカーサーは、朝鮮半島における原爆の使用を示唆した。後にマッカーサーは、中国軍の大規模介入——彼はトルーマン大統領に対して中国は介入しないだろうと言っていた——を受けて、「三〇から五〇個の原子爆弾を……満州の頸部に一列に投下する。［それによって］我々の後方には……放射性コバルトの帯が広がるだろう」と脅した（Halliday and Cumings 1988, 128）。

ハリー・S・トルーマンとドワイト・D・アイゼンハワーは朝鮮半島における核戦争の実行をちらつかせ、トルーマンは朝鮮半島沖の航空母艦に爆弾を移動するなどの措置を講じて、沖縄の米軍基地に半島での原爆投下の準備をさせた。一九五一年九月および一〇月には、米軍はB29爆撃機を急派して、北朝鮮に擬製弾やTNT爆弾による偽の原爆を投下することさえ行なっている。ブルース・カミングズ（Bruce Cumings）はこう述べている。「平壌の指導者には鋼のごとき強靱な神経が必要だったはずだ。ほんの六年前に広島と長崎を壊滅させた攻撃法をなぞって、B29が一機だけで飛来する。これをレーダー上に見つけても爆弾が本物か偽物かは毎回不明なのだ」（Cumings 2004, 26）。

　核兵器に関する限り、米国は何度も脅しはしたが実際の使用に踏み切ることはなかったが、恐らくそれは、武官・文官のほとんどがその使用にひるんだからではない。核兵器不使用の決定は、主としてこの衝突が第三次世界大戦レベルにまで発展するのを（すなわちソ連の参戦と中国の関与の拡大を招くのを）回避しようと考えたこと、米国の同盟国——特に英国——が原爆使用に反対したこと、そして北朝鮮には核兵器による破壊を必要とするような都市ターゲットがほとんどなかったことによるものであろう。道徳の果たした役割は小さかったものと思われる。

　しかし、核戦争に訴えなかったとはいえ、米国は持てる兵器を総動員して北朝鮮の大半を破壊した。使用した爆弾は合計一万七〇〇〇トンに達し、主要二二都市のうち半数以上の一八都市を壊滅させた（Crane 2000, 168）。空中戦を計画したルメイ（Curtis LeMay）将軍[1]は、次のように描写している。「三年ほどの間に……我々は北朝鮮の、そしてまた韓国の、すべての［原文ママ］都市を焼き尽くした」（Halliday and Cumings 1988, 118）。ちょうどイラク国民の解放前に「全爆弾の母 mother of all bombs」と称されるMOAB（大規模爆風兵器 massive ordnance air blast）を導入したように、米軍は朝鮮半島に対して巨大な（一万二〇〇〇ポンドの）「ターザン」爆弾を開発した。焼夷弾を用いたじゅうたん爆撃は通常のことであった。第二次世界大戦末期に開発されたナパーム弾が使用され、朝鮮半島の村、町、都市に甚大な被害をもたらした。それは幾千人もの人々を焼き殺し、多数の人々に生涯傷跡を残した。

　明らかに、北朝鮮への空爆の最も議論を呼ぶ局面——カミングズ他は「大量殺戮的 genocidal」と言っている——は、戦争の最後の年、中国および北朝鮮との交渉が難航する中で行なわれたダムと発電所への爆撃であった。一九五二年六月、米国は、北朝鮮の電力供給の九〇パーセント以上を担う巨大な水豊《スプン》ダムを含む鴨緑江の四つのダムを五〇〇機以上で攻撃するという、この戦争で最大の空襲に乗り出した。その後戦争終結までの間、北朝鮮は実質的に電力をもたない状態だった[1]。米空軍に関するある研究によれば、ほぼ一年後、米軍機はまた平壌近郊の五つのダムを爆撃し、広範囲にわたって洪水と「米作の壊滅」を引き起こした（Halliday and Cummings 1998, 195-96）。爆撃の目的は民衆に心理的打撃を与えることであった。田植えが終わって苗が根づく前に行われたのである。オランダにおけるナチスの同様の軍事行動は、ニュルンベルク裁判で戦争犯罪として有罪とされている。このことを覚えている人は多くはいないらしい。

　北朝鮮における死と破壊は恐るべきものであった。たとえこの狭い半島で米軍が使用した兵器がＷＭＤと呼ばれていないとしても、朝鮮人にとってこの戦争は決してトルーマン政権が称したような「限定戦争」〔2〕などではなかった。彼らにとってそれは総力戦であった。この戦争による犠牲者の正確な数は未だ不明である(2)。しかし、ある推定によれば、米軍によって殺された北朝鮮の民間人の数は二百万人を超えるという（Tucker 2000, 200）。平壌にとって朝鮮戦争が、ときに米国で言われているような「忘れられた戦争」でないことは明らかである。実際、朝鮮戦争における米国の行為の鮮明な記憶を国民の間に維持することが、同国の反米運動の主要な要素となっている。

生物兵器（biological weapons）と近年の歴史におけるその使用

　今日のＷＭＤに関する米国の最大の懸念の一つは、「悪の枢軸」その他の反米集団の構成員が、米国に対して生物兵器あるいは化学兵器を使用する意思があるという不安である。すでに数回起きている炭疽菌騒動はその予兆である。コンドリーサ・ライス（Condoleezza Rice）が九・一一に行う予定だった講演の草稿にあるように、「我々は、サリンの小瓶の蓋を地下鉄内で開ける……可能性についても心配しなければならない」。空気、水、食糧の汚染や、悪性の病気を意図的に広める手口について心配するのも正当である。当時新設された国土安全保障省のウェブサイトには、次のように記されている。

　国家としての私たちの使命の一つは、バイオテロリズム――兵器としての病気の意図的な使用――の脅威に備えることです。生物兵器に対する効果的な防衛には、長期的な戦略と、合衆国の保健医療制度への相当額の新たな投資が必要となるでしょう。目下、大統領は方策を講じつつあり、それはバイオテロリズムの脅威から国民を守る国家的能力を大いに改善するはずです。二〇〇三年の大統領予算案は、バイオテロリズム対策に五九億ドルを確保しています。これは二〇〇二年の水準から見て、四五億ドル、三一九パーセントの増加です。

現在我々が暮らしている世界についてのまったく新しい言葉がいくつも使われていることに注目して欲しい。「バイオテロリズム biological terrorism」という用語は「兵器としての病原菌の意図的な使用」と定義される。その用語の暗黙の前提は、米国民は決してそうした行為に訴えることはなく、それらを容認することもないが、我々米国人に比べて倫理的に劣る他国民は病気をそのようなしかたで用いかねないというものである。「テロリズム」自体が曖昧な用語であるが、これが他者の行為のみに公式に適用される用語であることは間違いない。

しかし実際には、第二次世界大戦と朝鮮戦争において、米国は攻撃用生物兵器を積極的に開発した。米軍の文武両官は戦争に勝つための病気の使用を強く促した。朝鮮戦争において米国は、中国と北朝鮮から、今日のホワイトハウスならバイオテロリズム――当時彼らはそのような語を持っていなかったが――と見なすであろう罪状で告発され、告発を調査した国際委員会はその主張を支持した。当論文では、以下で、これらの告発が真実によるものであったか偽りのものであったかを考察する。

朝鮮における生物戦――敵国からの非難

一九五一年春に中華人民共和国と朝鮮民主主義人民共和国の外務大臣は、米国が両国に対して生物戦 (biological warfare, BW) を行ったとして国連に訴えたが、告発ははねつけられ、すぐに忘れられた。しかし、一九五二年の初め、北朝鮮と中国の人民は健康問題に遭遇し始めた。当初は説明できなかったが、のちには米国に対する告発の根拠となったものである。北朝鮮の数か所で、中国軍と北朝鮮軍の兵士が、米軍機が鶏の羽や各種の虫類など奇妙な物を投下していると報告し始めた（新華社、Feb. 29, 1952, Endicott and Hagerman 1998, 5 and 208n11 に引用）[3]。他方、満州の鴨緑江の相互にかなり離れた複数地点で、炭疽菌と脳炎による死者が多数出ていることに、中国当局は当惑した。この地域では従来どちらの病気も稀あるいはまったく存在しないものであった。死者を調査した医療当局者は、初めのうち理由が分からず、死因を十分に特定できなかった。なぜなら、彼らも述べているように、「過去において、東北部ではこの種の脳炎は観察されたことがなかった」からである（Endicott and Hagerman. 1998, 5）[4]。

死者数が増加するにつれ、中国人は一見共通点のない各事件を結びつけるものがあることに気づいた。それは、その地域の上空を米軍機が飛行し爆弾を投下するのを見たという報告であった。現地調査によって、箱および不発弾のほか、すでに述べたような数種類の異様な事物が発見された。しかしさらに重要なことには、地域、季節、数量において普通ではない各種の虫類が発見されたことである。中国の医療班は、米軍機が地域住民に病気を感染させるためにそれらの虫類を投下しているとの結論に達した。中国政府は、周恩来を委員長、人民解放軍主席幕僚の聶栄臻《じょうえいしん》および中国科学院院長の郭末若とを副委員長とする伝染病制圧のための委員会を組織した。三月半ば、委員会は、広く各省・地方自治体・陸軍部隊に向けて、電信によって次のように報じた。

> 一月二八日以降、敵軍は朝鮮半島および我が国東北部および青島地域に対し次々と猛然たる細菌戦を展開している。ハエ、カ、クモ、アリ、ノミ……等、細菌に感染した三十数種の虫類を投下し……。それらは非常に広範な地域に投下された。……当該の病原性微生物は、ペスト菌、コレラ菌、髄膜炎菌、パラチフス菌、サルモネラ菌、回帰熱菌、スピロヘータ、チフス菌……等であることが調査によって確認されている。温暖な季節に向かい、伝染病および媒介動物が抑制不可能なほど活発化することが予想される。また、我々がただちに全国的に伝染病予防活動を強化しなければ、敵軍の細菌戦に由来する深刻な伝染病が容易に発生することであろう（Endicott and Hagerman 1998, 11）。

朝鮮半島でも同様に、北朝鮮の医療チームが、米国軍の軍用機が北朝鮮領に投下したとするノミ、ハエ、クモを調査し、それらの虫類のいくつかにコレラを確認した。コレラの発生は稀であり、朝鮮半島ではほぼ六〇年間発生していなかった（Endicott and Hagerman 1998, 8）。北朝鮮もまた、米国が北朝鮮各地に感染した虫類を入れた爆弾を投下した証拠を見出した。つまり、中国・北朝鮮の両当局によれば、米国軍は生物戦を行っているのであった。この問題を徹底的に調べている二人の研究者、スティーヴン・エンディコット（Stephen Endicott）とエドワード・ハーガーマン（Edward Hagerman）は、事件からほとんど半世紀も経ったころ、存命の中国人医師数名にインタビューを行った。彼らは当時と変わらず今日でも、実際に米国が感染した虫類を中国東北部に投下したと確信していた。

一九五二年の晩冬、中国東北部における異常な発見物および稀な病気（吸入炭疽、脳炎など）の発生に関する情報が広がると、現地の状況を調査するために中国人医師からなる医療調査班が派遣された（エンディコットとハーガーマンが半世紀後にインタビューを行った医師たちであった）。同様に北朝鮮も、一月末、中国人民義勇軍の兵士が平壌、鉄《チョル》原《ウォン》、金化《クムファ》（とその周辺）で発見した各種の虫類の奇妙な事件を調査するために、朝鮮人民軍軍医局の委員会を派遣した。中国と朝鮮のどちらの場合も、医療当局者は異様な事物や虫類の存在について説明できなかった（たとえば朝鮮半島の場合、そうしたハエ、クモ、ダニが自然状態で繁殖するには気温が低すぎた。さらに、ハエのうち数種は朝鮮半島に生息していないとされるものであった。ノミも「朝鮮半島では知られない、〝春季および夏季の回帰熱〟や脳炎を媒介する種類のものであった」（Endicott and Hagerman 1998））。[5] いずれの場合も、医師らはこの通常見られない、病気を媒介する虫類の出現を米軍機の投下によるものと考えた。

病気に感染した虫に関する情報は、憂慮した聶栄臻《じょうえいしん》将軍（人民解放軍参謀長）を通じて毛沢東主席に伝えられた。聶栄臻の直接の関心は兵士らの伝染病予防にあった。毛沢東は周恩来首相に事態の収拾に当たらせ、周恩来は、潜在的な医療問題と、細菌戦（germ warfare）実行の廉《かど》で米国を非難するという政治問題とに対処するための、六項目のプランをまとめた（Endicott and Hagerman 1998, 8）。周恩来の報告に続いて、中国と北朝鮮の政府間でこの問題に関する上層部による討議が行われた。最終的に一九五二年二月二二日に、朝鮮民主主義人民共和国外相朴憲永《パク・ホニョン》は、伝染病を蔓延させるために各種の虫類を投下したとして米国に対して非難を表明した（Goulden 1982, 601）。続いて数日後、周恩来は、米空軍の六八の編隊が中国東北部に四四八回以上出撃を行って細菌に感染した虫類を散布した旨を伝える声明を発表した（Goulden 1982, 601）。

退役将軍の楊得志《ようとくし》は、一九八七年の回顧録の中で、一九五二年一月末に回状を通じて敵軍が三種の虫類を投下しているとの警告を受けた後のことを詳しく回想している。

> 二月一一日に敵機四機が我が本部上空に飛来し、私の軍服の袖に乳白色の粘液が一滴垂れた。その後、石屏《ソクピョン》里《ニ》から、松内洞《ソンネドン》とその周辺地域においてハエの群、紙に付着した乳白色の粘液、絵入りカードが発見されたとの報告が届いた。……軍医の分析から、それらの虫類はコレラ菌などの細菌を保有していたことがわかった。……我々は細菌戦への対処の初期段階において数々の障害に直面した（Li, Millett, and Yu 2001, 特に chap. 7, 157–60）。

半世紀以上経った今読んでも、これらの報告はやはりかなり疑わしいように思われる。それらには、たとえば中国人あるいは北朝鮮人が米軍機の墜落現場から感染した虫類あるいはそうした証拠物を含む爆発の不完全な爆弾を見つけたというような直接の報告による裏づけがまったくないからである。すでに述べた厳密な「統計的正確さ」にもかかわらず、[6] それを読んだほとんどの者はあまり真実味を感じていない。しかし、一九五一年に様々な共産主義前線組織が並べ上げ、証拠不備のため即座に退けられてしまった初期のころの細菌戦・化学戦の告発の場合とは異なり、中国と北朝鮮はこのたび、多くの者が信憑性がかなり高いと感じるような証拠を提出した。それは細菌戦の爆撃に参加したという多数の米軍パイロットの「告白」である。

パイロットとその「告白」

朝鮮戦争全体に、戦争捕虜の政治化という米国人にとってはじめての現実の経験が暗い影を落としている。米軍はこうした経験に対処する準備ができていなかった。第二次世界大戦ではすべての陣営に多数の戦争捕虜が存在したが、西側諸国においては国家間戦争の合意された規則が広く遵守された。それゆえ、ドイツの捕虜収容所が楽しい場所であったと思う者はないにしても、連合国側の捕虜たちは一般に十分よく遇された。実際、戦争中から戦後の米国においては、捕虜収容所についての映画——面白くときに滑稽でさえある——の増加が見られた。筋立てはもっぱら、連合国の兵士が脱走を試みる、ドイツの軍人が潜入して連合国の将校から軍事機密を入手しようとするといったものであって、戦争捕虜に対する虐待的処遇や政治化はほとんど関心の対象となっていない。アジアの場合はまったく異なっていた。日本の捕虜収容所はしばしば残忍で、栄養不足、無医療、強制労働、高い捕虜死亡率を伴っていた。そのため、米国の戦争映画はこうした側面を強調した。

しかし、朝鮮戦争の捕虜の経験は新たな驚くべき現象をもたらし、それはまた、当時の大衆映画に反映された。一九六二年のジョン・フランケンハイマー（John Frankenheimer）監督の映画『影なき狙撃者 *Manchurian Candidate*』は、朝鮮戦争から帰還したある戦争英雄をめぐるものである。この男は、捕虜時代に埋め込まれた催眠暗示にしたがって米国大統領候補の暗殺を試みる。この映画は、「洗脳 brainwashing」という未知の概念——戦後専門家がおおむね退けた概念——に対して米国民が抱いた非現実的だが強烈な恐怖をよくとらえている。実際、多数の米国人捕虜が彼らを捕らえた共産主義者に「協力」し、二一人が戦後も中国および北朝鮮に残留したが、一般に想像されているような意志によらない意識下の「洗脳」といったものは存在しなかった。また、朝鮮戦争では、大衆紙においてしばしば主張されたような広範な協力も存在しなかった。大概の戦争同様に、協力したのは少数の者で、甚だしく残忍な行為に遭ってさえ断じて拒絶する者が存在した（およそ七、一四〇人の捕虜のうち二、七〇一人が収容所内で死亡した）。しかし、大多数は「単に最も耐えがたき状況下で生き延びようとしただけであった」（Carlson 2002, xiii）。それにもかかわらず、戦争捕虜は米国への帰還の際に政治化された。そして多くの解説者、社会評論家、精神科医までもが、戦争捕虜たちの柔弱さを酷評し、子育ての甘さという点で彼らの母親を非難さえした(7)。

いずれにしても、戦争捕虜は朝鮮戦争終結にとっての最大の障害の一つであった。それは主として、米国が北朝鮮人および中国人の戦争捕虜の本国へのいかなる強制送還も拒絶したからであった。それによって交渉が長引き、死者数が激増した。戦争捕虜の運命は、両陣営間の政治的フットボールとなった。戦争の最後の年、交渉者らが戦争捕虜をめぐって言い争いを続け、兵士らが第一次大戦を思わせるような塹壕戦で岩だらけの禿山の制圧のために殺し合いをしている間に、全戦闘員の死傷率は恐るべき高さに達した。中国・北朝鮮軍は、数千の国連軍戦闘員――主として米国人――を捕らえた。その多くはもちろん撃墜あるいは墜落によって捕縛されたパイロットであった。三六人のパイロットが中国人に対して、米国が「細菌戦」を行っていることを供述した。供述書のうち二五通は国連資料となっており、今でも読むことができる。

「プロパガンダ映画」を通して最初に世界の注目を浴びたのは、一九五二年三月末の、ケネス・イーノック（Kenneth Enoch）中尉による、細菌戦に参加したとの告白であった。数日後、彼の同僚であるジョン・クイン（John Quinn）中尉が告白を行った。それによると、彼は米軍から「彼ら戦争屋の手先となって細菌爆弾を投下し、朝鮮人および中国義勇兵に対してこの恐ろしい犯罪を行う」ことを強要された（Toland 1991, 537）。さらに数人による告白が続いて、世界中にかなりの反響が起こった。多くの国で主に共産主義支持者によるデモが多数行なわれた。実際、こうした告白を額面通りに受け取ったのは共産主義者ばかりではなかった。カンタベリー大司祭であるヒューレット・ジョンソン（Hewlett Johnson）博士は、中国から戻ると「細菌戦の事実は決定的かつ反駁不可能である」と述べた（Toland 1991, 538）。

これらの残された告白はきわめて詳細にわたり、多数の氏名、日付、場所を含めた驚くべき量の情報を提供している。中国側がそれらの告白をつなぎ合わせて完成させたと主張するものによると、一九五〇年一二月、統合参謀本部が研究開発部門に「一九五一年の末までに生物兵器使用のための準備を完了する」よう命じた（Endicott and Hagerman 1998, 163）。続けてそれは計画の実行方法を詳述しているが、空軍参謀総長ホイト・ヴァンデンバーグ（Hoyt Vandenberg）大将[3]と極東軍総司令官マシュー・リッジウェイ（Matthew Ridgway）[4]の関与を示唆しつつ、感染した虫類を北朝鮮と中国に投下する前に移送したとされる韓国内の様々な部隊と基地の名前を挙げている。爆撃開始は一九五二年一月であったとされる。生物戦を行なった理由としては、「戦争を短縮して米国人の生命を救う」こと、伝染病を発生させて中国軍・北朝鮮軍兵士の士気を削ぐこと、（激しい空爆にもかかわらず効果が見られなかった）中国補給路の分断を促すことがあったと米軍パイロットは述べたという（Endicott and Hagerman 1998, 165）。

米国の生物戦計画に関して米軍パイロットから聞き出したとされる中国側の記述の詳密さが実際どのようなものであるかを、本章の短文において紹介することは不可能である。しかしそれは充実したものであった。おそらくこれをよく伝えるのは、エンディコットとハーガーマンの研究であろう。

これらの将校から中国人は、細菌戦に関する米軍の最高司令部の決断に関して以下のような情報を得た。すなわち、米軍がこのタイプの戦争を手段として選んだ理由、細菌兵器の製造場所、使用した兵器のタイプ、ばらまいた病気の種類、作戦の実行方法、生物戦の歴史と開発に関して軍内で行なわれた講義の内容、生物戦に対する訓練、米軍の生物戦計画の各段階、安全対策、生物戦の効果に対する米軍の評価である（Endicott and Hagerman 1998, 163）。

これらの「告白」は、米国内では露骨なプロパガンダであるとして退けられたが、多くの国では額面通りに受け止められ、米軍はいささか威信を失った。それでも、朝鮮戦争に関する考察のほとんどが、そうした主張を共産主義のプロパガンダあるいはデヴィッド・リーズ（David Rees）が貼ったレッテルによれば「大うそ」として退ける傾向にある（Rees 1970, 338; また Tucker 2000, 1: 77-78 を参照のこと）。しかし本国帰還直後、これらのパイロットは軍によって隔離され、一種の「逆洗脳」を受けさせられた。「合衆国の威信のさらなる失墜を防ぐため、狂気じみた努力」が払われた（Rees 1970, 167）。パイロットらは告白を撤回するよう非常な圧力をかけられ、最終的には全員が告白を撤回した。「朝鮮において自らを捕縛した共産主義者に協力した合衆国の戦争捕虜は、反逆罪の嫌疑を受ける可能性がある」との検事総長ハーバート・ブラウネル（Herbert Brownell）の公式声明を見逃すわけにはいかなかった。

撤回された告白を軍が収集し、国連大使ヘンリー・カボット・ロッジ・ジュニア（Henry Cabot Lodge, Jr.）はそのうちの一〇通を芝居がかった仕方で総会の政治・安全保障委員会に提出し、米国人から引き出された告白は「前代未聞のまったくのでっちあげ」であったと非難した。第二次世界大戦後に悪名高き日本軍七三一部隊から得られた情報も含め、今日、我々は米軍の生物戦への準備の程度についてさらに多くを知っているが、これに照らしてそれらの反証を読むと、パイロットらの陳述の中に多数の矛盾および誤りが見出される。告白を撤回したパイロットの「看板」的存在であったウォーカー・M・モーリン（Walker M. Mahurin）大佐は、告白を撤回する際、感染した虫類やメリーランドのフォート・デトリックにおける生物戦関連の活動について中国で行った供述はすべてでっちあげであり、一見して「笑止千万」な、「不合理な」ものであると述べた。しかしエンディコットとハーガーマンは、ロッジ国連大使が「中国人の極悪なうそ」として封じ込めようとしたそれらの「不合理な」陳述は、実のところ「細菌戦の実行のために米軍が利用する方法として、完全に実行可能なものであることが分かった」と論じている（Rees 1970, 171–72）。しかし、悲惨な戦争がようやく終結したという安堵の内にあった当時、そうした告白はおおむね共産主義者が捕虜のパイロットに強要して書き上げたプロパガンダとして退けられた。今の我々の目から見れば、事はそれほど明らかではない。

国際科学委員会の調査

明らかに、細菌戦についての中国と北朝鮮の告発の真相を究明するための最もよい方法は、優れた医療調査チームが中国の主張する生物戦の現場に赴き、場所、人々、残留品を徹底的に調べることであっただろう。しかし、原告はこれに抵抗を示し、国際赤十字社あるいは世界保健機関のチームによる自らの告発に関する調査を数か月間受け入れなかった。中国と北朝鮮は、両機関には偏向があると考えた——結局のところこれらの機関は戦場で国連軍側についていたのだ。調査の受け入れに対するこうした抵抗が、告発の信憑性を疑わせるものであったことは間違いない。

しかし結局、国際的調査が行われ、報告書が提出され、中国側の訴えの正しさが認められた。北京と平壌にとっては不幸なことに、世界のほとんどの国はその報告書を信じないという選択肢を選んだ。調査団の名は「朝鮮および中国における細菌戦に関する実態調査のための国際科学委員会 International Scientific Commission for the Investigation of the Facts Concerning Bacterial Warfare in Korea and China」である。彼らは中国を訪れ、状況を調べ、一九五二年九月に公式の報告書を発表した。しばしば「七〇〇頁レポート」と称されるこの報告書は、実際はおよそ六〇頁の簡素なもので、六〇〇頁余りは添付された図、表、グラフであった。米国では通常、国際科学委員会は共産主義者の傀儡組織と見なされており(たとえばSander 1999, 209を参照のこと)、今日でもその調査結果はかなり疑わしいと考えられている。しかし、この委員会がにせの組織であったわけでも、委員が資格を欠いていたわけでもない。(8) 国際科学委員会は、ブラジル、フランス、スウェーデン、イタリア、英国、ソ連の六名の委員――全員が著名な科学者であった――で構成され、その長を英国の生化学者で、中国の科学と医療に関する優れた研究者であるジョゼフ・ニーダム(Joseph Needham)[5] 博士が務めた。ニーダムは「英中友好協会 British-Chinese Friendship Association」の会長であり、中国研究者として有名であった。彼が中国革命をはっきりと支持していたことは間違いない。とはいえ、国際科学委員会には共産主義国を代表するメンバーは一人しかいなかった。ソビエト医学アカデミー副会長のジューコフ=ヴェレジュニコフ(N. N. Zhukov-Verezhnikov)博士である。だが、興味深いことに、このソ連の細菌学者は当該の分野に関してかなりの経験を有していた。彼は日本が第二次世界大戦における細菌戦のかどで告発された先のハバロフスク裁判に関与していたのである。

すでに調査開始以前から、委員たちは米国に対する告発の正しさを実際に立証するのはほとんど不可能なのではないかと考えていた。しかし、数か月にわたって中国と朝鮮半島の各地を訪れ、現場を視察し、報告書を読み、目撃者に質問した後には、中国と北朝鮮が米軍の生物戦攻撃を受けたという結論で一致した。当時(現在でもそうであるが)報告書を読んだ者たちの多くは、証拠にそれほどの説得性を認めようとしなかった。実際、多くの者は、委員会の判断は証拠に基づくものではなく、同行した中国人の主張を額面通りに信じたいという間違った意欲に基づくものだと感じた。たとえばスウェーデン人の委員、アンドレア・アンドレーン(Andrea Andreen)博士は、調査から戻ったとき、「受け入れ側の中国人の誠実さが確かなものであると感じられたので、我々は米国の細菌戦の実施に関する彼らの主張を全面的に信頼した」と述べている（Rees 1970, 360）。ニーダム博士自身、同様のことを述べている。「我々は中国人科学者たちの言葉を信用した。すべてが一種の愛国主義的共謀であったと言うことは可能である。私としては、彼らが芝居を演じていたのではないと思いたい」（Rees 1970, 360）。実際、ニーダムは、委員会はこの結論を出すことに消極的であったと述べている。「なぜなら委員たちは、このような非人道的な技術が——国際社会の非難を無視しても——実行に移すことができるなどと信じたくはなかったからである」。

国際科学委員会が正当と認めた中国と北朝鮮の告発は、東側諸国と反米派には受け入れられた。しかし、米国と西側同盟諸国では、米軍が生物戦を行ったとする告発は単なるプロパガンダとして退けられた。国連では事態はまったく進展しなかった。酷寒期における感染した虫類、鶏の羽、炭疽は、多くの者を納得させるものではなかった。実際、今日でもなお、たとえ中国や北朝鮮で様々な伝染病が大発生していたとしても、恐らくそれはお粗末な公衆衛生のためであっただろうとの意見が専らである。かくして標準的説明は次のようになった。「これらの伝染病の原因は、戦争および国民に対する有効な医療の欠如による低劣な衛生・健康状態であることが突き止められた。だが、共産圏の指導者らは、こうした伝染病をプロパガンダの道具ないし医療制度の不備の隠蔽手段として利用したのである」（Tucker 2000, 1:77）(9)。

こうした可能性を誰も否定することはできない——作為にしては規模が大きすぎて、米国を困らせることで中国に生じるであろう潜在的な利益に比してバランスを欠くように思われるけれども。たしかに、もし中国の医療がそれほどまでに劣悪なものであったとすれば、伝染病の初期発生に対する政府の反応の大きさは実に驚くべきものである。医療班を派遣して、米国の細菌戦がもたらした——と彼らの主張する——感染の可能性のある病気の予防接種を数百万人に行ったというのである。中国軍当局は朝鮮半島の戦線に三〇〇万本分のペストワクチンを送った。「そして、（一九五二年）二月二八日、未だペストに感染した兵士の症例の報道はなかったにもかかわらず、朝鮮半島の中国軍は部隊にペストの予防接種を開始した」（Endicott and Hagerman 1998, 9. 聶栄臻将軍の従軍回想記の引用）。続いて彼らは再び数百万人にコレラの予防接種を行った。百万人以上の朝鮮人も接種を受け、「ネズミの捕獲、虫類の駆除、居住区域の消毒を強調する大々的な衛生キャンペーンが開始された」(Endicott and Hagerman 1998, 9)。このキャンペーンは実際かなり大規模なもので、伝染病の潜在的中心地として中国東北地方全域に焦点を当てて、水源の保護、便所の消毒、食料源の保護、害獣・害虫の駆除・焼却に努めた。近年公開された遼寧省の公文書館は「予防衛生キャンペーンが大成功であった」ことを示唆している(Endicott and Hagerman 1998, 9)。

伝染病の発生あるいは発生の恐れに対する中国のこうした大きな反応は、実際、一九五一―一九五二年には国内の衛生環境が悪化していたことを示すものであるのかもしれない。たしかに長年の抗日戦争、国民党と共産党との内戦、そして今回の朝鮮戦争と戦争続きであることを思えば、医療のための施設・備品・人員が万全の状態である方が驚きである。それにもかかわらず、ペスト、脳炎、肺炭疽のすべてが地元の発生によるものであって、国外勢力とは無関係だということにはならない。エンディコットとハーガーマンは述べている。

毛沢東および周恩来以下全員が、伝染病予防のための公衆衛生運動への支持と自発的活動を駆り立てるために細菌戦の脅威を利用したことは、ほとんど疑いがない。しかしまた、米国が戦場の軍隊、住民、通信システムを狙って生物戦の実験を行っていると、戦地の兵士や毛沢東や周恩来に確信させるだけの証拠が存在したことも、ほとんど疑いのないことである(Endicott and Hagerman 1998, 20-21)。

アメリカの生物戦遂行能力

このように、少なくとも状況証拠としては、中国の医療報告、国際的科学調査、多数のパイロットの告白と、敵である中国東北部と北朝鮮の共産主義者に対して米軍が生物戦を行っていた可能性を示唆するものは、かなり多くあるように見受けられる。また、当時それらの証拠は決め手にはほど遠いと見なされたが、それらの中には検討すべき点がまだ多く残っている。今日、中国側には利用できる情報がかなり多く存在し、それらを信頼できるものと考える学者もいる。しかし、当時注目されたのは米国の側であり、また、証拠不十分との事実のほうであった。米国の軍内外で行なわれている生物戦の研究について知っている人はほとんどいなかった。さらに、このような種類の兵器は反道徳的なものであるがゆえに米国にはふさわしくないとの前提が存在していたし、今日でも存在している。しかし、軍人であるか否かにかかわらず、当時の多くの人々がこうしたＷＭＤの使用に抵抗を感じてはいなかったことを示す豊富な証拠がある。だが、何よりもまず、当時の米国には、共産主義者が一九五一年に告発した類の生物戦を遂行する能力があったのであろうか。

答えははっきりとイエスである。今日、第二次世界大戦中に米国が生物戦の遂行能力を大いに高めたことを示す十分な量の証拠が、政府の文書の中にも、シェルドン・ハリス（Sheldon Harris）やジョナサン・モレノ（Jonathan Moreno）といった多数の学者による信頼に足る二次資料の中にも存在する。主要な施設はメリーランド州フレデリック近くのキャンプ・デトリック（Camp Detrick）（のちのフォート・デトリック（Fort Detrick））にあった。建設が開始されたのは一九四二年四月である（Covert 1993、また Harris 2002 の特に chap. 11, pp. 201-15 を参照のこと）。敷地内には最終的に四千人が居住した。そのほとんどは米陸軍化学戦部隊（U.S. Army Chemical Warfare Service）管轄の研究プロジェクトに携わる軍人であった。施設はその他にも、ミシシッピ州、インディアナ州、そして最も注目すべきこととして、ユタ州のグラニット・ピーク（Granite Peak）にあった。ここは生物戦の実験にとって理想的な、隔絶した施設であった。

フォート・デトリックの研究員は、広範囲にわたる研究プロジェクトに従事した。まず集中的に研究されたのは炭疽である（軍の作戦担当者らは広島と長崎への原爆投下がそれを無意味にするまで、炭疽の大々的利用に期待をかけていた）。また、日本人が第二次世界大戦中に手を染めたもの、数年ののちに中国が米国非難の焦点としたものとまさしく同じ種類の研究もまた行なわれていた。自分の名を冠する化学会社をもち、生物戦の調整を行なった戦争調査業務（War Research Service）の長でもあったジョージ・メルク（George Merck）は、「人間や動植物に対して病原となる、考えうる限りの生きた病原体およびそれらの毒性のある生成物が検討された」と述べた（Harris 2002, 210）。資金は潤沢にあった。重要性、関与する人員の数および予算において生物戦をしのぐものは、唯一マンハッタン計画があるのみであった。

大戦が終わり、ソ連との緊張関係が冷戦に達したとき、フォート・デトリックは依然として重要な生物戦研究施設であった。それは枢軸国に対して使用するために開発されたのと同じ各種のプロジェクトを継続して行っており、今や、石井四郎中将と七三一部隊の隊員が中国で行った徹底的研究の成果を米国が利用できることになって、充実度を増していた。日本が各種の病気について人間を対象とする徹底的な実験を行っていたため、今や米国の生物戦研究者は、自由に利用できる情報の宝の山を手にしていた。その結果どうなったかについては、本書に七三一部隊研究の日本の第一人者である常石敬一博士の章があるので、ここではシェルドン・ハリス（Sheldon Harris）の次の言葉をもって要約するだけでよいだろう。「日本の生物戦と化学戦に関する秘密を入手することを切望するあまり、フォート・デトリックの研究者は、早くも一九四五年一〇月の時点における日本の研究者との議論において、倫理的配慮をすべて放棄した」（Harrs 2002, 345）。その結果、日本人科学者は、裁判において戦争犯罪人としてその恐ろしい人体実験の罪を問われることがなかった。そうした実験から得られた有益な情報はフォート・デトリックの米国人科学者の手に渡り、米国政府と日本政府は意図してこれらの活動の隠蔽に協力した。日本人科学者が第二次世界大戦中に中国人捕虜に対して行った人体実験のことを知っている――というより、知りたがっている――学界外部の日本人が比較的少ないのは、そのためである。

生物戦および化学戦を行なう意思

多数の文書が機密扱いを解かれ、無数の事柄を隠している曖昧化の層を数多くの研究者が一枚一枚剝がす努力を重ねてきた今日、たしかに米国には当時germ warfare（細菌戦）と呼ばれ、今日bio-terrorism（バイオテロリズム）と呼ばれているものを中国人と北朝鮮人に対して実行する能力があったと言えるように思われる。しかし、米国にその意図と意思はあったのだろうか。米国人による生物戦あるいは化学戦に関する研究の大多数は、そのような戦争を忌み嫌う国民道徳の意識を基調としてもっている。たしかに、米国の科学者は七三一部隊の研究者による人体実験の結果を知ることにたいへん関心があったかもしれないが、彼ら自身は同様の実験を行わなかったのである。ペンタゴンは生物兵器の所有および使用を、一九八八年の宣言以来きっぱりと放棄したと言えるかもしれない。では一九五〇年代はどうだったのであろうか。

第二次世界大戦においても朝鮮戦争においても、軍人であるか否かにかかわらず、多くの者が生物戦ないし化学戦の実行に反対しなかったということに、疑いはないように思われる。当時の米国の科学者が今日我々がＷＭＤ（大量破壊兵器）として非難する兵器の開発への支援をいとわなかったことは確実である。ジョナサン・モレノ博士は、いくぶん異なる文脈において次のように述べているが、これは当時の様子をよく伝えるものと言えるだろう。「厳しく対立する戦後の新たな世界を生き延びるためには、たとえ米国の名誉を汚すという犠牲を払うことになろうと、道徳的妥協が必要であると見なされた。米国の科学者と防衛当局者が、その使用者を未知のそしてしばしば甚だしいリスクにさらす、さらなる新鋭兵器の図面を引いたとき、禁断の果実への渇望は抑えがたかった」（Moreno 2001, 117）。

様々な武官・文官が攻撃用生物兵器の使用と人間を対象とするテストを正当化している数多くの引用をまとめてみると、冷戦初期という、まさに共産主義革命の大波が西側のリベラル民主主義の政治システムの扉を壊そうとしているかに思われた時代においては、米国政府当局は明らかに生物兵器を使用する意思をもっていたと考えられるのではないだろうか。長年多くの者が、米国が日本人に対して原爆を使ったのは人種主義的理由によるものではないかと考えているが、朝鮮戦争では、たしかに朝鮮人と中国人は人種的にステレオタイプ化されたGooks（東洋人の蔑称）やChinks（中国人の蔑称）としてかたづけられていた。彼らがひとまとめに「神なき共産主義者」とされたことは言うまでもない。朝鮮半島の情勢を救うために、米国当局が生物戦に訴える意思がなかったと考える根拠はほとんどない。たしかに、以前、「責任は俺がもつ The Buck Stops Here」がモットーのトルーマン大統領は、原爆の使用にひるむことはなかった。実際彼は、この問題をめぐって非常に多くの科学者が逡巡し続けることに腹を立て、結局自ら決断を下したのである。トルーマンがこれらの大量破壊兵器――生物兵器――をも使用する気があったであろうことは、ほとんど疑いがない。しかし実際に彼が使用したという証拠はない。

結論

我々が実際に「動かぬ証拠」あるいは疑問の余地のないほど確かな告白を手にしていないのは確かであるが、米国に不利な状況証拠の存在はかなり重い。推理小説風に言えば、米国には動機・手段・機会がそろっていた。

動機は、戦争を終結させることであった。戦況は――とりわけマッカーサーの予想を裏切って中国が参戦したのちには――不利に進み、米国は持てる手段のすべてを用いて挽回を図る必要に迫られた。米国側が強制送還はしないとの立場を打ち出すことで交渉はさらに難しくなり、ワシントンは中国と北朝鮮を対話の座に引き出すのにひどく苦労した。米軍兵士の死者数は恐るべき速度で増大し、戦争に決着をつけるための――そして、ソ連の参戦によってそれが第三次世界大戦に拡大するのを防ぐための――唯一の方法は、中国および北朝鮮との和平交渉を成功させることであった。米国は敵に交渉を強いるために焦土作戦を採り、進路にあるあらゆるものを焼き払った。生物兵器を手段とすることへの反対者はほとんどいなかった。

手段は、戦争開始前に存在していた。なぜなら、かつて米国は日本に対する生物戦および化学戦の計画を進めていたからである。そして今や米国は、石井と彼の悪名高き七三一部隊の研究のおかげで各種の生物戦と化学戦に関する相当量の情報を得ていた。陸海空軍とCIAは一丸となって、国内ではフォート・デトリックとユタ州において、そしてもちろんまた東京北部にあった極東軍医務班四〇六医学研究所（Far East Medical Section's 406 Medical General Laboratory）および一九五二年の春以降は八〇〇三極東軍医学研究所（8003 Far East Medical Research Laboratory）において、生物兵器と化学兵器の開発に取り組んだ（Endicott and Hagerman 1998, 143-52 を参照）。

日本では、米国人と日本人の研究者——その中には第二次世界大戦中に生物戦の実験に関与していた者もいた——が、生物戦の研究、とくに虫類と蚊といった媒介動物の研究を熱心に行っていた。さらに空軍は、米空軍心理戦部（U.S. Air Force Psychological Warfare Division）とその実行部隊である第五八一空軍補給・通信部隊（581st ARC（Air Resupply and Communications Service）——これらは、北朝鮮および中国における後方支援としてのCIAの秘密工作に対して各種の援助を提供していた——の指揮のもとで、生物戦の遂行能力の開発を盛んに進めていた。それゆえ、機会もまた存在していたことになる。

しかし、大方が結論づけているように、実際に米軍当局が何とかして敵軍の国連軍に対する対戦能力を低減あるいは阻害するために中国と北朝鮮の領域内に感染した虫類を投下する命令を下したことを示す「動かぬ証拠」すなわち明白な文書による証拠は存在しない。いかにもと思えたとしても、結局は状況証拠にすぎない。米軍は各種の伝染病を引き起こす技術的手段をもっていた。生物戦のための米国の予算は、朝鮮戦争中に五〇億ドル強から三、四五〇億ドルへと増大した。捕虜となった米軍兵士はペストの予防接種を受けていることが確認された。捕虜となった米軍パイロットが生物戦に関する講義を受けていた形跡がある。中国・朝鮮軍における生物戦の効果を調査する使命を帯びていたと思われる、CIAの訓練を受けた韓国人諜報員が、敵の領域内で捕らえられている。西側の著名な科学者が生物戦に関する告発を調査し、その信憑性を認めた。こうした証拠は枚挙にいとまがない。状況証拠にはすぎないが、看過できぬほどのものである。私自身は「作った以上は使うべきだ」というテクノロジー至上主義を支持する者ではない。しかし、支持する者も世の中にはいる。

朝鮮戦争は、この四〇年間米国が置かれている環境とはまったく異なる環境下で戦われた。たとえば、それはテレビ放送が普及する前の最後の戦争だった。ベトナム戦争から現在のイラク戦争までとは異なり、遠距離通信がそれほど発達していなかったために、米国民は——夕食時に戦況を見るなど——朝鮮戦争を生々しく体験することはなかった。彼らは朝鮮戦争について新聞や雑誌で読み、ラジオでその報道を聞いた。しかし、「我が国の兵士たち our boys」のかの地における活躍の様子を伝えるパテ・ニュースを見るためには、映画館に行かなければならなかった。従軍ジャーナリストは存在せず、侵攻直前の夜のニュースで金日成にインタビューする者はいなかった。

そして、朝鮮戦争の遂行に対して、ベトナム戦争のときのような大規模な反戦運動は起こらなかった。結果として、米国政府が国民に伝えたことに対する不信は少なかった。争点は明らかであるように思われた。「共産主義者とそのシンパが、米国が敵国に対して生物戦と化学戦を行い大量破壊兵器を使用したと主張した」。しかし米国政府はそれを否定した。決着はついていない。

原注

（1）水豊ダムはまた、中国東北部に電力を供給しており、とりわけ英軍は、今回の攻撃に関して通告がなかったことに不快感を示した（Halliday and Cumings 1998, 188）。

（2）統計学的問題に関する議論については Tucker 2000, 1：98-101を参照のこと（"Casualties　人的損害"の項）。

（3）現時点では、Endicott and Hagerman 1998 がこのテーマに関する研究の中で最も権威あるものであり、私はこの広範な研究の要約を短い本章において試みた。彼らの研究の多くが依拠している中国語の一次資料のほとんどを利用することができなかったため、私の結論は試験的なものとならざるを得ない。

（4）これは李佩琳《りはいりん》博士の率いる撫順の医療調査班の報告書の翻訳である。

（5）著者らはここで遼寧省公文書館の中国語文献を引用している。

（6）グールデンはこの「厳密さ」を、「宣伝者が、そうでもしなければ立証不可能な主張に信憑性を与えるために用いる手段」として退けている（Goulden 1982, 601）。もちろん、もしこれらが曖昧なものであったならば、まさに厳密さが欠けているという理由によって退けられていたことだろう。

（7）朝鮮戦争の捕虜の分析の歴史に関する妥当な議論としては、Carlson 2002, 1-21 を参照のこと。

（8）委員会の報告書について調査した私の学生のデヴィッド・リーフ（David Leaf）に感謝したい。この論文を準備するに当たって、彼の研究は計り知れない助けとなった。

（9）ここで「突き止められた（were traced）」とあるのは不正確であろう。「……ということにされた（were attributed）」とするほうが適切である。現場を調べて反対の報告をした調査団は存在しないからである。

訳 注

［1］ ルメイ（Curtis LeMay）将軍

カーチス・ルメイ（一九〇六―一九九〇）は米国空軍の軍人であり、第五代空軍参謀総長（一九六一―一九六五）。第二次大戦期における日本の焦土作戦、朝鮮戦争における空爆、ベトナム戦争における空爆などの計画立案者として知られる。

［2］ 限定戦争

米国の国際政治学者ヘンリー・キッシンジャーによって、核兵器の登場を受けて提唱された概念。従来の戦争形態が、自国の資源すべてを投下して行われる総力戦であったのに対して、核兵器登場以降の戦争が、自国の平時の形態を維持しながら、限られた資源によって行われることを指す。

［3］ 空軍参謀総長ホイト・ヴァンデンバーグ（Hoyt Vandenberg）大将

ホイト・ヴァンデンバーグ（一八九九―一九五四）は米国軍人、およびCIA長官。朝鮮戦争の際には空軍参謀総長の職（第二代空軍参謀総長一九四八―一九五三）にあった。

［4］ 極東軍総司令官マシュー・リッジウェイ（Matthew Ridgway）

マシュー・リッジウェイ（一八九五―一九九三）は米国陸軍の軍人であり、一九五〇―五二年には連合国軍最高司令官総司令部（GHQ）の第二代総司令官として日本統治にあたる。また朝鮮戦争時には国連軍の総指揮官として当時劣勢であった米軍の建て直しを行ったことでも知られる。のちに、NATO軍最高司令官および米国陸軍参謀総長を歴任。

［5］ ジョゼフ・ニーダム（Joseph Needham）博士

ジョゼフ・ニーダム（一九〇〇―一九九五）は英国の生化学者であり、中国科学史研究の権威。主著『中国の科学と文明』（一九五四）は各方面から高い評価を得た大著。

参考文献

Carlson, Lewis H. 2002. *Remembered Prisoners of a Forgotten War: An Oral History of Korean War POWs*. New York: St. Martin's.

Covert, Norman M. 1993. *Cutting Edge: A History of Fort Detrick, Maryland, 1943-1993*. Fort Detrick, Md.

Crane, Conrad C. 2000. *American Airpower Strategy in Korea, 1950-1953*. Lawrence: University Press of Kansas.

Cumings, Bruce. 2004. *North Korea: Another Country*. New York: New Press.

Endicott, Stephen, and Hagerman, Edward. 1998. *The United States and Biological Warfare: Secrets from the Early Cold War and Korea*. Bloomington: Indiana University Press.

Goulden, Joseph C. 1982. *Korea: The Untold Story of the War*. New York: Times Books.

Halliday, Jon, and Cumings, Bruce. 1998. *Korea: The Unknown War*. New York: Pantheon Books.

Harris, Sheldon. 2002. *Factories of Death: Japanese Biological Warfare, 1832 - 1945, and the American Cover-up*. New York: Routledge. 近藤昭二訳 一九九九『死の工場――隠蔽された731部隊』柏書房。

Li, Xiaobing, Millett, Allan R., and Yu, Bin eds. and trans. 2001. *Mao's Generals Remember Korea*. Lawrence: University Press of Kansas.

Moreno, Jonathan. 2001. *Undue Risk: Secret State Experiments on Humans*. New York: Routledge.

New China News Agency. 1952. US Aircraft Again Drop Bacteria-Laden Insects. *Survey of China Mainland Press* (Hong Kong), Feb. 29, 1952, no. 285, 2-3.

Rees, David. 1970. *Korea: The Limited War*. Baltimore: Penguin Books.

Sandler, Stanley. 1999. *The Korean War: No Victors, No Vanquished*. Lexington: University Press of Kentucky.

Toland, John. 1991. *In Mortal Combat: Korea, 1950–1953*. New York: Quill/William Morrow. 千早正隆訳　一九九七『勝利なき戦い——朝鮮戦争　一九五〇-一九五三』光人社。

Tucker, Spencer C., ed. 2000. *Encyclopedia of the Korean War: A Political, Social, and Military History*. Santa Barbara: ABC-Clio Inc.

第九章　実験的傷害

二〇世紀中葉の米国における銃弾傷弾道学と航空医学

スーザン・リンディー

高速度ビデオ（一秒あたり二、〇〇〇―二、八〇〇コマ）が、鋼鉄製の球の通過した直後に猫の腹部が大きく膨らむ様子を映し出す。……これは全体として腹腔内の爆発の効果によるものである。

――一九四五年一月のパケット（W. O. Puckett）、マッケロイ（W. D. McElroy）、ハーヴェイ（E. Newton Harvey）による出版用原稿（Box W-Z, Harvey Papers）より

まず最初に、射撃による猫の腹腔の破裂のシーンを思い描いていただくことから始めたいと思う。戦時中、弾丸の性能向上プロジェクトの一環としてこうした実験が行われた。本稿は実験的損傷を論じたものであるが、同時にまた、「動物が、そして人間がその中で生きることを余儀なくされているこの体制について、動物は人間に釈明を求めている」とのダナ・ハラウェイ（Donna Haraway）の言葉の意味も考えていきたい（Haraway 2003）。二一世紀の人類が足場を置くもっとも強力な体制の一つは、戦争と科学的知識とが出会う地点において作動している。

この百年間に、生物学者、物理学者、工学者、心理学者、その他の科学者は、戦争の実行に不可欠の存在となってきた。事実、先進国においては戦争が、技術主導の他のいかなる分野よりも多くの資金、時間、人材の投じられる主要な科学事業となっていることはほぼ間違いない。今やテロリストによる使用の可能性が危惧されている核兵器、生物兵器、化学兵器は、すべて科学的専門知識の生み出したものである。気象学が科学として成立したのは、空軍の要請に応じた結果であった（Jonasson 1958）。鳥類学者は、太平洋での兵器試験に役を果たした（MacLeod 2000 所収の一

連の論文を参照のこと）。現代の弾丸の形状は銃弾傷弾道学（wound ballistics）の実験に基づくものである（Prokosch 1995, 1-29; Harvey 1948）。核ミサイルには最新のコンピュータ技術が用いられている（MacKenzie 2000, 1-94）。現在、大都市の緊急治療室で施されている高度医療には、戦場における外傷治療のノウハウが生かされている（Cooter, Harrison, and Sturdy 1999を参照のこと）。二〇世紀の歴史の中で、戦争と科学と治療技術とは互いに密接に結びついている。

「逆向きの公衆衛生 public health in reverse」とは、通常、生物兵器を指す言葉であるが、私はその意味を拡大して、人間に損傷をもたらすことに専心するその他の技術分野をも、この「逆向きの公衆衛生」に含めることを提案したい。その中には、西洋科学の高度な数理上および実験上の蓄積を応用して、身体をいっそう激しく効果的かつ確実に傷つける方法を見つけ出そうとする営みも含まれる。オーエンズ（Larry Owens）が指摘するように、弾道学（ballistics）は、ガリレオとアバディーン試験場[1]（Aberdeen Proving Ground）とを主権国家のニーズに応える「技術的知識」という一本の線で結ぶ、典型的な科学であり続けている（Owens 2004. また Prokosch 1995, 1-29も参照のこと）。

本稿では、技術的知識と国家の暴力独占とのこの結びつきに見られる二、三の要素を追究しようと思う。取り上げるのは、一九三九—四五年の戦争の戦中・戦後に米国で実施された二つの科学事業、すなわち銃弾傷弾道学と航空医学である。この二つはいずれも、制御された実験的な損傷を生み出す。航空医学は、一八八〇年代に始まった高高度登山と熱気球飛行の生体医学的作用の研究を起源とする。銃弾傷弾道学は、一八四〇年代の施条銃（rifled firearms）の効果に関する研究に端を発する。終末弾道学（terminal ballistics）——銃弾の全般的な物理的効果の研究——は科学革命時代にまで遡る長い歴史をもつが、銃弾傷弾道学は、身体の損傷が予想外のかたちをとる実戦での武器の使用体験から生まれたものである。銃弾傷弾道学と航空医学は、今なお現役の学問であり、ともに専門誌と国際会議とを有している。第二次世界大戦と冷戦の時代に、この二つの事業は、いずれも国家の安全保障に意味を持つことから、また、二〇世紀中葉の米国における科学技術の——周知の——動員体制に組み込まれたことから、互いに結びつきをもつようになった。両事業はまた、イェール大学とプリンストン大学の研究者グループを中心として展開しており、彼らの中には両方のテーマに取り組む者もあるという点で、社会学的にも結びついている。

二〇世紀の科学研究において、人間および動物の体は、実験的に飢餓状態に置かれ、弾丸を浴びせられ、溺れさせられ、高所から落下させられ、腹部を射抜かれ、放射線を照射され、減圧状態に置かれ、鈍器で外傷を与えられた。この軍事研究においては、動物は人間の代理として用いられている。動物の体に損傷を加えるのは、兵器技術の改良のためなのである。米国の専門家は、実験室において損傷を受けた、また戦場において負傷した身体を研究した。彼らは、防護服の効果および高所における放射線の影響を研究した。彼らは、兵士の身体部位の（機能や構造ではなくて）飛翔体（missiles）に対する相対的な弱さを示す分布図を作成した。彼らは、たとえば致命的損傷部位かどうかを表す兵士の身体の区分図を描き、また、イタリアでの戦闘で死亡した八五〇人の六、〇〇三発の命中弾の解剖学的位置を表す図を描いた（ともにCoates and Beyer 1962）。これらの図面に描かれた身体表面は、その下にある内部器官と無力化や死との関係の違いに応じて区分されているので、どのあたりを負傷すればより致死性が高くなるか、パターンがわかる仕組みとなっている。[2] 同様にして、イェール大学の生理学者フルトン（John Fulton）は、銃弾傷弾道学上のある計画を支援するに際して、仲間の科学者に対し、脳を「堅い箱の内部の脳脊髄液の中に、きわめて弾力性の乏しい連結器によって吊り下げられた半流動体の物質」と説明した。これは脳を弾丸の標的として見る見方であった。つまりフルトンは、小火器による破壊という観点から脳のこうした性質を選び出したのである（一九四三年九月二九日付ハーヴェイ宛フルトンの書簡 Harvey Papers）。

こうした企てにおいては、技術的知識は、治療も損傷もともに促進するようなものとして機能した。パイロットを実験的に乗り物酔いにしたのは、乗り物酔いを防いで空爆の続行を可能にする技術を開発するためである。猫を射撃したのは、より破壊的な銃弾の開発とより効果的な治療法の確立の両方のためである。ある人々に損傷を与えた科学的新技術は、通例、他の人々を護るものと解釈された。兵器の効果が上がれば、敵を負傷させる能力が増し、それゆえ味方を保護する能力も増すからである。そして、ある者を保護し治療した新技術は、通例、治癒した者が他者を傷つけることを狙いとしていた。かくして、たとえばフィラデルフィアの医師グロー（Malcolm C. Grow）は、第一次大戦では従軍し、第二次大戦では航空医学研究の第一人者となったのである。彼はパイロットのための防護服、搭乗員のための電気的温熱服、頸部用耐火性保護具、長時間飛行の戦闘のための特別食を開発した。つまりグローは、爆撃航程にあるパイロットと搭乗員の生存力を強化し、彼らの爆弾投下の継続力を高めるのに決定的な役割を果たした。

同様に、経済学者もまた、第二次大戦の空爆ルートを決めるのに一役買った。経済のしくみがわかれば、経済の破壊の仕方もわかるからである。[1] 都市の防火に通じている消防局員は、都市をより短時間で焼き尽くす方法にも通じていた（Eden 2004を参照のこと）。メンタルヘルスに精通する精神医学者は、卑劣な工作、宣伝活動、心理的拷問の戦略を計画した（Glimore 1998を参照のこと）。

これらのケースでは、傷を与えられる人間は米国の敵とされた人間であったが、当面の議論においてはとくにこの点に意味はない。ここでの問題は、おそらく人間精神の最も感動的で希望に満ちた表現である科学が、世界中の人々に対する多大な――人間精神の低劣な能力にも劣らぬほどに深刻な――損害を促進したことである。しかも、保護、防御、治療という行為のさなかにあってさえ、そうだったのである。かつて、フランスの理論家、故ミシェル・フーコーは、知は理解するためにできているのではなくて、裁断するためにできているものだと述べた（Foucault and Rabinow 1984, 88.『フーコー・コレクション』3、ちくま学芸文庫、三七〇頁参照）。戦争の科学と技術において、理解することと裁断することとはしばしば同時に機能する。本稿で私は、このことを認識すること、そしてそれについて批判的に考察することの重要性を示唆する。それは、技術的知識のもたらす結果は我々すべてに影響を及ぼすものだからである。

銃弾傷弾道学

早くも一八四八年に、軍事の専門家が生体に対する小火器の効果を研究している。この年は、施条銃が「爆発効果」によると思われる銃弾傷を生産し始めた年である。この傷はダメージの範囲が銃弾の実際の通路よりもはるかに大きく、その理由がさまざまに論じられた。米国の研究者ウッドラフ（Charles Woodruff）は、一八九八年、その効果を風呂の水を手でかいたときに生み出される効果と比較した。「弾丸が通過する流体の粒子は遠心方向に非常な速度を得る。そして粒子はその遠心力を周囲のすべての粒子に伝達する」（Woodruff 1898. Prokosch 1995, 11-13に引用がある）。一九一六年および一九一七年、米陸軍の軍医ウィルソン（Louis Wilson）は、弾丸によって生じる運動を跡づけるために黒い糸で縞模様を入れたゼラチンに向かって銃を発射した。彼は、体内組織の軟度の違いを反映するよう、ゼラチンの密度と抵抗を変えて模擬実験を行った。そしてその実験から、「器官や組織が柔軟なほど、飛翔体の通路から離れたところに負傷の深刻な二次的影響が及ぶ」

郵便はがき

恐縮ですが
切手をお貼
り下さい

112-0005

東京都文京区
水道二丁目一番一号

勁　草　書　房
愛読者カード係行

(弊社へのご意見・ご要望などお知らせください)

・本カードをお送りいただいた方に「総合図書目録」をお送りいたします。
・HPを開いております。ご利用下さい。http://www.keisoshobo.co.jp
・裏面の「書籍注文書」を弊社刊行図書のご注文にご利用ください。より早く、確実にご指定の書店でお求めいただけます。
・近くに書店がない場合は宅配便で直送いたします。配達時に商品と引換えに、本代と送料をお支払い下さい。送料は、何冊でも1件につき200円です(2005年7月改訂)。

愛読者カード

10184-9　C3012

本書名　悪夢の医療史

お名前《ふりがな》　（　　歳）

ご職業

ご住所　〒　　お電話（　　）　－

メールアドレス（メールマガジン配信ご希望の方は、アドレスをご記入下さい）

本書を何でお知りになりましたか
書店店頭（　　書店）／新聞広告（　　新聞）
目録、書評、チラシ、HP、その他（　　）

本書についてご意見・ご感想をお聞かせ下さい（ご返事の一部はHPに掲載させていただくことがございます。ご了承下さい）。

◇書籍注文書◇

最寄りご指定書店	
市　町（区）	（書名）　¥　（　）部
	（書名）　¥　（　）部
書店	（書名）　¥　（　）部
	（書名）　¥　（　）部

※ご記入いただいた個人情報につきましては、弊社からお客様へのご案内以外には使用致しません。詳しくは弊社HPのプライバシーポリシーをご覧下さい。

と結論づけた（Wilson 1921. Prokosch 1995, 13-14 に引用がある）。

数年後、メリーランド州のアバディーン試験場の陸軍の研究者は、麻酔をかけた豚や山羊を射撃することを始めた。彼らは、弾丸が入るときと出るときの速度を計測できるように、標的の前後に金属のスクリーンを慎重に配置した。これによって速度の損失の度合いが計算された。彼らは、秒速二、五〇〇フィート付近に境目があることを発見した。この速度がそれを超えると、傷の性質が極端に変化した。この観察結果は、その後数十年にわたって兵器の設計者に影響を与えることになった（Prokosch 1995, 14-15 を参照のこと）。

一九三九年以降、ドイツの砲撃に対抗して、英国人グループが高性能爆弾の効果の研究を開始した。オックスフォード大学の解剖学科の研究者チーム――その中には著名な動物学者で後にロードの称号を受けたズッカーマン（Solly Zuckerman）も含まれていた――が、動物やゼラチンの塊を射撃し、「スパーク・シャドウグラフ法 spark shadowgraphy」を用いて標的の外的変化を写真に収めた。彼らは、飛翔体が通過する瞬間にゼラチンが本来の体積の三―四倍に膨張することを証明することができた。「高速度の飛翔体が通過するとき、人間あるいは動物の組織にもまさに同様の変化が生じる」と彼らは記した。「それらにもたらされた歪みをなぞらえることのできるものは、唯一、内部爆発である」（Black, Burns, and Zuckerman 1941. Prokosch 1995, 16-17 に引用がある）。そうした研究が（攻撃的でも防衛的でもあるような知識をもたらすという意味で）倫理的問題を提起するであろうことに、ズッカーマンは思い及ばなかった。何年も経ってから、防衛の専門家で反戦論者のプロコシュ（Eric Prokosch）がこうしたジレンマについてズッカーマンに問うた。すると彼は「第二次大戦中に倫理的問題がそれ自体として提起されたことはなかった」と答えた（このやりとりは Prokosch 1995, 17 に掲載されている）。

一九四三年に始まった米国の銃弾傷弾道学のプログラムは、先例のないほどの厳密さと数学的確実性をもって飛翔体の効果を証明した。そして、主としてプリンストン大学において物理学者ハーヴェイ（E. Newton Harvey）の指導のもとに実行され、今でも銃弾傷弾道学の世界で、技術水準の高さとデータ収集の緻密さに関して試金石であり続けている。

それは、アバディーン試験所の弾道学の専門家であるケント（R. H. Kent）が「重量と速度に応じた破片の殺傷力に関する知識を獲得する」ためにいっそう科学的なプログラムが必要であるとのアウトラインを示したことから始まった。その目的は、「対人用飛翔体の最も効率のよいデザインおよび使用法」を決定することであった（Kent 1943. このプロジェクトとその後の展開を要約した文献については Harvey 1948 を参照のこと）。この計画には、戦場で起こることの予測に役立つような、科学的に制御された傷の創出が必要であった。この知識は――とケントは述べる――理想的には絶対的数値の点で正しいものである。つまり、ある飛翔体によって引き起こされる実際の損傷数の予測に使用できるはずのものである。もちろん、実際には、数量的な予測は不可能であった。戦場の状況は多様であるので、損傷の絶対数の予測は「大きな誤差の生じる可能性」があった。とはいえ、幸いなことに、データは絶対的ではなくて単に相対的なものであってもよかった。ある種類の銃弾は他の種類の銃弾よりも多くの損傷をもたらすであろう。そこを見分けるのが弾道学者と技術者の仕事だったのである[2]。

これはつまり、戦場を予測可能なものにしたい、つまり各種の飛翔体がそれぞれ何人ほどを殺すことができるかをはっきりさせたいとの願望である。ここからこれらの研究計画の根底にある合意事項のいくつか主要な要素が見えてくる。科学的な研究に求められているのは、戦争のカオス的なプロセスを管理し合理化することであった。こうした期待は、「カオス」とは組織化され社会的に認可された暴力の根本的性質なのではなく、統計の不備、標準化の不十分な技術、不適切な規則といったものがもたらす「逸脱」にすぎないとの仮定の上に成り立っている。これは、マックス・ウェーバーらの定義する、理性、官僚制、無秩序の技術的管理に重点を置いた、古典的な「近代 modernity」観である。ウェーバー自身がこれを軍隊と比較している。近代は、個々人の別なく適用される規則を求めるという点で軍隊的であった。銃弾傷弾道学の研究計画においては、この要求がとりわけ率直で明白な形で表明されていた。

プリンストンで銃弾傷弾道学の研究を指揮したハーヴェイは、航空医学（減圧症）にも取り組んだ。一九四三年以前の彼の研究は、太平洋の微生物の生物発光に関するものであった。彼は潜水にまつわる問題に関して経験があり、この知識がパイロットをとりまく問題に取り組む際の基礎となった。そういうわけで、航空医学の研究は彼のかつての知識を反映するものであったが、銃弾傷弾道学の研究はまったく新しい知識を含むものであった。米国科学研究開発局（U.S. Office of Scientific Research and Development）の医学部門である医学研究委員会（Committee on Medical Research）の要請により、彼の実験室は戦時中および戦後の銃弾傷弾道学の計画の中心となった。最初の依頼は、イェール大学の彼の友人である——また航空医学に関する委員会の長でもある——フルトンからのものであった。ハーヴェイの銃弾傷弾道学研究は、一九四三年一〇月に始まり一九四六年二月に完了した。

その研究のほとんどは、プリンストン大学の生物学試験所で行われた。そこにはハーヴェイの共同研究者として五名の生物学者がチームをつくっていた[3]。彼の配下には弾道学とX線の技師もいた。試験所には三〇口径の滑腔銃があり、木製の防壁に向かって銃架に据えられていた。ここで麻酔をかけた猫を射撃して撮影するのであった。弾丸の速度や衝撃波を記録し、X線写真を撮影する装置が数台あった。X線装置はウェスティングハウス社が設置した。クロノグラフはメリーランド州のアバディーン試験所から借用された。グループはまた、八ミリのファックスタックス(FaxTax)と一六ミリのイーストマンカメラを有していた。プリンストン大学生物学試験所の小さな一室に、映像技術と飛翔体技術と有機体技術とが結集していた。この試験所で記録された負傷の結果に基づいて、ハーヴェイと共同研究者らは学術論文を執筆した。それは「どうすれば小火器による負傷を最大限に苛烈にできるか」との問いに答えるものであった。

彼らの研究の目的にとって、弾丸も標的もともに「等身大」のものが使えるならば、望ましいことであっただろう。人間と同じくらいの大きさの動物であれば、戦場での負傷の状態をより正確に再現するはずである。しかし、構内には山羊を飼うスペースすらなかったし(当初は山羊を用いる予定であった)、経済性も考慮しなければならなかった。その結果、ハーヴェイのチームは飛翔体と標的の大きさを同じ比率で縮小することにした。「飛翔体および標的の量に関する限り、〇・四グラムの飛翔体で三キログラムの動物を秒速二、七〇〇フィートで射撃した場合、標準的な軍用銃で人間を射撃したときに等しい状況が得られる」(Harvey et al. 1962, 147; Harvey 1948)。ここで言う「三キログラムの動物」とはすなわち猫のことであった[4]。

このグループは高速度カメラを使用して、「高速度の弾丸が軟部組織に進入するときに生じる変化」を一秒間に八、〇〇〇コマで撮影した(Harvey et al. 1962. Coates and Beyer 1962, 147 に引用がある)。傷は数千分の一秒で生じるが、ハーヴェイのチームはこうした瞬時のできごとを高速度写真とX線写真によって肉眼で見られるものにすることができた。

一九四五年春のその他の実験では、ハーヴェイの助手コー(I. M. Korr)は組織(カエルの心臓、猫の腸)や生きたグッピーを水槽内に浮かべ、飛翔体を撃ち込んで、液体に発砲したときの生体組織への間接的な影響を調べた。ある実験では、カエルから摘出した心臓二二個、麻酔をかけたグッピー一二体、猫の腸一個がすべて、弾丸によって生じた水圧にさらされた（Korr 1945を参照のこと）。研究者らは人間の体をも射撃実験に使った。新しい解剖用死体の腹部から皮膚を切除し、細片にして固定し、衝突速度秒速一、三〇〇―四、〇〇〇フィートの直径三二分の二インチ―三二分の八インチの鋼鉄製弾丸で撃った。皮膚一枚を用いる場合も、複数枚重ねて用いる場合もあった。これによって研究者らは「皮膚進入時の臨界速度」を計算することができた。それは、秒速一七〇フィートであった。

猫の体のさまざまな部位が射撃され、研究された。このグループの一九四八年の論文のある写真には、弾丸によってもたらされた歪みがわかるよう、毛を剃って格子状の線を引いた猫の腹部が写っている。またその他の写真には、猫の体の一部――射撃実験によって空洞の生じた腸など――が写っている。生きた猫の頭部を撃つと頭蓋骨は縫合線でばらばらになった。しかし、中が空洞の頭蓋骨の場合は弾丸が入るときと出るときの孔が開いただけだった。このことは、こうした兵器の破壊的な効果を最大化するのに組織自体が一定の役割を果たしていることを証明している（Butler, Grundfest, and Korr 1945）。弾丸のエネルギーが軟部組織に伝達され、組織が弾丸の通路から外側に急速に移動することで「第二の飛翔体」の働きをしたのである。損傷の大部分を引き起こしたのは、弾丸によって動かされた生体自身の一部なのであった。

ハーヴェイのチームはこうした損傷を数量化して、「飛翔体の速度を低減する力の法則」を算出したいと考えた。彼らは、飛翔体に対する抵抗が、飛翔体の速度の二乗に比例することを突き止めた。生きた猫の筋肉の遅延係数（retardation coefficient）は、大腿部を貫通する際の弾丸の速度の減少で計算できた。負傷という現象は、技術的に慎重に抽象化され、それによって他の問題への適用性を高めた。こうしてハーヴェイは、彼らの実験に基づいた方程式を利用すれば、「ある重さの飛翔体をある速度で体に撃ち込んだときにできる一時的空洞と最大で同じだけの容積の空洞をつくるには、何ミリグラムのTNTを体内で爆発させればよいか」を計算することが可能であると主張した（Harvey 1948, 197）。

もちろん彼は、慎重に計量したTNTを人体内に入れて爆発させる計画があると言っているのではない。彼は自らの実験的負傷の一般性を主張しているのである。彼の方程式を用いれば、いかなるタイプの組織にいかなる形態のエネルギーを作用させる場合であれ、体に対する効果を算出することが可能なのだ。猫の筋肉と人間の筋肉、またTNTと弾丸は、銃弾傷弾道学の専門家の計算にとっては、相互に循環する等価物なのであった。

朝鮮戦争が勃発した一九五〇年の一一月に、別種の実験対象が利用できるようになった。そして、戦場で負傷あるいは死亡した兵士の体が、一種の実験の証拠物となった。第一次大戦のときにも小規模の人的損害の調査が行われていたし、第二次世界大戦末期には、一九三九―四五年の連合国軍と敵軍の兵士の傷害が調査され、カタログ化された。しかし朝鮮戦争の場合は、戦争の勃発と同時に調査が開始されている。調査者が戦地に赴き、負傷の状態と迫撃砲の断片を追跡してカタログ化していった。すなわち彼らは、自然誌の方法を用いて収集物を分類・比較・命名したのであった。

これは戦場というものに対するある新しい見方が出現したことを意味している。それは一九四〇年以降広く共有された視点である。この見方によれば、戦場は軍事的結果のみならず科学的結果をも生み出す場であり、これによりいわば実験室は二倍に広がった。科学者、技術者、医師、そして将官によってさえ、次第に戦場は野外の実験室と解釈されるようになった。つまり、新技術のための――そして多数の建造物を破壊し、多数の都市を焼き払い、多数の人間にひどい怪我を負わせ、毒ガスを浴びせ、傷害と身体の欠損を残すための――試験場と解釈されるようになったのである。こうした一切の損傷物――損傷した人間、都市、工場、社会――は、民生への生産的な応用が可能な新たな技術的知識の獲得のために利用することができるのであった。

こうした戦場の実験がどのくらいの規模で行われていたかについて、私はより広範な計画の一環として調査を続けているところである。しかしそれが、個々の細分化された領域の担当者の言葉から想像されるものよりもはるかに大規模なものであることは確かである。戦場という実験室が各種の医師・医学者の関心をひいたのはもちろんのことである（戦争が医学に「役立つ」と言ったとき、それは医療専門家にとっての戦場の実験的・経験的な価値を指している）。だが、戦場という実験室は、化学者、心理学者、統計学者、経済学者、工学者、消防技術者、昆虫学者、生物学者その他の人々の関心をも誘ったのである(5)。

戦場という実験室の活動が第二次大戦中に十分に確立したのちに起こった朝鮮戦争は、とくに実り多い調査地であった。朝鮮戦争では、ごく初期から新たな技術および介入が科学的にテストされた。イタリアとフランスで事後的な調査を行うかわりに、朝鮮半島においてリアルタイムで銃弾傷弾道学の実地調査が行われたのである。

一九五〇年一一月から一九五一年五月まで、ハーゲット（Carl M. Herget）（陸軍の博士号取得者で、数年来、防護服の研究に携わっている）、コー（George Coe）大尉（化学部隊員）、バイヤー（James Beyer）少佐（医療隊の軍医）が朝鮮半島で共同で研究した。その肩書きは「陸軍軍医総監部・医学研究開発委員会・銃弾傷弾道学調査局 Wound Ballistics Survey of the Medical Research and Development Board of the Surgeon General's Office of the Department of Army」の局員である。彼らの調査は、戦場における負傷の状況の研究と、防護服とその保護性能の研究より成っていた（Herget, Coe, and Beyer 1962）。

彼らの最終報告書の大部分を占める図表の中で、研究チームは、四、六〇〇人に対する七、七七三件の損傷のデータを提示している。最前線の状況および兵士の身体の注意深い分析を通じて、彼らは、基本的に戦場では弾薬の多くが無駄になっていることを発見した。ほとんどの爆弾のほとんどの破片が誰にも当たっていなかった。そして少なくとも朝鮮戦争のその時点においては、小火器はごく少数の兵士を死傷させたにすぎなかった（Coates and Beyer 1962; Harvey et al. 1962 も参照のこと）。全死傷者のうち小火器によるものはわずか七・五パーセントであり、九二パーセントは、迫撃砲あるいは手榴弾の破片によるものであった。銃弾傷弾道学の調査者は、地質学者や鳥類学者のように現場の資料を収集し、相互の関係や出来事の順序に従って整理した。死亡した兵士から摘出された爆弾あるいは手榴弾の破片は、その大きさと形状を比較できるよう配置された。多種多様な戦争関連技術は、自然科学の方法のうちに取り込まれた。

彼らの実地調査は発展をとげ、構成分野に社会学を含むに至った。とくに意図したわけではないが、実験者らは欠乏の影響の社会学的研究を行った。これは、自衛手段の一つである防護服の実地テストの際のことである。一九五三年初頭までに、陸軍は朝鮮半島の戦場において一二万二、〇〇〇着の防弾チョッキを使用していた。それはファイバーグラス・ナイロン製の多層構造のチョッキで、重さが六ポンドから七ポンドほどあった。銃弾傷弾道学の研究チームは、チョッキを着用した場合に兵士の生存可能性が上がるかどうかを明らかにするため、実戦において、対照実験の形でチョッキを用いることを試みた。つまり、兵士全員に行き渡る数のチョッキを用意しなかったのである。この対照実験は困難をきわめた。負傷した兵士は戦場でチョッキを奪われる可能性があった（つまり、データの収集者らはチョッキをテストし調査することができなかった)。実際に射撃を受けたときのチョッキの着用者と非着用者とを特定するのは、まして困難であった。ある作戦ではチョッキの争奪が「熾烈をきわめた」ために、調査者たちにとって「防弾チョッキの有無による対照実験を行うことは不可能になった」。兵士らは負傷した仲間からチョッキを剝ぎ取り、病院の負傷兵からも奪って、頭や股に何重にも巻きつけた(Herget, Coe, and Beyer 1962. Coates and Beyer 1962, 744 に引用がある)。防護服と生存率に関する信頼できるデータの供給をめざしたこの科学的実地調査は、調査の対象地のカオス的な状況によって頓挫したのであった。

このように、銃弾傷弾道学は、実験室と戦場における研究、そして実験的および「自然状態の」負傷と防御から成り立っていた。それから得られた知識は、兵士の生命を救うと同時に彼らの殺傷力を高めるものと期待された。同様に、航空医学も、爆弾兵を保護すると同時に、地上の敵の住民に対する殺傷力を強化する知識を求めていた。

航空医学

航空医学の場合、この方程式はときに明言されることがあった。たとえばテキサス州ランドルフ・フィールドで開かれたある一九五一年の会議の緒言において、米国空軍少将アームストロング(H. G. Armstrong)は、「空軍の効果性は戦闘における攻撃力によって測られるが、戦闘における攻撃力は乗員の健康にかかっている」と述べている(Armstrong 1952)。それゆえ、空軍医療支援局(Air Force Medical Service)は、効率的な人間=機械複合体の「人間部品」に対する保守管理部門であった。パイロットは爆撃の任務遂行が可能なように健康を維持して待機していなければならなかった。

航空医学は、きわめて複雑な、学際的な事業であった。一九六〇年代までにこの研究には、パイロット、技術兵、ダイバー、指揮官の他にも、医師、生理学者、工学者、人類学者、数学者、心理学者、その他の専門家たちが関わっていた。空挺部隊のパイロットはサイボーグであった。全経験レベルに注意を払ってはじめて管理できるような機械部品と気象環境に取り囲まれた一個の人体なのである。航空医学の研究内容には、パイロットの身体に関する研究の他に、ヘルメット、ゴーグル、衣類、耐加速度服、冷却室、安全装置の研究が含まれていた(Report to A. N. Richards 1943 を参照のこと)。

航空医学の歴史に関する最初の専門家の一人は、イェール大学の生理学者、ジョン・フルトンである。彼は銃弾傷弾道学のカリキュラムを監督したことがあり、また、イェール大学の医学史学にこの科目を加えたのも彼である。[6] フルトンはまた、米国における精神外科、とくにロボトミーの主たる支持者の一人でもあった（Pressman 1998 を参照のこと）。

フルトンは、酸素に関する科学的研究はすべて高高度にある乗員の生存に関係があると考えていたので、航空医学の起源を一六四〇年代にボイル（Robert Boyle）が行った空気ポンプの研究に求めた。しかし、出発点としてより適切なのは、登山者への高高度の影響を明らかにした一九世紀のフランスと英国の科学者の研究であろう（Bert 1878 を参照のこと）。高山病は、軍隊の問題であるとともに植民者の問題でもあった。そして登山者はときに医学の専門家を同行させた。彼らはパイクス・ピークにおいて、のちには——一九三五年の国際高高度探検の際に——アンデス山脈において、低酸素の影響を追跡的に調査した（Barcroft et al., 1921-23）。

減圧症は潜水にとって重大な問題であるが、一九三〇年代には飛行に関して問題となるとは考えられていなかった。なぜなら、パイロットに影響の出る高度に達するようになるまでには長い年月がかかるであろうからであった。しかし、一九三九年に戦争が勃発し、三万五、〇〇〇フィートにも及ぶ高度を飛行する乗員が増えたとき、ほとんどすべての交戦国における学術文献に、減圧症の症状に関する報告が現れるようになった（Hoff and Fulton ［1942］にはこれらの報告のカタログがある）。

一九四〇年九月、全米研究委員会（U. S. National Research Council）は、科学の動員体制の一環として航空医学委員会（Committee on Aviation Medicine）を招集し、後者はただちに減圧症に注意を向けた。トロントのバンティング（Frederick G. Banting）は、新設の航空医学試験所における研究において、すでに人間を実験対象として利用していた。ワシントンの国立衛生研究所（National Institutes of Health）、メイヨー・クリニック（Mayo Clinic）[3]、そして英国の複数の施設においてベーンケ（A. R. Behnke）が指導する潜水研究チームも同様であった（Boothby, Lovelace, and Benson 1939-40; Air Corps News Letter 1941; Behnke 1942; Matthews 1944）。

一九四二年までに、ペンシルヴェニア大学のシュミット（Carl Schmidt）は、冷却減圧室に被験者を入れ、呼吸・心臓血管・視覚機能に対する低酸素と低温の影響を調べていた。エヴァンズ記念病院のウィルキンズ（Robert Wilkins）は、循環器系に圧力を加えて、被験者に一時的に意識を失わせた。ロチェスター大学のフェン（Wallace Fenn）は、ゴム製の首輪から頭を出した状態で被験者をタンクに入れ、身体に圧力をかけたときの血圧を調べた。シカゴ大学のリケッツ（Henry Ricketts）は、無酸素症が持続した場合の長期的経過を調べるために、被験者を一日六時間、六週間にわたって低酸素状態に置いた（実際には、リケッツはこれを試みていたが必ずしもうまくいっていなかった。「リケッツ博士の計画は一回に一人の被験者を数週間にわたって使うというものであるが、博士はその実行のために被験者たちを確保しておくことが非常に困難であると述べている」）（これらのプロジェクトに関する解説は、いずれもReport to A. N. Richards 1943にある）。これは、人間の負傷に関するコントロール群を設定し、新たな知識を生み出すための正規の科学なのであった。

最初、身体の耐性の限界をテストするための装置をつくったのは、遊園地の乗り物を製造する会社であった。イェール大学の科学者ランポート（Harold Lamport）は、一九四二年の夏の半分を、そうした遊園地を訪れて、最も乗り物酔いを起こしやすい乗り物を選び出すことに費やした。ランポートはフルトンに、「スピットファイア Spitfire」と「ロロプレーン Rolloplane」が有力と見られると告げた。そしてオレゴン州セーレムのアイアリー航空機製造会社が五、〇〇〇ドルで、実験室用の動きの速い「ロロプレーン」の製造に意欲を示した。それは、五秒から一〇秒のうちに、毎分五〇回転の速度に達するものであった。「軸回転する車両が即時にシフトするので、通常の前方への加速の研究のみならず側方や後方への加速の研究にも使用可能である」とランポートは述べている（一九四二年九月一八日付フルトン宛ランポートの書簡（Box 105, Folder 1435, Fulton Papers）。またFulton 1948aを参照のこと）。彼はこの書簡に、記憶に基づいて描いたこの乗り物のスケッチを添えている。これは間違いなく実験室の外から中に技術的知識が移転された実例である！

他方、科学研究開発局（Office of Scientific Research and Development）の減圧症に関する分科委員会は、イェール大学の学部生を減圧室に入れ、減圧症に耐えられるかどうかを調べた。その結果、約半数の学生が、三時間、高度三万八、〇〇〇フィートと同じ減圧状態に置かれて症状を出さずにいられるという結果が出た（Report to A. N. Richards 1943）。「戦闘飛行における不安」への対処法を探るグループもあった。「飛行疲労」「飛行ストレス」あるいは「道徳心の欠如」「臆病」とさえ呼ばれたこの現象について、一九四五年に米海軍研究所（U.S. Office of Naval Research）のデュボイス（Eugene Du Bois）大佐が報告書にまとめた。デュボイスは、パイロットのストレスの受けやすさは標準的なガウス曲線を示し——ただし彼は、データに基づいてこの曲線を得たわけではなかった——、そうしたストレスを生み出す原因としては「敵の行動」と「仲間の死の目撃」があると述べた（Robert, Fulton, January 27, 1943, point 17, Fulton Papers）。デュボイスは、こうしたストレスについてのデータを集めることでこの現象を制御できるようになることを希望している。

新設された陸軍航空隊（Army Air Corps）のパイロットは、急激に変化する気圧の効果だけでなく、飛行に特有の墜落による負傷や減速による生理的影響に対しても弱かった。[4] コーネル医科大学のヘイヴン（Hugh de Haven）が組織し、全米研究委員会管轄下の航空医学委員会の監督のもとに継続された研究は、中程度の墜落事故の科学的研究を目指すものであった。軽微な事故を追跡することにも「飛行機が大破するほど重大な事故」を追跡することにも意味はない、と研究の計画者は述べている（Du Bois 1948, 223）。それゆえ彼らは、重傷ではあるが命に別状がない程度の負傷を招いた墜落事故を調査し、初期に起きた衝突における最も深刻な負傷が頭部と顔面に対するものであることを見出した。こうした負傷を最小化するには航空業界の協力が必要であった。一九四〇年当時に製造されたコックピットは「突起物の多い」計器板、設計のよくない操縦輪など、パイロットにとっての危険物に満ちていた（同書）。一九四三年に始まった「墜落による負傷に関する会議」は、空軍、航空業界、科学者を集めて、より安全性の高いコックピットの構造を決めることを目指すものであった（同書。なお、三点式の安全ベルトはこの研究から生まれた）。

メイヨー・クリニックの航空医学ユニットとサザンカリフォルニア大学の航空医学試験所では、被験者を戦時の飛行中に生じると思われる急激な速度の変化にさらすため、人間用遠心機が使用された。急激でリニアな加速はめまい、失見当識、吐き気を引き起こした。もっとも激しい場合には、気を失うこともあった。実験的にこうした失神を引き起こすことで、それを抑える方法もまた予測できるようになった。人工的手段によって生理的危機に置かれた被験者の表情が、映像として記録された。ヴァージニア大学で開発された携帯用オシログラフを撮影機とともに機内に据えて、一Gから五Gへの変化の様子を記録することも可能であった。顔面の柔組織のたるみ、耳の血中成分の減少、耳の脈拍の消失、一時的意識喪失、意識レベルの低下に続いて失見当識の状態となり、その後正常機能に復帰する。これらは陸軍航空隊にとってはたいへん貴重な「事実に基づく数量的データ」であった（Landis 1948, 242）。

このように、航空医学は、人間を不自然な状況下に置く技術の周辺に構築された学問であった。この事業の初期段階には、しばしば、飛行機の「人間」部品も、この部品が制御する機械と同様の順応性をもつものと見なされた。飛行機を改造するのではなく、パイロットや乗員の身体を変化させるというのが通常の開発戦略であった。それゆえ、たとえば一九四一年と一九四二年には、パイロットに低酸素状態に耐えるための薬物（と調査者が考えたもの）を投与した。その後、敵を狙って撃つ際に暗視視力が重要であることが明らかになると、乗員に大量のビタミンAを投与した。同様に、減圧による苦痛を防ぐ方法として、飛行前の酸素吸入が試みられ、広く採用された（Bronk, 1948, 207）。機械もパイロットの身体も、このような生体医学的研究の結果、改造可能なものとなるはずであった。

生体医学は、物理学に負けぬほど、冷戦科学として活躍した。一九四八年にブロンク（Detlev Bronk）は、空軍力を有効に利用するためには、エンジニアや物理学者と同じくらい生物学者が重要であると主張した。彼は言う。「物理学者とエンジニアの開発する機械は、人間の使用に堪えぬものである。それゆえ「航空学の進歩には、再び生物学者の助力が必要である」（Bronk 1948, 207）。

同時に、医師や医学の専門家は、銃弾傷弾道学の研究者から、損傷に関してのみならず、「兵器および飛翔体の識別」に関しても専門家となることを要求された。ある報告書は、迫撃砲あるいは手榴弾の破片、また放射線やけどの認識に関してすべての医師が訓練を受けるべきだとした。なぜなら、「今やすべての医師は軍隊に奉仕することを、あるいはありとあらゆる兵器からの攻撃にさらされている民間人に対する責任を果たすことを、覚悟しなければならない」からであった（Coates and Beyer 1962, 724）。将来の戦争で負傷する可能性のある身体はいたるところに存在する。ひとつにはそれは、航空医学による空軍の戦闘能力の向上がもたらした結果なのである。

結　論

一九四六年、「一日平均一、七九〇カロリーのヨーロッパ型の飢餓食」のみを与えられた三四人の健康な若者がミネソタ州の実験室で飢餓状態に陥った。彼らは二七—六五ポンド体重を減らし、筋力の衰え、鬱状態、寒気、「絶え間ない空腹感」が現れた（Summary of Reports Received…1946, 776）。医学研究委員会（Committee on Medical Research）の報告書に掲載されたこの実験的飢餓状態は、一種の身体的損傷（不十分な食料がもたらす損傷）の影響に関する実用的知識を得るために、兵士代わりの被験者に試みられたものである。損傷を与える、傷をつける、保護する、そして飢餓状態に置くことが、科学の営みとして、しばしばかなり大規模に行われていた。

一九六二年に陸軍軍医総監部が発表した銃弾傷弾道学の報告書(Coates and Beyer 1962)には、猫、弾丸、肺のX線写真、迫撃砲の破片、野戦病院の写真に加えて、さまざまなしかたで撃たれたあるいは吹き飛ばされた兵士の検死写真が載っている。これらの写真はたいへん陰惨なものであるが、それらはまた、弾丸がヘルメットを貫通した場合や右の第三肋間部から胸郭に進入した場合にどうなるかを証明する、あるいは地雷によってどのように内臓が飛び出すかを示す、専門的な画像でもある。そうした写真からはさまざまなレベルの情報が得られる。それらによって、医療専門家は、戦争で引き起こされる各種の負傷を研究することができ、負傷に対処できるようになる。しかしそれらは、そうした身体的損傷を数量的に図表化することが困難であることの——兵士の身体を合理的資料として扱うことが困難であることの——証言ともなっている。地雷が身体に及ぼした結果は、これらの写真を使用する当のプロジェクト自体を転覆させるのに十分なほどのカオスを備えている。身体の証言は——ここでも、またおそらくいかなる場合にも——御しがたいものである。

こうした軍事的研究の多くは、数量化や図表化を行おうとする衝動、またそれを通じて戦場のカオス的な状況を理性の支配の可能なものへと変えようとする衝動を反映するものであった。たしかに書簡や報告書を読むとき、戦場を合理的なものにしたいとの願望がサブテーマになっていることが見てとれる。実験的に作り出された損傷そのものが合理的であった。猫は弾道学者による兵器改良を助けるために射撃され、被験者はパイロットの生存率を上げるために乗り物酔いにさせられた。二〇世紀の文化においてこうした行為は「筋の通ったものである make sense」。

二〇世紀初頭の生物学者・哲学者フレック(Ludwik Fleck)は、これらの中立的あるいは合理的と見なされているもの——感情という領域の外にあると解釈されているもの——の周りにこそ、決定的に重要な価値観や仮定が表現されていると指摘した。私はこの点に関して彼にならいたいと思う。フレックは、知識や感情に関して洞察に満ちた心理・社会的分析を行いながら、感情はあらゆる場所、あらゆる行為の中にもあること、もし感情が消失しているように見えるなら、その消失点こそが決定的な合意の地点であることを主張した。あたかもフレックは、中立性と合理性が文化的な盲点であると考えているかのようである。彼の分析の示唆するところによれば、中立性と合理性とは、その点をめぐる合意があまりにも強力なので感情が不在に見えてしまうような概念である（Fleck 1979）。しかし、猫を射撃したり兵士を飢餓に陥らせたりすることを、感情を波立たせない——あるいは中立的な——ものにする合意の性質とは、どのようなものであったのか。実験に参加した者たちは、実際、何に同意していたのであろうか。

一九八二年の「手、脳、心」と題する論文で、フェミニストの哲学者ローズ（Hilary Rose）は、一七世紀の科学革命が、それまでは基本的に両立しないと見なされていた二種類の労働の融合の結果であると述べている（Rose 1983）。長い間、肉体労働は精神労働より社会的に劣位にあると考えられてきた。しかし、新たに現れた科学は、頭の労働と手の労働とを——すなわち思考と行動とを——結合した。そして新たに現れた実験主義者は、物質の世界を理解するために対象を操作した。思考だけではもはや不十分なのであり、新しい自然哲学は実験を要求したのである。だが——とローズは指摘する——頭と手とが結合したまさにこの歴史的瞬間に、もう一つの労働が徹底的に排除された。気遣いの労働すなわち心の労働を、近代科学の創立者たちは、客観性、理性、真理とは相容れないものと見なした。肉体労働が下層階級と結びつけられてきたように、感情労働は女性と結びつけられた。新しい科学は、女性を、種々のレベルの知識の捕獲者として信頼できないものであるとした。感情とは女性と同じように疑わしく危ういものであったため、近代科学は、文字通り感情を抹殺することで成立した。科学的実践に気遣いの労働を組み入れることが難問であり続けた理由の一つがこれである。すなわち、感情、気遣いは、近代科学の創成の物語の一つを侵害するのである。

一九四三年の秋に銃弾傷弾道学の研究への参画をはじめて要請されたとき、ハーヴェイは躊躇しながら答えた。自分は外科医でも病理学者でもない。自分は人体について、人体がどのように損傷を受けるかについて、何も知らない。「前線においてであれ、米国内の病院においてであれ、私は人的損害の研究に関心をもつことはできません。なぜなら、このテーマは私にとって心痛きわまるものだからです。しかし、銃弾傷弾道学の理論的側面であれば、たいへん興味深く感じられます」（一九四三年一〇月五日付フルトン宛ハーヴェイの書簡　Harvey Papers）。銃弾傷弾道学の理論的側面とは何だったのだろうか。ここにはどのような理論が適用されているのか。おそらく、それにあてはまるものとしては、社会的合意がもたらす合理的中立性に関するフレックの理論、そして感情の必然的抹消に関するローズの理論が最も近いのではないかと私は思う。

本論文の登場人物たちは、自らの作り出した損傷が一般的な妥当性をもつことを願っていた。私もまた、自らの語る物語が、政府の支援を受けた研究と実験的損傷との関係をいっそう一般化して捉える視点をもたらすことを願っている。銃弾傷弾道学と航空医学とは——猫に銃弾を撃ち、パイロットを機械的に乗り物酔いにさせたまさにこの地点において——、二〇世紀中葉の「国家の科学」の姿を明らかにするものではないだろうか。かくして、この二つの学問の物語は、種々の形態の生体医学的知識において損傷が占める中心的地位を示唆するものとなるかもしれない。私はこうした損傷の創出を、逸脱あるいは病理ではなく——つまり通常の知識生産の省略形ではなく——本質的に正常な（normal）もの、深い合意の産物であると考える。我々は学者として、そうした合意を理解し解明することを求められている。

本論文は断片的な探求にすぎず、問題を解決するようなものではない。しかしこれはいくつかの問いを立てる試みではある。実験的損傷から何が引き出せるか、その見取り図として書いたものである。政治権力の例示のために、損傷を受けた身体がどのように理解されてきたか。そこにはどのような理由があるのか。実のところ、本論文はこの大きな問いを反映するものである。実験室で、都市の真ん中で、あるいは戦場で受けた傷から得られた証拠の正体ははっきりとしない。それゆえ二〇世紀の科学を評価するにあたって、実験的損傷をどう見るかが決定的な出発点となるのではないだろうか。

原注

（1）これについてはEden 2004に魅力的な議論がある。これとはいくぶん異なる——政府の政策を補佐する——経済学的知識の活用法については、Perkins 2004を参照のこと。

（2）このメモからプロジェクトが始まったと言えるかもしれない。それは一九四三年九月六日付でウィード（Lewis Weed）宛に送られ、このあと同月ワシントンDCにて開催された全米研究会議・銃弾傷弾道学医学部会（National Research Council Division of Medical Sciences Conference on Wound Ballistics）の第一回会議（一九四三年九月二六日）の議事録に組み込まれた。議事録はBox W-Z, Harvey Papersにある。

（3）銃弾傷弾道学試験所の写真はBH262, Harvey wound Ballistic Typewritten Reports #5,Harvey Papersに掲載されている。

（4）猫はまた、乗物酔いや航空医学の研究にも利用された。一九三〇年代、航空軍医のアイザック・ジョーンズ（Isaac H. Jones）は、目隠しする、外科的に耳に損傷を与えるなど各種条件を変え、また高度もさまざまに変えて猫を投下し、その落下の様子を撮影した（Jones 1937, 114）。仔猫は水圧の研究にも利用された。首から下を水に漬けられ、千分の一秒以下で圧力をかけられた。仔猫は出血、骨折、脳震盪を起こした。これについてはヴァンダービルト大学のウォード（J. W. Ward）の報告書に記載がある（Ward 1946）。

（5）スターディー（Steve Sturdy）の示唆によれば、一九一五年以降、化学兵器が生理学と戦場の研究との融合を促進した。生理学者と司令官は共に、「人間が実験の材料を提供している……それ自体巨大な実験場としての戦場」について語り始めた（英国のガス供給会社社長フォークス（C. H. Foulkes）による。Cooter, Harrison, and Sturdy 1998, 74 に所収）。また、スターディーによれば、医学者と軍事評論家は「戦争それ自体を実験的事業と見なす視点を共有するようになっていた。この事業にあっては、新たな戦闘技術が継続的に開発・試験されており、実験室と戦場との区別がますます曖昧になっていった」。スターディーは、科学的研究がかなりの程度こうした思考法によって形成されていたことを強調する。実験室内で化学薬品によって損傷を受けた動物は「事故兵＝犠牲者（casualties）」と呼ばれた。生理学者は化学兵器に関してのみならず、栄養、軍務による疾病の予防、外科手術のショックに関しても、学界を挙げて陸軍に助言するようになった。

（6）フルトンの航空医学の研究は、今でも資料として決定的に重要である。Fulton 1948b を参照のこと。

訳　注

［1］アバディーン試験場

メリーランド州アバディーンにある米軍軍事試験場。一九一七年に設立される。主に米軍使用の武器やその他の軍事品の実験・テストが行われる。

［2］生理学者フルトン（John Fulton）

ジョン・フルトン（一八九九―一九六〇）は米国の生理学者。第二次大戦勃発と同時にイェール大学にて航空医学研究に従事。一九五一年まで同研究を続けた。

［3］メイヨー・クリニック（Mayo Clinic）

米国ミネソタ州に本部を置く米国有数の大規模総合病院。一八四六年英国移民の医師ウィリアム・メイヨーによって設立される。医学研究機関としての評価も高い。

［4］ヘイヴン（Hugh de Haven）

米国の操縦士であり、また航空機などの衝突安全技術開発の先駆者。第一次大戦従軍の際の軍用機墜落において自分だけが生き残った体験から、航空安全技術の研究に着手。衝突安全技術分野で多くの業績を残す。

参考文献

Air Corps News Letter. 1941. Washington, D.C.

Andrus, E. C., et al., eds. 1948. *Advances in Military Medicine*. Boston: Little, Brown and Co.

Armstrong, Harry G.1952. *Principles and Practices of Aviation Medicine*. 3rd ed. Baltimore Williams and Wilkins.

Balmer, Brian. 2002. Killing “Without the Distressing Preliminaries”: Scientists’ Defence of the British Biological Warfare Programme. *Minerva* 40: 57-75.

Barcroft, J., et al. 1921-23. Observations upon the Effect of High Altitude on the Physicological Process of the Human Body, Carried Out in the Peruvian Andes, Chiefly at Cerro de Pasco. *Philosophical Transactions of the Royal Society*, B, 211-351-480.

Behnke, A. R. 1942. Physiological Studies Pertaining to Deep Sea Diving and Aviation, especially in Relation to the Fat Content and Composition of the Body. *Bulletin of the New York Academy of Medicine* 18, no. 2: 561-85.

Bert, Paul. 1878.*La Pression barometrique*. Paris: Libraire de L-Academie de Medecin.

Black, A.N., Burns, B.D., and Zuckerman, Solly. 1941. An Experimental Study of the Wounding Mechanism of High-Velocity Missiles. *British Medical Journal* 20 (December): 872-74.

Boothby, W.M., Lovelace, W.R., and Benson, O.O. 1939-40. High Altitude and Its Effect on the Human Body. *Journal of Aeronautical Science* 7: 461-68.

Bronk, Detlev. 1948. Introduction: Aviation Medicine. In *Advances in Military Medicine,* ed. E. C. Andrus et al., 1: 207-21. Boston: Little, Brown and Co.

Butler, E. G., Grundfest, Harry, and Korr., I. M. 1945, Ballistic Studies on Human Skin. *Washington Meeting Report.* May 10, 1945. Typewritten Report # 5. Harvey Papers.

Coates, J. B., and Beyer, J. C. 1962. *Wound Ballistics.* Washington, D.C.: Office of the Surgeon General, Department of the Army. Online at http://history.amedd.army.mil/booksdocs/wwii/woundblstcs/default.htm.

Cooter, Roger, Harrison, Mark, and Sturdy, Steve eds. 1998. *War, Medicine and Modernity.* Phoenix Mill, Gloucestershire, U.K.: Sutton Publishing.

———. 1999. *Medicine and Modern Warfare.* Amsterdam: Rodopi.

Du Bois, Eugene F. 1948. The Study of Crash Injuries and Prevention of Aircraft Accidents. In E. C. Andrus et al., eds., 222-31.

Eden, Lynn. 2004. *Whole World on Fire: Organizations, Knowledge and Nuclear Weapons Devastation.* Ithaca, N.Y.: Cornell University Press.

Fleck, Ludwik. 1979. *The Genesis and Development of a Scientific Fact.* Chicago: University of Chicago Press. Originally published in German (Basel: Benno Schwabe Co., 1935).

Foucault, Michel, and Rabinow, Paul. 1984. *The Foucault Reader.* New York: Random House.

Fulton, John F. 1948a. Altitude Decompression Sickness. In *Advances in Military Medicine,* ed. E. C. Andrus et al., 1: 318-30.

———. 1948b. *Aviation Medicine in Its Preventive Aspects: An Historical Survey.* London: Oxford University Press.

Fulton Papers. The Papers of John F. Fulton. Yale University Library, New Haven.

Glimore, Allison B. 1998 *You Can't Fight Tanks with Bayonets: Psychological Warfare against the Japanese Army in the Southwest Pacific.* Lincoln: University of Nebraska Press.

Haraway, Donna. 2003. *The Companion Species Manifesto: Dogs, People, and Significant Otherness.* Chicago: Prickly Paradigm Press.

Harvey, E. Newton. 1948. Studies on Wound Ballistics. In *Advances in Military Medicine,* ed. E. C. Andrus, et al., 1: 919-205. Boston: Little, Brown and Co.

Harvey, E. Newton, et al. 1962 Mechanism of Wounding. In Coates and Beyer, 143-235.

Harvey Papers. The Papers of E. Newton Harvey. American Philosophical Society, Philadelphia.

Herget, Carl M., Coe, George B., and Beyer, James C. 1962. Wound Ballistics and Body Armor in Korea. In Coates and Beyer.

Hoff, E. C., and Fulton, John F. 1942. *Bibliography of Aviation Medicine.* Springfield, Ill.:Charles C. Thomas.

Jonasson, Jonas A. 1958. Chapter 11: The AAF Weather Service. In *The Army Air Forces in World War II*, ed. Wesley Craven and James Cate, 7: 311-38. Chicago: University of Chicago Press.

Jones, Isaac. 1937. *Flying Vistas: The Human Being as Seen through the Eyes of the Flight Surgeon*. Philadelphia: J.B. Lippincott.

Kent, R. H. 1943. Bulletin of the Conference on Missile Casualties, p. 7. September 6, 1943. Harvey Papers.

Korr, I. M. 1945. Indirect Injury by High-speed Missiles to Living Tissues Suspended in Aqueous Media. April 17, 1945. Typewritten report #4. Box B, H262, Harvey Papers.

Lamport to Fulton. 1942. September 18, 1942. Box 105, Folder 1435, Fulton Papers.

Landis, Eugene M. 1948. The Effects of Acceleration and Their Amelioration. In E. C. Andrus et al., eds., 232-60.

MacKenzie, Donald. 2000. *Inventing Accuracy: A Historical Sociology of Nuclear Missile Guidance*. Cambridge: MIT Press.

Matthews, B. H. C. 1944. Human Limits in Flight. *Nature* 153: 698-702.

MacLeod, Roy, ed. 2000. *Science and the Pacific War: Science and Survival in the Pacific, 1939-1945*. Dordrecht: Kluwer Academic.

Owens, Larry. 2004. The Cat and the Bullet: A Ballistic Fable. *Massachusetts Review* (Spring): 179-90.

Perkins, John. 2004. *Confessions of an Economic Hit Man*. San Francisco: Berret Koehler Publishers.

Pressman, Jack D. 1998. *Last Resort: Psychosurgery and the Limits of Medicine*. Cambridge History of Medicine. New York: Cambridge University Press.

Prokosch, Eric. 1995. *The Technology of Killing: A Military and Political History of Anti-Personnel Weapons*. New York: Zed Books.

Report to A. N. Richards. 1943. Appraisal of Projects in Aviation Medicine. Fulton Papers.

Rose, Hilary. 1983. Hand, Brain and Heart: A Feminist Epistemology for the Natural Sciences. *Signs* 9, no. 1: 73-96.

Sells, S. B., and Berry, Charles eds. 1961. *Human Factors in Jet and Space Travel: A Medical-Psychological Analysis*. New York: Ronald Press Co.

Summary of Reports Received by the Committee on Medical Research of the Office of Scientific Research and Development, from January 7 to January 12, 1946. 776, Box BH262. p, Committee #2, Harvey Papers.

Ward, J. W. 1946. January 14-26 Bulletin of the Committee on Medical Research, OSRD. Harvey Papers.

Wilson, Louis B. 1921. dispersion of Bullet Energy in Relation to Wound Effects. *Military Surgeon* 49, no. 3: 241-51.

Woodruff, Charles E. 1898. The Causes of the Explosive Effect of Modern Small Caliber Bullets. *New York Medical Journal* 67, no. 30: 593-601.

第一〇章　生命倫理へのつまずきの石

冷戦初期の人体実験政策

ジョナサン・モレノ

生命倫理学とその歴史に関する文献が急速に増えているにもかかわらず、一九六〇年代後半における現代生命倫理学の端緒と、それ以前の数十年間における米国の国家安全保障諸機関による人体実験政策および人体実験の実施状況との関係について書かれたものはほとんどない。主な例外は「放射線人体実験に関する大統領諮問委員会 President's Advisory Committee on Human Radiation Experiments」（ACHRE）の一九九四―九五年の研究である。この委員会は、政府後援の電離放射線実験に関するそれまで秘されてきた多くの資料を調査すること、また、そうした実験の倫理的評価を行うことという、二つの行政命令のもとに活動を行った。ACHREが収集した情報の多くは、生物・化学戦関連の実験にも関係があった（ACHRE 1996）。

ACHRE発足後の一〇年間、同委員会の主任であった私は、冷戦時の国家安全保障諸機関による人体実験の歴史と倫理とを全般的に明らかにすることによって、議論の基盤づくりに努めた。これに関する私の主な研究結果は、『過度のリスク――国家による秘密の人体実験 *Undue Risk: Secret State Experiments on Humans*』（Moreno 2001）他多数の論文にまとめてある。以下に論じるように、冷戦時代に関する事実の新たな発見とともに、今も記述は進行中である。また、二〇〇一年九月一一日の事件およびその後の炭疽菌事件を受けて、人体実験への新たな衝動が生まれた。これが提起する諸問題は冷戦時代初期を思わせるものであり、歴史的展望なしにはこの衝動の意味を理解することはできないだろう。

本稿では、一九四七―一九五三年に焦点を当てて論じることにする。この時期が人間研究の倫理をめぐる冷戦期の国家安全保障政策の歴史において決定的に重要な時期だと私は考えるからである。この時期の始まりには「インフォームド・コンセント」なる語が登場した。終わりの年には国防総省がニュルンベルク綱領（Nuremberg Code）を採用した。これはまた、いくつかの注目すべき死亡事件があった年でもある。私が本稿を執筆する間に、そうした死の一つ、サリンガス実験による若い英国空軍技師の死について、ロンドンの検視委員会がようやく徹底的な調査を開始した。それは、非通常兵器の対人効果をめぐる西側諸国のいかがわしい協力関係に光を当てるものである。

舞台の設定——ナチスと日本帝国の実験

ナチスの強制収容所での実験をめぐる主な誤解は、「実験者は狂人であった」「実験はニセ科学（junk science）であった」「実験はすなわち人種主義的な優生学によるものであった」の三つである。実際には、実験の実施者あるいは認可者の中に多数の国際的著名人がいた。少なくとも人体に対する低体温症と減圧爆発に関する二つの実験は医学的に有益な情報をもたらし、科学的基準となって今日に及んでいる。多くの場合、後援主体はナチスのドイツ空軍（Luftwaffe）であったが、ドイツ空軍の関心は戦場における軍医の活動の改善にあった。たしかに実験は非情で残忍なものであったが、もし単に残忍だというだけであるならば——しかもまったくのサディストが実行したものであったならば——歴史的重要性が認められはしなかったであろうし、戦後米国の軍・法曹界の強い関心を呼ぶこともなかったであろう。

同様のことが、戦時中の満州における大日本帝国陸軍の生物・化学兵器の実験体制についても言える。種々の薬剤の各種器官への効果をいっそう直接的に確かめるために、軍の重要な医師・科学者が、純然たるサディズムという点でナチスの研究を凌ぐとも言える恐ろしい研究を行った。その中には日常化した生体解剖も含まれる。生物・化学兵器の完成のために日本政府の行った投資は、この分野におけるドイツの試みを霞ませるほどである（Moreno 2001 の中の“Deals with Devils（悪魔との契約）”を参照のこと）。しかしドイツ人医師の場合とは異なり、米国は日本の実験指導者の戦争犯罪を問う裁判を行わなかった。そのため米国は、この分野における日本の成果を手中にすることを望んだのではないかと数十年間疑われ続けている。実際、一九五〇年代初期、米国の生物・化学兵器への支出は劇的に増加した。もっとも、北朝鮮と中国の告発にもかかわらず、それが朝鮮戦争に使われたという決定的な証拠はない。

ナチスの医師裁判は、有名なニュルンベルク綱領というかたちに結実した。これは、一五人の被告の有罪判決――そのうちの七人はのちに処刑――の一部として、三人の米国人判事が書いた一〇項目の倫理規約である（*U.S. v. Karl Brand et al.* Moreno 2001, 80 に引用がある）。被験者の「自発的な同意」を得なければならない、人体実験に先立って動物実験を行わなければならない、また実験者が最高度の適格者でなければならないと主張するこの歴史的文書の作成を動機づけた要因の一つは、連合国もまた収監者などの弱者に対する同様の実験に従事していたとする被告側弁護士の議論であった。ドイツの実験とは異なり、連合国側の実験は被験者の死までを容認するものではなかったが、そのようなことが行われたという事実が起訴の倫理的足場を脅かした。結局、判事らは両者を道徳的に等価とみなすことを的確に却下したが、人体実験に関する国際的に認められた規範が存在しないのは問題と考えた。

とはいえ、ドイツに対する起訴には紆余曲折があった。被告ナチス側の弁護士は、第二次大戦中に連合国自体が、強制に対して弱い立場にあるとも解釈できる者たちを対象に人体実験を行っていたことを立証することができた。この論駁は驚くほど効果的であった。たとえば被告側は、自発的に被験者を買って出たとされる国内の八〇〇人の囚人を対象に米国が行ったマラリアの実験について報じる一九四五年六月の『ライフ』誌の記事を証拠に含めた。ナチスの実験とは違い、マラリアによる死亡者はなく、また私の見るところ彼らは非人道的な状況や集団殺害の可能性に直面してはいない正真正銘の志願者であったが、人体実験に関する広く認められたルールの欠如がこれによって明らかとなった。ガイドラインが存在せず、連合国側も収監者に対して同様の実験を行っていたのなら、なぜナチスがより厳しい規準に従わなければならないのかと、ドイツの弁護団は主張した。

こうした論法で、ドイツの弁護団はナチス幹部の有罪判決に対して先手を打った。結局、有罪評決の根拠は、殺人、殺人への共謀、そして新しい「人道に対する罪」ということになった。ナチスはニュルンベルク綱領に基づいて有罪となったのではない。それでは事後立法的裁判になってしまう。ナチスの人体実験問題の弁護団は、司法手続きを首尾よく遅らせたばかりでなく、人体実験と強制をめぐる火急の問題の提起にも成功した。三人の判事――全員が米国人であった――はこの人体実験をめぐる課題を理解した。国際的な医学的倫理規準を早急に明確化する必要性を認識したのである。かくして彼らは裁定の一部を一〇項目の言明に充て、これが今日言うところのニュルンベルク綱領となった。以後の数十年間、この綱領に示された原則が人体実験に関する道徳的慣行を支配した。他方、旧日本軍が行った実験の遺産の主要部分は、戦後も一切公表されることなく、少なくとも一九七〇年代初期に至るまで、生物・化学兵器に関する知識の源泉として、米ソ両国の攻撃計画の基礎であり続けたように見受けられる。その後米国は、国際協定に従って攻撃計画を終了し、自らの蓄積を破棄した。しかしソ連は冷戦終了時まで密かにそのプログラムを続行し、拡張した。今日ではもちろん、人体実験の場合と同様、こうした兵器に対する防衛の問題が再び最優先課題となっている。この点に関しては本稿の最後で再び取り上げたい。

戦後の米国の国家安全保障体制における人体実験政策

ニュルンベルク綱領を全文にわたって文字通り適用したことがある政府機関は、米国国防総省のみである。それは一九五三年のことであるが、それまでの約六年間、ナチスの医師裁判による緊迫した状況の中、国防総省と新設の原子力委員会（Atomic Energy Commission）は、人体実験の問題と格闘していた。その最初の局面は、一九四七年の初めに訪れたと思われる。この年、原子力委員会は、一七名の入院患者にプルトニウムを注射する極秘実験の存在を認識した。原爆計画においてプルトニウムを取り扱う若い科学者の保護に役立てるため、内部放射体（internal emitter）としてのプルトニウムの性質に関する知識を強化したいというのが、この実験の動機であった。原子力委員会は情報を公開しないとの決定を下し、その医学担当の役員と顧問は、放射性同位元素の医学実験への使用を管理するための特別規則を作成した。それは当時世界で唯一の核問題の情報源であった誕生後間もないこの機関の責務であった。国の原子力政策もまた、放射線エネルギーの建設的かつ平和的な利用法——新たな治療法を含む——の開発を促すものであった。これには、核戦争と結びついた原子力のイメージを払拭する意図も部分的にあった。

プルトニウムの注射に関する情報に応える形で、一九四七年に原子力委員会は、放射性物質を用いたいかなる実験にも志願者の「書面によるインフォームド・コンセント」がなければならないと指示した。(1) このわずかな記録からも、医師に患者を任せられないと暗に示すことで医師の反発を招くことのないよう、原子力委員会が気を遣わなければならなかったことがはっきりと見て取れる。ともあれ、これが、「インフォームド・コンセント」という語が文書に現れた、知られる限り最初のものであった。しかし当委員会の役人たちは、ほんの二、三年でこの方針を忘れてしまったかのようである。たとえば、インフォームド・コンセントを要求するこの声明を発表して数年もたたないうちに、原子力委員会、マサチューセッツ工科大学、クエーカーオーツ社（Quaker Oats Company）は、マサチューセッツ州のファーナルド校においてある研究を行った。ファーナルド校は、種々の問題行動のある若者のための寄宿学校であった。その研究の目的は、シリアル食品の健康上の特質が広告どおりであること、加えて、このブランドのシリアルが他社の製品に勝っていることを確認することにあった。実験方法はきわめて問題のあるものであった。放射性同位元素で識別された栄養物が生徒の朝食のシリアルに入れられたのである。生徒の親の許可が得られてはいたものの、書類には、彼らの子弟がさる特権付きの「科学クラブ」のメンバーに選出されたとしか書かれていなかった（Moreno 2001）。実験者は、生徒たちの朝食のシリアル中の放射能のトレース・レベルに言及することを怠った。一九五〇年代を通じて原子力委員会は、この他にも、どう見ても一九四七年の指示に従っているとは言えない多数の放射線実験に関与した。その後の数十年間、有志の被験者の自己決定という新来の概念は抵抗を受け続けた。その裏には、ずさんなお役所仕事のみならず、職業的自律に固執する科学者の態度があった。

一九四〇年代も終わりに近づいたころ、原子力飛行機の開発プロジェクトで国防総省と共同作業を行っていた原子力委員会は、人体実験に関し、また新たな難問をかかえることになった。エネルギー源から乗員を保護するのに必要な鉛製遮蔽物の量を決定しなければならない。許容される被爆量の上限を決めるために、実験による人的データの収集が提案されたが、問題は誰を被験者にするかである。軍人を用いる案は、政治的に問題がありすぎるとして即座に却下された。人体実験には通常の軍務とは異なるあらゆる危険性があるとの主張に対して——「我が国がドイツをさしくこれ「人体実験」を行った廉《かど》で裁いてからまだ日が浅い」との主張もあったが——人体実験の反対者が反論を加えることは困難であった（ACHRE. Moreno 2001, 148に引用がある）。

他方、長期囚の利用を唱える者たちもあった。従来収監者は被験者として利用されてきており、実験はニュルンベルク綱領に抵触しないかたちで行うことが可能である——そう彼らは主張した。しかし結局、収監者などの健康な志願者を採用する案に審査団が同意することはなかった。その代わり決まったのは、癌の放射線治療を行っている——かつ患者の精神運動能力を調べることが可能な——重要な癌研究所に対して、研究助成金を支給することである（支給は一九五〇年代に開始された）。病人から得たこうしたデータは、おそらく軍事的応用に理想的なものではなかった。

また一九五〇年代初期、防衛立案者は、核兵器・生物兵器・化学兵器に関して、つまりABC戦争において、将来ソ連が米国を凌駕することになるのではないかと考えた。動物実験からは限られた情報しか得られないため、再び人体実験が必要とされた。しかし国防総省にはそうした活動に向けての条件を整えるための政策がなかった。このような政策上の欠陥に対処するため、トルーマン政権の国防長官はいくつかの国防総省諮問委員会に提案を依頼した。数か月の審議ののち各委員会は、法的影響を懸念して新政策の策定におおむね反対する意見を提出した。これに対し、国防総省法律顧問は明らかに政策欠如の影響の方を懸念しており、ニュルンベルク綱領の採用を勧告した。この勧告は議論を呼び、結局、一九五三年二月二六日、アイゼンハワー政権の国防長官が法律顧問の準備した覚書を承認した。

こうした議論の過程の全体がデリケートな問題と認識され、覚書自体が「最高機密」とされた。承認後、数週間から数か月にわたって軍はこの、「核兵器・生物兵器・化学兵器に対する防衛のためのあらゆる実験は書面による同意を要する」とする新政策の周知に努めた。この努力はやや問題含みの形で成功したように思われる。というのは、科学者や官僚が専門的な立場から抵抗を続けたし、また、この政策の規定がカバーする活動の種類に関して混乱が生じたからである。たとえば、一九五三年から一九七二年にかけて原爆実験のための訓練を受けた二〇万以上の兵士の大多数は、書面による同意を求められていない。その一方で、心理テストを受けた少数の兵士が、同意の書類にサインしている。どの活動が医師の直接の監督のもとに行われるのかもはっきりしておらず、この政策が実際にどういう場合に適用されたのか、また参加者がどういう場合に被験者と見なされたのか、その原理を見出すことは困難である。

何をもって医学実験とするか

陸海空軍の軍人を実験的条件下に置いてもよいのはどのような場合か。これは今日もなお未決の問題である。この問題に関する興味深い事例として、SHAD（Shipboard Hazard and Defense 船上の危険要因および防衛）計画がある。これはACHREの最終報告書が提出された数年後にようやく表に出てきたものである。一九六〇年代におけるこの一連の実験は、一九九〇年代後半に退役軍人が相次いで申し立てを行ったことで明らかになった。二〇〇二年に国防総省が行った予備調査で、実験は十数回行われたことが確認された。
生物・化学的偽剤の環境試験が冷戦時代に主要都市の上空やニューヨーク市の地下鉄網内で行われていたことは、この分野の専門家には長い間知られていた。しかし、SHAD計画の発覚によって、水兵をタグボート上の生物薬剤の散布機から噴射されたエアロゾルにさらすという海上実験の存在が明らかになった。攻撃機の管制塔に搭載された圧縮空気タンクから薬剤を散布した事例も多くある。これらは、生物・化学剤に対する軍艦の脆弱さを評価することを目的とするものであった。

水兵に向けて散布された物質は、不活性の偽薬であると長年考えられてきた。しかし国防総省の調査は、ときには神経ガスが実際に使用されたことを明らかにした。そのようなケース——たとえば一九六四年に太平洋上で行われた「フラワー・ドラム Flower Drum」と呼ばれた実験——では、マスクを含む徹底的な防護手段が使用されていたことを国防総省は発見した(Department of Defense 2002)。SHAD計画で薬剤にさらされた兵士たちは、それが何かの実験の一部であることを知っていたように思われる。しかし、同意のための手順を踏んでおらず、ニュルンベルク綱領の基準を満たす手続きもとられていなかった(Deployment Health Support 2002)。二〇〇三年、国防総省は、五、八四二人もの人間が化学・生物兵器にさらされた可能性のあるこの一連の実験に関する報告書を発表した。同省はそれをもって報告を終えるつもりでいたが、議会はさらなる調査を行うべきであると主張した(*New York Times* 2003)。この国防総省の調査はいかなる不都合な医学的所見も伝えていない。だが、そこに書かれているとおり、米国医学研究所(Institute of Medicine)の調査委員会がSHAD計画の健康への長期的影響を調査中である(Institute of Medicine of the National Academies 2002)。

SHADは人体実験だったのだろうか。あるいは単なる野外実験だったのだろうか。ここでもまた、何をもって人体実験とするかが問題となる。状況は異なるが、一九九一年の湾岸戦争以降、多数の軍人が、吸入炭疽の予防効果が認められておらず製品としての品質も疑わしいワクチン製剤を用いた炭疽菌の接種命令に抵抗している。また、神経ガスや生物剤に対する防護効果があるとされた他の薬剤を摂取した者もあったが、それらに対して食品医薬品局は当該の効果を認めていないのみならず、それらは湾岸戦争症候群の原因の一つとも見られるようになっている。これらの兵士は、制御されざる人体実験の被験者だったのだろうか。ここでもまた、定義はかなり厄介な問題である。

一九五三年——転換の年

一九五三年には、国防総省がニュルンベルク綱領に基づく政策を確定し、被験者の書面による同意が要請事項となったことの他にも、まだ重要な出来事がいくつかあった。それは軍後援の実験における三件の死亡事件である。二件は米国で、一件は英国で——米国が一部を支援していた可能性がある——起きた。これらの事件は、少なくとも概要がここ数年の間に知られるようになってきている。英国で起きた三つ目の事件に対しては、近年再び査問会が開かれている。次第に情報が出てきており、三つの事件の関係の出発点もじきに明らかになるかもしれない。

一九五三年一月、ニューヨーク州立精神医学研究所（New York Psychiatric Institute）において、臨床的鬱病の治療を受けていたニューヨーク市のプロテニス選手ブラウアー（Harold Blaur）が、メスカリン誘導体の実験で死亡した（Moreno 2001, 195–99を参照のこと）。この実験は陸軍化学部隊が後援しており、同隊はニューヨーク州とともに事件の揉み消しを図った。事件の詳細については、一九七〇年代後半の議会の調査で明らかになったものがすべてである。人体実験の被験者の死亡は国防総省の上層部に報告されたに違いなく、ニュルンベルク綱領に基づく政策案の支持者たちは、規則作成が火急の要件であるとの確信を深めたと思われる。

一九五三年は、また、ＣＩＡの悪名高き「ＭＫＵＬＴＲＡ計画」[1]——秘密諜報活動と破壊工作活動への生物・化学剤の利用を図った多数の活動の一つ——が開始された年でもあった。この計画には、ＬＳＤ・行動実験に対する大規模な資金援助システムという側面があり、しばしば「表向き」の財団や企業を通じて資金を送付していた。メリーランド州フォート・デトリック配属のＣＩＡの炭疽菌研究者フランク・オルソン（Frank Olson）は、この計画の犠牲者の一人である。彼は一九五三年一一月にニューヨーク市のホテルの一室の窓から転落して死亡した。彼はＬＳＤを投与されており、ＣＩＡ認可の医師の診察を受けるためにニューヨークに送られていたのであった。一九七〇年代半ばに議会がＭＫＵＬＴＲＡ計画の存在を明らかにしたとき、政府は、彼の死がＬＳＤの投与による精神疾患の症状によるものであると発表した。しかし、今でもこれが事件の全容ではないと考えている者がいる。オルソンの遺族によれば、彼は死の数か月前に何かを目にし、そのことで悩んでいた。ただし彼は妻にも詳しいことは述べていなかったという。遺体の検視は、致命傷とは別に頭部に打撲があることを明らかにしている。他にもいくつかの奇妙な点があり（たとえば、オルソンが飛び降りたとされる時点で、ホテルの部屋の窓は閉まっており、ブラインドも下りていた）、この事件は多くの者に強い疑念を抱かせている。

一九五三年五月六日、国防総省の最高機密の覚書が署名された一〇週間後、英国空軍技師ロナルド・マディソン（Ronald Maddison）二等兵の腕に、二層構造の制服の上から二〇〇ミリグラムの液体サリンがかけられた。二〇歳のマディソンは半時間で意識を失った。彼はその日のうちに死亡した。この実験は英軍の研究開発施設であるポートン・ダウンで行われた。死亡時の状況に関する国防省の内部調査は、マディソンの死を「偶発事故」による窒息死と結論づけた。しかし、この施設での実験に関する度重なる告訴と、他の数十件の実験関連の死亡事件に関する申し立てにより、一九九〇年代後半から警察は捜査を開始した。ついに、彼の死後五一年を経た二〇〇四年五月、当初の国防省の調査は不適切なものであったとして、ロンドンの裁判所で新たな査問が始まった。事後これほど経ってから査問が行われた例は過去にはない（London Telegraph, 2004）。

二〇〇二年、米国はポートン・ダウンがSHAD計画下の実験地の一つであったことを認めた。実験地では神経ガスを空中散布してガスに対する環境的要因の影響を調べる実験が行われていた。マディソンが参加していたポートンでの実験は、明らかに三国会議（Tripartite Conference）の依頼によるものであった。一九四七年結成の同会議は、米国・英国・カナダの三国が核・生物・化学兵器研究を含む共同研究を行う目的で設立されたものである。

一九五三年の三件の死亡事件は、少なくとも、新兵器とその人体への効果に関する高度な研究活動の存在を明らかにしている。すでに示唆したとおり、ブラウアーの死は国防総省の政策の文書化への圧力を増したかもしれない。しかしオルソンの死はCIAの活動によるものであった。もし、その後に行われたポートン・ダウンでのサリンガス実験が、密接な同盟関係にある三国の政府の主導によるものであるとすれば、米国は新政策を実際に適用していたのかという疑問、そしてもし適用していたのであれば、それが英国の実験地に十分に伝達されていたのかという疑問が湧いてくる。

生命倫理学をつまずかせるもの

人体実験の倫理の歴史におけるナチスの強制収容所の実験の重要性は、広く認識されている。また日本帝国の残虐行為は、現代の生体医学倫理への関心を招来した「非道の殿堂」入りをなしつつある。より複雑で微妙なのは、本稿で述べたような冷戦初期における米国の国家安全保障政策をめぐる議論および事件と、今日我々が考える生命倫理学とがどう関係しているかである。米国の政策と実行は不適切なものではあったが、それらは当時の一般市民の認識にはるかに先んじていた。当時の一般社会にはこうした問題への関心がほとんどなかった。それが現れたのは一九六〇年代半ばのことであった。

しかし、国家安全保障政策および人体実験の世界と、学問における初期の生命倫理学の世界との間には、示唆に富む関係がある。ニュルンベルク綱領のかなりの部分に、米国医師会（American Medical Association）を代表して専門家としての証言を行ったアンドルー・アイヴィー（Andrew Ivy）が関与している。アイヴィーは米国における最も影響力ある医師の一人であり、またイリノイ大学の保健学部の副部長であった。彼は、米国医師会がまちがいなく倫理的原則を採用して機関誌に掲載するように取り計らった。一九四六年一二月、すなわちナチスの医師裁判で証言すべくニュルンベルクに発つ直前のことである。このようにしてアイヴィーは、その後少なくとも理論上は軍の実験を規制することになった綱領に対する学問的貢献を果たしたのである。

さらに印象的なのは、一九六〇年代の生命倫理学の黎明期において重要な論客となった、ビーチャー（Henry Beecher）[2]、ラザーニャ（Louis Lasagna）[3]ら著名な科学者の役割であった。一九五〇年代の初め、両名は米国陸軍の依頼で幻覚剤に関する秘密の研究を行った。四〇年後にＡＣＨＲＥの聴聞を受けたラザーニャは、自らの関与を今は遺憾に思うと語った（ACHRE 1996, 79）。こうした経験が、少なくとも一部の重要な科学者の思考に影響を与え、後年彼らが倫理の問題に関心を寄せるきっかけとなったことは確かである。

標準的な「起源の物語」によれば、生命倫理学は、医学実験、臓器移植、人工臓器、遺伝学、その他の問題に関する若干名の思索家の懸念の結果として、一九六〇年代の後半に実質的に初めて出現したことになっている。しかし、この時代に先立つ数十年間の制度的相互影響や文化的要因を掘り下げて調べていくことによって、この物語は補正されるべきである。それはほとんど確実に言えることだ。また、これを果たしたとき、生命倫理学は現代の状況を正しく論じることができるということがはっきりするはずである。今や国家安全保障上の多様な目的のための人体実験が再び提案されつつあるが、そうした提案の中には、炭疽菌や天然痘といった病原に対する新たな効果的治療や、テロ活動を妨害するための「非殺傷兵器 non-lethal weapons」の計画が含まれている。こうした未来を前にし、また過去を思うとき、歴史の循環についてのヘーゲルの哲学など机上の空論以外の何物でもないように思われる。

原注

（1）全文は次の通り。「(a)当該の物質の投与が患者の状態を改善するとの合理的な見込みが存在すること。(b)患者が書面によって完全なインフォームド・コンセントを行っていること。また、(c)責任能力のある近親者が書面によって同様の完全なインフォームド・コンセントを行っており、かつこの同意《コンセント》は当該の治療期間中、随時取り消すことが可能であること。引用は Moreno 2001, 141にある。

訳注

［1］ MKULTRA計画

一九五〇年代初頭から一九六〇年代末前後まで行われていたCIAによる洗脳実験。朝鮮戦争の際の米軍捕虜兵に対してソ連・中国・北朝鮮によってなされた洗脳に対抗するかたちで始められた。実験は被験者の同意なしに行われたケースもあったことが確認されている。一九七三年に正式に計画からの撤退命令が出された。

［2］ ビーチャー（Henry Beecher）

ヘンリー・ビーチャー（一九〇四―一九七六）はハーバード大学医学部麻酔科医教授であり、生命倫理学の創始者の一人。特に彼が一九六六年七月に『ニューイングランド医学雑誌』に投稿した論文「倫理と臨床研究 Ethics and Clinical Research」では、倫理的に問題のある人体実験二二例が挙げられ、医学における人体実験倫理の必要性が提言された。ビーチャーの活動は、その後の一九六〇年代後半から一九七〇年代初頭における米国連邦政府による医学研究規制や生命倫理学成立の契機となった。

［3］ ラザーニャ（Louis Lasagna）

ルイス・ラザーニャ（一九二三―二〇〇三）は米国の臨床薬学者、医療倫理学者。一九六四年「ヒポクラテスの誓い」を、現代版としてより総括的かつ患者にして共感的な内容に書き換えたことでも知られる。彼の「現代版ヒポクラテスの誓い」は「ラザーニャの誓い」として現在でも多くのクリニックにおける倫理指針として使用されている。

参考文献

ACHRE（Advisory Committee on Human Radiation Experiments）. 1996. *The Human Radiation Experiments*. New York: Oxford University Press.

Department of Defense. 2002. Fact Sheet on Project Shipboard Hazard and Defense（SHAD）. html://deploymentlink.osd.mil/pdfs/flower drum phase i.pdf（accessed July 2. 2003）.

Deployment Health Support. 2002. *DeploymentLINK*. DoD Releases Information on 1960 tests. html://://deploymentlink.osd.mil/news/jan02/news 10402 001.shtml（accessed June 28. 2003）.

Institute of Medicine of the National Academies. 2002. Long-term Health Effects of Participation in Project SHAD. http://www.iom.edu/project.asp?ID=4909（accessed June 28. 2003）.

London *Telegraph*. 2004. Fifty-One Years On, Sister Hears How Sarin Airman Died. May 6, 2004. http://www.telegraph.co.uk/news/main.jhtml?xml=/news/2004/05/06/nport06.xml（accessed May

23, 2004).

Moreno, J. D. 2001. *Undue Risk: Secret State Experiments with Humans.* New York: Routledge.

New York Times. 2003. Investigations of Chemicals Will Continue. July 12, 2003, p. A8.

第Ⅱ部　論争の現在

第一一章　医原病の倫理学のために

――レネ・フォックス

「医原病 iatrogenesis」はギリシャ語を語根とする言葉である。字義的には「医師に由来する」を意味する。通例この語は、個々の治療の場面における医師の処置の好ましからざる副作用を指している。しかしこの概念は、医学・公衆衛生上の介入が集団に対して――直接処置を受ける人々および間接的・派生的影響を被る人々の集団に対して――及ぼす有害な作用を指すこともある。

医原病という現象は、医学およびあらゆる形の医療行為に内在するものである。古来のヒポクラテスの戒め「害することなかれ」は今日でも医師の治療行為を律する基本的な倫理規範であるが、医師たちは自らに託された職業的責務を果たすにあたってこの禁令を侵犯し続けている。いかに有能で、慎重で、洞察力に富み、慈悲深くあろうと、医師は、自らの患者に対する予防・診断・治療・予後診断の全局面において、善とともに害悪をなすことを完全に回避することはできない。「医原病」という語が医学の用語体系の一部をなしていることじたい、これが医療の現場で繰り返し生じていることを公的に明かすものである(1)。だが、それにもかかわらず、「医原病」の起源と発現形態、それがもつ意味の徹底的分析はなされていない。医学文献において「医原病」が注目されるのは、医師が処方ないし投与した薬物の「通例の／特異の」「想定内の／想定外の」「許容できる／危険な」中毒作用やアレルギー性副作用の可能性におおむね限られている。これらはしばしば「薬物の有害事象 adverse drug events」としてひとくくりにされている。医学の文献であれ、生命倫理学の文献であれ、医原病と医療上の過失や過誤とを同じ枠に入れているものも多い。この場合はかなり明白な先入観がある。多数の患者が医療過誤と「予防不能の有害事象 nonpreventable adverse events」とを明確には区別していないことを裏付ける証拠がある（Gallagher, et al. 2003）。「医療の不確実性 medical uncertainty」のタイプと問題を分析している医学や医療社会学の文献は多数あるものの、これと医原病とを関連づけているものは稀である。治療を意図して、あるいは症状の改善を意図して採る処置に付随する――あるいはそれが引き起こす――害を、医師がどう考え、どう感じているかについて、あるいは彼らがそうした不幸な結果にどう対処しているか、どう対処すべきかについての議論は、実質的に皆無と言ってよい。

医原病は、医師と医療にとって経験的・倫理的にどのような意味をもっているか。また、医原病、医療の不確実性、医療過誤の三つの関係はどうなっているのか。こうした問題についていっそう深く考察できるような概念的枠組みが必要である。本稿では、そのための予備的考察を行ないたい。この課題をこなすため、私は一群の根底的な、医学の枠を超えた仮定をもって取り組もうと思う。すなわち、意図せざる結果をもたらすのは人間の行為と相互的行為の内在的・普遍的性質であるという仮定、多くの行為は雑多な結果を――「善きもの」も「悪しきもの」も、予測可能なものも予測不可能なものも、即時に現れるものも遅れて現れるものも、短期的なのものも長期的／持続的なものも――伴うという仮定、行為に伴う欲せざるあるいは好ましからざる結果をすべて避けることはできないという仮定、非難に値する事故や過失もあることはあるが、大抵はそうしたものではないという仮定である。哲学的にさらに展望を広げるならば、人間行為のこうした属性と間接的作用のゆえに、我々は、小説を書く、人道的支援を行なうなど、種々さまざまな行為をなすにあたって、善をなすことと害悪をなすこととの境界線が見極められないという――また、この両者が複雑な相互作用を起こすという――厄介な、しばしばジレンマを伴う事態に遭遇せざるを得ないのである。

外科医が若い女性に手術を行うとき、彼は「これからこの娘さんの腹部に切開術を行います。これは彼女の身体に傷跡を残すばかりか、今後三十年にわたって彼女の性生活にある程度の影響を及ぼすことでしょう」と言いはしない。ただ看護師に「メス」と言って執刀するだけである。外科医が焦点を当てているのは行為であって、その影響ではない。

小説家も似たような状況にある。……［小説家は］デリカシーに富むと同時にそれを欠く。思いやりにあふれると同時に非情である。他人の感じるものを自ら感じ取るためには十分な思いやりがなければならない。他方、自らがもたらすであろうダメージのことを気にするようでは執筆などできない。そうそう礼儀正しくあるわけにはいかない。……ここであなたは深刻な問題に突き当たることになる。あなたは自分が本当に興味のある事柄を書かないようにするか、あるいは——もしあなたに知り得た事柄の真相に迫ろうというのであれば——家族、友人、無垢の他人を必ずや傷つけるか、そのどちらかである（Mailer 2002, 76）。

不幸なことに、我々が働く世界においては、害に無縁の選択肢は存在しない。大抵の場合、何ら害をもたらさないなどというぜいたくな選択肢はない。あるのは、どちらのほうがより悪の度合いが小さいかをめぐっての選択である。……紛争に介入するにあたって悪い影響をもたらさずに済むことなど、ほぼないに等しいと私は思う。害に無縁の介入などという夢は捨てなければならない。……自らの行為の結果と行為がもたらす害とに注意を向け、そうしたものが少ないほうを選択するべきである（Anderson 1998, 137）。

善き意図をもってなした行為から悪い結果が生まれるというのは、医療に限ったことではない。しかし、医療に特徴的な性質が、続々と生まれる有害な副作用の重大性と潜在的危険性とを増大させている。健康と病気、医学と医療は、「最も基本的で超越的な人間の条件のいくつか」——たとえば、身体・精神・物語の私的な側面、受胎・誕生から老・死に至る生の全過程、痛みと苦しみ、事故と怪我、そして死の究極的不可避性——と明白に結びついている。医師の施す治療も、その治療がもたらす後遺症・影響・結果も、これらを含み、これらを左右するものである（Fox 1980）。

善をなすために害をなす

「医療は我々の生と死に関わるものであり、……「そして」甚だしく放恣に振る舞っている」と外科医のアトゥル・ガワンデ（Atul Gawande）が書いている。「我々は人々に薬を投与し、彼らに針やチューブを刺し、彼らの身体の化学的・生物学的・物理的性質を操作し、彼らを意識のない状態のまま横たわらせ、彼らの身体を切り開いて外界にさらす」（Gawande 2002, 4, 46）。患者の病気と怪我を扱うにあたって、医師は責任を負い、労苦を払う。この責任と労苦のゆえに、医師は、文化的タブーを破るだけでなく、患者を危険にさらし、彼らに害を与えるようなしかたで、患者の身体と精神の内奥を探ることが許され、またそれを義務として遂行する。患者を治療し、患者に利益をもたらすべく医師の施す医療行為の多くは、まさしくそれが部分的に有害なものであるがゆえに、有益なものとなっている。この逆説が医原病の主な源泉の一つである。

患者の病気を診断・阻止・治療するために患者を「傷つける」入念な方法の原型的な例は、外科手術の遂行である。ガワンデは、外科手術を「それが［患者にとって］ともかくも善となるとの清廉な信念」によってなされた「計算された暴力」行為であると言っている（Gawande 2002, 16）。生体ドナーからの臓器移植は、治療上の善をなす意図をもって行われる外科的な加害として、とりわけ大胆なものだ。なぜなら、ドナーの被る処置はドナー自身の利益のために行われるものではないからである。それはある他人の生命を維持するためになされるものである。健康な生体ドナーの同意を得て、外科医チームはドナーの生体維持に必要な器官——通常、片方の腎臓——を摘出し、別のチームが待機中のレシピエント——ある疾病の末期患者——にそれを移植する。成人の生体ドナーから成人のレシピエントへの肝臓の右葉の移植のケースでは、ドナーが危険にさらされる可能性が高い。一九九七年から二〇〇〇年に米国で行われた肝臓右葉の移植四四九件のうち、ドナーが死亡したケースが三件あり、六五人（一四・五パーセント）のドナーが一つ以上の合併症——とくに胆管合併症——を併発している（Brown, et al. 2003）。

ニコラス・クリスタキス（Nicholas Christakis）はこれを「医療の両刃の剣」と呼んだが、こうした状況は外科手術に限ったものではない。内科医療においても、それはふつうに見られる。それはたとえば、癌の化学療法にも関係がある。癌の化学療法で用いられる薬は、癌細胞を殺す過程で正常細胞をも殺す。そのため患者は、身体的・心理的に苦痛に満ちた大きなダメージを被る。すなわち、発熱、感染症、貧血、極度の倦怠感、脱毛、失禁、性的不能、早発閉経、記憶障害および集中力の欠如（ときに患者はこれを「ケモ・ブレイン chemo brain」「ケモ・フォッグ chemo fog」と呼ぶ）である。さらに、癌の化学療法などに見られるように、内科治療上の介入が強力になるほど、プラスの効果と同時にマイナスの影響も増大する傾向がある。癌に対する強力かつ効果的な治療の引き起こす、急性で長引くダメージの痛ましい事例の一つが、小児白血病の治療において見られる。子供の悪性腫瘍の中で最も多いのがこの小児白血病であるが、幼年期に化学療法と放射線治療を施すことで、それまで死亡率九〇パーセントであったものが、生存率および完治率八〇パーセントへと転じた。これが「医学の驚異」と呼ばれたのは、まさしく正当なことである。しかしこれが、深刻かつ長期的な副作用――発育阻害、甲状腺の機能低下、腎臓障害、心肺疾患、不妊、外傷性ストレス障害、学習障害、さらには新たな癌の発症――を伴うことに、医師たちは次第に気づいてきている（Duenwald and Grady 2003）。

害をもたらす善をなす

「善をなすために害をなす」の反対のパターン、すなわち「害をもたらす善をなす」もまた、医療においてはふつうに見られる。おそらくそれは医原病の最も一般的な源泉であり発現形態である。とくに頻度が高いのは、病気治療のための薬の使用のケースである。「治療効果のみの」――つまり副作用のない――薬は存在しない。そのうえ、生物医学の進歩に伴う薬理学の大いなる進展にもかかわらず、薬の作用についての包括的・決定的な解釈は現れていない。これは臨床薬理学というものが本質的に経験主義的であることを意味する。そのため、個々の患者がある処方薬にどう反応するかを医師が予測するのは困難である。とくに、その薬の既知の有害な作用が現れるかどうか、現れるとしたらその種類と程度はどうであるか、その薬に対する危険な特異体質性薬剤反応――ペニシリンに対するアナフィラキシー・ショックなど――はないかを予測することは難しい。ここで医師にとって最良の指標となるものは、その患者が過去の治療で当該の薬を用いたときの臨床データ――たとえば、過去に起きた中毒性・アレルギー性その他の好ましくない反応についての患者自身の証言――である。

薬理遺伝学（pharmacogenetics）と名づけられたこの新しい学問の研究の焦点は、薬物反応の個人差に関して当人の遺伝形質が果たす役割を調べることにある。それは、「薬物代謝における臨床的に重要な遺伝子の多様性」は「一般的」であり、「年齢・性・疾病・薬物の相互作用の効果とともに、遺伝的要因が……ある薬の効果と有害な反応の起こりやすさとに影響を及ぼす」という前提に基づいている（Weinshilboum 2003）。しかし、薬理遺伝学を用いることで、薬効の遺伝的決定要因が解明できるというのは、また医師による個々の患者に対する薬剤と投薬量の選択にその知識を応用できるというのは、依然、ひとつの見込みであるにすぎない。しかもゲノムに関しては「困難な」課題と問題が山積しているのである（Evans and McLeod 2003, 547）。

さらに面倒な問題がある。慢性的な病気や障害をもつ多くの人々は、複数の薬物による複雑で長期的な投薬治療を受けている。しかし、そうした治療は、たとえ熟練した医師が慎重に、巧みに調整したとしても、有害な相互作用や種々の有害な反応を引き起こすものである。薬の大量投与、負担の大きい投薬計画、厄介な副作用といった理由によって、多くの患者は、自分の体の状態を最適に保つのに必要な、決められた薬の使用を忠実に、厳格に守ることができずにいる。断続的にしか薬を飲まない患者もいる。完全に服用をやめてしまう者もある。伝染性の疾病——とくにＨＩＶ／ＡＩＤＳや結核——の治療の場合、そうした事態は、そうした「忠実でない」患者自身に悪い結果をもたらすだけではない。それは、当該の疾病を引き起こす病原菌が突然変異して薬剤耐性菌になる事態をも促進してきた。病気の拡大を防ぐ公衆衛生対策上、これは深刻な意味をもつ。こうした「治療への不服従」とは無関係の場合でも、医師が、伝染性病原菌や伝染性疾患に対処するために、特定の種類の薬剤を継続的にかなり非選択的に使用した場合、当該の薬剤への広範な耐性が発生することがある。顕著かつ深刻なのは、抗生物質の「過剰投与」によるものである。

いわゆる院内感染（nosocomial infections, hospitalacquired infections）——これは「入院患者がかかる極めてよくある余病」「医療におけるごく平凡な有害事象」である——は、主として抗生物質の無計画な使用が原因である（Burke 2002, 651）。主な院内感染症は、尿路感染症（通常カテーテルが関与している）、手術創感染、血流感染症（bloodstream infections）（血管内留置器具の使用が関与している場合がきわめて多い）、肺炎（一般的に人工呼吸器が関与している）の四つである。「院内感染症の四分の一は集中治療室で起きている。約七〇パーセントは一つないし複数の抗生物質に対する耐性を有する微生物が原因である。……米国では毎年約二〇〇万人が［院内感染症に］かかっている。［そして］九万人程度がそれによって亡くなっている」（同書）。

他方、特定の病原菌を環境から根絶することに成功した結果、悪い影響が生じている可能性がある。新興の研究分野である「皮膚疫学 dermo-epidemiology」におけるいわゆる「衛生仮説 hygiene hypothesis」によれば、微生物や寄生虫にさらされることと、アレルギーの発症との間には、逆比例関係が存在するという。この仮説は、部分的には、社会階層の低い大家族にはアレルギーがあまり見られないという観察に基づいている。ウイルス性・細菌性の慢性感染症は、内部寄生虫病と同様に、アトピー性皮膚炎／湿疹などのアレルギー症を妨げるのに大きな役割を果たしているように思われる。それゆえこうした感染症の排除は、アレルギーの発症の促進という望ましからざる影響をもたらしているかもしれない（Flohr 2002）。

人間を取り巻く環境から病原菌を排除することによって起こり得るダメージのうち、今日最も深刻な事態をもたらしているものとして、天然痘の現況を見てみよう。地球上から天然痘が消えて二三年になるが、これは二〇世紀後半に公衆衛生と医学がなしとげた偉業である。しかし、この間接・接触による感染症からの解放と、それを可能にした種痘の停止とは、天然痘ウイルス（variola virus）の意図的あるいは偶発的な放出に対して、人類を極度に脆弱にした。細菌戦および細菌兵器によるテロの脅威があり、また天然痘の兵器としての使用が心配される現在、これは大きな懸念材料となっている。このため米国では、政府が種痘の再導入を計画している。それによれば、まずワクチンの接種を受けるのは、軍人、病院の勤務者と保健の専門家、消防士と警察官——すなわち、生物戦の攻撃を受けた際には天然痘と診断された人々あるいは診断未確定の人々と接触する可能性が最も高い、「最前線」にいる人々——である。この計画は、ワクチン接種の対象者の種類と人数、接種がもたらす有害な作用（広汎性の皮膚の発疹から脳傷害や死まで、深刻さの度合いは様々である）、そうした危険性を監視し最小限にとどめる方法に関して、様々な議論を巻き起こした。

天然痘のワクチン接種の再開による有害な結果には二種あることが知られている。一つはワクチン接種を受けた人に生じるもの、もう一つはワクチン接種を受けたばかりの人から感受性宿主へのワクシニアウイルス（vaccinia virus）の二次感染によって生じるものである。専門家は、二次感染は「きわめてまれ」であるという過去の分析を認めてはいるものの、病院内で、天然痘やワクシニアウイルス感染症にかかる可能性の高い医療従事者から媒介されて起こる二次感染について懸念している。「二〇世紀中葉と二一世紀とでは、入院患者の構成が劇的に変化している」という事実がこうした危険性を高めている。今日、入院患者の多くは「免疫不全 immunocompromised」の状態にある。癌の化学療法を受けている者もあり、慢性関節リウマチや喘息の治療のためにコルチコステロイド（corticosteroids）を投与されている者、臓器移植後の拒絶反応を防ぐために免疫抑制剤の継続的投与を処方されている者、またHIV／AIDSを発症している者もある。さらに、今日の入院患者は、内科・外科・新生児用の集中治療室に入れられている者がかなりの部分を占めている。ワクチン接種を受けたばかりの医療関係者その他の人々と接触することになった場合、集中治療室の患者たちはみな、天然痘に対する防衛が不十分である。しかも、このような抵抗力のない患者にワクチン接種をすることは極めて望ましくないこと考えられている（Sepkowitz 2003, 439, 443,445）。

米国政府は、天然痘政策およびそのワクチン接種計画を考案中である。それは部分的に天然痘攻撃のシナリオの数学的モデル化に基づくものである（Bozzette et al. 2003）。しかし、ワクチン接種を受ける者が増えるほど、深刻な状況が起こりやすくなる。そして――ある本の共著者である二人の医師はこう断言する――いかなる統計的モデルも、テロリストの思考を予測することはできない……［あるいは］危機に際して個人や国家がどのようにふるまうかを予測することはできない。」「人は常に最良の結果を確保したいと願う。臨床医学の場合もそうだ。しかし時には、ただ最悪の事態を避けるというだけのために決断することを余儀なくされる」。米国の対天然痘のワクチン接種プログラムの計画に関して、「我々の決断が正しいか誤っているかは、最終結果が出ない限りわからないことだ」というのが彼らの結論である（Schraeder and Campion 2003, 382）。

医原病と「医療の不確実性 medical uncertainty」

医原病には多様な形があるが、この頻発する現象を下支えしているものは、医学と医療において優勢な不確実性（uncertainty）である。不確実性は、医原病とともに医学に内在するものである。「科学的・技術的・臨床的進歩は、医療の不確実性の内容を変化させ、その輪郭を変容させた。しかし医療の不確実性が駆逐されることはなかった。さらにまた、医学の進歩はいくつかの不確実性を消し去る一方で、以前は認識されていなかった別種の不確実性を明らかにした。それまで存在していなかった不確実性の新たな領域を生み出しさえしているかもしれない」（Fox 2000, 409）。このように医学は不確実性に満ちている。多少の変動はあっても、基本的に不確実性が消え去ることはない。医師は、診断・治療・予防・予後診断を行うとき、三種の基本的な不確実性に直面する。医師が自らの行為の有害な結果を予想し、未然に防ぎ、起きてしまった事態の有害性を緩和する能力は、この三種の不確実性のゆえに妨げられる。あるいは低下する。

絶えず進歩を続ける現代医療の膨大な知識と複雑な技

能のすべてを自在に操ることは不可能である。ここから不確実性が生まれる。また、医学の知識には依然として多数の空隙があり、医学的な理解と有効性には依然として限界がある。ここからも、不確実性が生まれる。そして、個人的な無知や無能力と、医学自体の欠陥と無能力とを区別すること、ここにもまた、不確実性がある（Fox 2000, 410）。

ガワンデの次の記述は、外科手術の領域にこうした不確実性が遍在していることを活写している。

外科医は、日々、不確実性に直面している。情報は不十分である。科学は曖昧である。人の知識と能力は決して完璧ではない。最も単純な手術に関してさえ、患者がよくなるという保証はない。生存すら確実ではない。初めて手術台の前に立ったとき、私は、外科医がどうして、自分が患者のためになることを行なうと、すべての手順が計画通りに運ぶと、出血を抑えることができ、感染症が起こらず、臓器を傷つけることもないと分かるのかと思った。もちろん、外科医は分かってはいない。それでも彼はメスを入れるのだ（Gawande 2002, 15-16）。

自らの行う医療行為をとりまく不確実性と、そうした不確実性の有害な結果に対して、医師に責任があるのかどうか、あるとしたらそれはどのような場合かを見極めることは困難である。「それは私の責任なのですか。それとも医学自体の落ち度なのですか」――これはかつてある医学生が発した質問である。それは、残念なことではあっても罪過は問えない「不運」であるのか。それともそれは「医療ミス」なのか。――これは、私の知人で経験のある産婦人科医がこの問題に取り組むときの言い方である（Weinstein 2003）。そして、どのような状況であれば、不確実性を前にして――介入が患者に害をなす可能性が高まるにもかかわらず――なお医師が介入を続けることが、必要とされるのか。賢明とされるのか。賞賛されるのか。非難されるのか。有害な事態の発生を防いだかもしれない知識を可能な限り入手し、駆使することを医師が遂行しなかったとき、行為と不作為の両面における医原性の過失（iatrogenic error）であると判断されるかもしれない。しかし、知識面におけるそうした不作為に関して、どれほど医師を責められるものであろうか。

社会学者チャールズ・ボスク（Charles Bosk）の『許して覚えよ *Forgive and Remember*』は、若い外科医の訓練と社会化という文脈における「医療上の失敗の管理」を現場に取材して書き上げた古典的著作である。この本の中でボスクは、「技術的な」過失および「判断上の」過失（年長の外科医はこれらを当該の状況下では「非難するにあたらない」と見なす）と「規範的な」過失および「準規範的な」過失（彼らはこれらを「非難に値する」と見なす）の二種の過失を区別する啓発的な類型学を展開している（Bosk 1979, 36-70）。しかしボスクは、医師が行う実質的にすべての行為にまつわる不確実性から生じる、深層構造におけるジレンマを扱っていない。医師は、常に存在している医療の不確実性に怠りなく注意を払い、それらに油断なく反応するのが理想だと思われるかもしれないが、彼らはまた、自らの専門分野の知識と技術、そして自分自身の知識と能力に関して「自分は賢明な処置を行っている、患者に資することをやっている」と信じ込めるほどの自信をもっていなければならない。医師が不確実性を意識しすぎて「ハムレット的」な疑いをもったり自信を喪失したりしていては、明晰な思考をもって決然と行動することができなくなる。優柔不断や「不確実性についての不確実性」に陥ると、かえって過失を招くことになる。この有害な過失を回避するには、十分に明晰な思考が必要なのである。

確率論的推論、個人差、医原病

皮肉なことに、近代西洋医学の知識に内在する認知的特徴のいくつかと、そうした知識を適用する際の前提をなす思考様式とが、医療の不確実性、医原病、そして両者の相互作用の根源にある。医師は個々の患者の世話をする。しかし、その際彼らが依拠する知識は、集合的な形で蓄積され、組織されている。個々の患者の問題に対処するにあたっては、確率に基づいて体系的に推論することになる。それゆえ、ある開業医の思慮深い言い方では、「不確実の度合いが様々に異なる条件下で、個々の患者の複雑な状況について判断を下すこと」が医療行為の「日常的な現実において」必要とされているが、それは「臨床経験」と「科学の発見が築き上げた知識」の両方に基づくものではあっても、単なる「情報の入力」と「決定事項の出力」の過程ではない（Hurwitz 1997）。医師が、自分の担当している個々の患者がある治療にどのような反応を見せるか、そして当該の患者に対する結果が反応・効果の既知のスペクトルのどの位置にくるかを予測するのは、しばしば困難である。人間の生物学的・心理学的・社会学的な差異が各人の反応にどう影響するかという問題もあって、臨床上の予測はますます困難となる。個人差と集合的知識の確率論的推論とが医原病現象に顕著に影響を及ぼしている例は、薬剤の処方である。ほとんどの患者にとって有効な薬が効かない人もいる。そして効果の有無とは別に、処方された薬が有害となる人がいる。先に論じたように、個々の患者それぞれに対する有害性あるいは無効性を予測し、そうした事態から患者を積極的に保護することは、容易には達成できない。

医師がそうした否定的な反応に対処する方法の一つは、薬の副作用を治療するために開発された薬を処方するというものである。たとえば、癌の化学療法による吐き気や嘔吐のための抗嘔吐薬や、近年報じられている、抗鬱剤の服用に伴う男性性機能障害を改善するクエン酸シルデナフィル（バイアグラ）である。しかし、どんな薬にも必ず副作用がある以上、これは副作用の連鎖の引き金を引くことになるかもしれない。投与された薬の中和を図ってさらに投与された「治療の改善のための remedial」薬が引き起こす連鎖である。

近代西洋医学のエートスと医原病

近代西洋医学を支える社会的な態度と価値観の中にも、医原病の発現を助けている要素がある。科学とテクノロジーの進歩の信仰——すなわち、疾病を理解し、予防し、治療し、患者の延命を図り、死を回避する手段の絶えざる改良をもたらす科学とテクノロジーのダイナミックな能力、「魔法の」新薬開発に対する楽観的希望、人類を悩ます重大疾病を「制圧」・除去せんとする果敢なる好戦的姿勢、疾病・疾患・傷害の治療のために精力的な、さらには大胆な行動をとることは善であるという確信——こうしたすべてのものが、近代医学を支え、その推進力となり、医学の、治療の、医学に庇護された健康の、驚嘆すべき進歩を促進してきた。しかし、近代西洋医学のエートスのまさにこうした属性が、同時に、その過剰な熱意のゆえ、限界と制限に対する認識不足のゆえ、危険性の過小評価のゆえ、熱狂的に推し進めている処置や投薬から多大な利益を得る患者とほとんど利益を得ることのない患者とを厳密に区別することの忌避のゆえ、害を生み出す可能性がある。医師が医療の不確実性の高い状況下で重篤な患者を治療するときには、こうした容赦なき積極主義、前向き一点張りの固執性、不屈の「ウィー・シャル・オーヴァーカム」根性が強まるかもしれない。

これは、歴史家のスウェイジー（Judith P. Swazey）と私が米国における臓器交換（実質臓器移植と人工心臓の開発）の特徴と考えた不穏な状況であり、またこれこそが、我々が一九九〇年代に、つまりこの分野の最前線での二三年にわたる共同研究の後に、「撤退」を決意した理由であった[1]。当時、我々は次のように記した。

……我々は、臓器交換に関する今日の伝道者のごとき熱情、臓器交換によってもたらされ得る生活の質と延命の過度の理想化、そして現在進行中の見たところ無制限の臓器の調達と移植の試みは、制御不能のレベルに達したと考えるに至った。移植専門の看護師はこう言っている。「いつ移植をやめるか。移植のプロセスに対していつ〝これ以上は不要だ（enough is enough）〟と言うか。この点について責任ある決断を下す必要があり、その判断基準が求められている。移植の決定的審査はおそらくこれを最重要課題として抱えているのである」（Park 1989, 30）。

結局、我々がこの分野と決別したのは……、我々が……感情的に……距離をおくことを求めたからばかりではない。それは、我々の価値観の表明でもある。このいとまごいによって、我々は、我々には無限の延命への、そして臓器交換による人体の修復と改造への、過度に熱狂的な……コミットメントとなり果てたと思われるものから、また、何ら検討されていないこうした行き過ぎのあとに来る——あるいはすでに来ている——と我々が考える人類の苦悩および社会的・文化的・霊的（spiri-tual）な害悪から、意図的に自らを切り離すつもりなのである（Fox and Swazey 1992, 204, 209-10）。

遺伝子治療の歴史は現在進行中であるが、これまでのところそれは、劇的な——ときには悲惨な——行き詰まり、失望、損害を示すものでしかない。最先端の科学を臨床医学と患者の治療に精力的に応用する——この熱烈な治療パワー信仰も、成果を生み出すどころではない。遺伝子治療はまだ巣立ったばかりの分野であるが、数百万ドルをかけて数百の臨床試験が実行されてきた。「生物学革命」が分子生物学的知識を爆発的に増殖させ、ヒトゲノム解析計画がヒト遺伝子のマッピングとシーケンシングを達成することで、病気の原因とメカニズムが解明され、いっそう有効で合理的な治療のための基礎が築かれ、医療行為は根本的に変化し、改善されるであろう——そんな熱烈な期待があったのである。しかしながら、そうした科学的・技術的・資金的・感情的な投資にもかかわらず、成功した遺伝子治療試験はわずか一例であった。それは、パリのネッケル小児病院（Necker Hospital for Sick Children）の内科医と遺伝学者のチームによる、一一名のX連鎖重症複合免疫不全症——きわめてまれな男性の病気で、しばしば一歳になる前に感染症で死亡する——の小児に対する治療である。その他多数の遺伝子治療と同様に、これらの治療では「修正」遺伝子をホストゲノムに——この症例では造血幹細胞に——導入するために組み換え型レトロウイルスが使用され、その後この「修正された」「正常な」細胞が患者に戻された。治療を受けた児童のうち九名は、免疫機能が完全かつ持続的に回復したように思われたが、ここで取られたのはこうした処置であった。

治験責任医師（clinical investigators）はレトロウイルスの使用に危険が伴うかもしれないことを知らないわけではなかった。「レトロウイルス・ベクターはホストゲノムの任意の位置に挿入されると考えられるため、レトロウイルスによる遺伝子治療の潜在的リスクとしての挿入突然変異誘発について、数年来議論がなされている」（Noguchi 2003, 193）。そうしたリスクはヒトでは非常に低いと考えられていた。遺伝子治療を取り巻く熱狂、果敢、高い期待、成功の待望の雰囲気がこの仮定を強化していたのである。しかし、二〇〇二年九月、「X連鎖重症複合免疫不全症の遺伝子治療の成功例と考えられていた四人目の患者（当時三歳の男児）の定期健診において、ネッケル病院のチームは彼らが「深刻な有害事象 serious adverse event」と呼んでいたものが発生しているのに気づいた。その男児は「挿入突然変異誘発の結果」と解釈される白血病に似た症状を発症していた。明らかに、男児の幹細胞に挿入された遺伝子ベクターがＬＮＯ-２と呼ばれる癌遺伝子の部位に挿入され、それを活性化し、それが白血病を引き起こしたのであった（Pollack 2003b）。急遽、チームはフランスの行政当局に対し、「当該の有害事象の原因のさらなる評価」「重症複合免疫不全症に対して遺伝子治療試験を続けることのリスクと利益の慎重な再評価」、また、より一般的に「レトロウイルスを介した遺伝子治療の潜在的リスクの徹底的再評価」が行われるまで、遺伝子治療試験を停止することを提案した（Hacein-Bey-Abina et al. 2003）。米国では、食品医薬品局（ＦＤＡ）が「用心のため……同様の三件の遺伝子治療試験を停止した」。続いて「生物学的応答調節剤諮問委員会 Biological Response Modifiers Advisory Committee」が開かれ、「米国における重症複合免疫不全症に対する遺伝子導入試験は続行されるべきであるが、他の治療と比較してリスクに対する利益の割合が最大となるよう、試験対象患者基準に関する慎重な配慮が必要であると勧告した」（Noguchi 2003, 193）。「臨床試験中のヒトに初めて挿入突然変異が生じたことに衝撃を受けた人もあったが、遺伝子治療など生物学的成果を監督する我々にとっては、驚くにあたらない」と、FDAの細胞・組織・遺伝子治療を担当する局の局長代行であるフィリップ・ノグチ（Philip Noguchi）は述べた。

ロバート・インガソル（Robert Ingersoll）の「自然には褒美も罰もない。あるのは結果である」という言葉を胸に留めよう。遺伝子治療は自然から導かれた構成物であって、自然ではない。遺伝子治療に必要な操作は、安全性の配慮と臨床前の毒性試験を恐ろしく複雑なものにする。生物学の複雑な産物には意図された結果があるが、しかしそれには意図されざる結果が必ず伴う（Noguchi 2003, 193–94）。

二〇〇二年一二月、フランスでこのタイプの遺伝子治療を受けていた一一人の重症複合免疫不全症患者の中に、先と同様の白血病に似た症状を起こしている二人目の子供が発見された。これは、LMO－2癌遺伝子のスイッチを入れるのに十分近い位置に挿入されたこの男児の幹細胞によって誘導されたものと思われた（Pollack 2003b）。一か月間の調査を経て、二〇〇三年一月一四日、FDAは、予防策として造血幹細胞（blood stem cells）への遺伝子挿入のためレトロウイルスの使用を必要とする数百人の患者に対する二七件の遺伝子治療試験を――治療中であるにもかかわらず――停止していることを発表した。英国でも同様にX連鎖重症複合免疫不全症の試験は一時停止となった。米国国立衛生研究所の組み換えDNA諮問委員会（Recombinant DNA Advisory Committee）（RAC）は、血液細胞をターゲットにしたその他の約九〇件のレトロウイルス試験の一時停止を検討するよう要請した。

「すばらしいことに、それは機能していた」と、米国遺伝子治療学会（American Society of Gene Therapy）会長でピッツバーグ大学の分子遺伝学・生化学主任のグロリオーソ（Joseph C. Glorioso）博士は述べた。「不快なことに、今や成功に影が差してきている」。しかし、と彼は言う。「それによってこの分野がだめになるとは思わない。かえって我々は、いっそう奮起して解決策を見つけようとするだろう」（Pollack 2003a）。

二〇〇三年二月初めにRACの緊急会議が開かれ、フランスの試験の主任であるアラン・フィッシャー（Alain Fischer）と、米国における彼の主たる共同研究者であるシンシナティ小児病院（Cincinnati Children's Hospital Medical）のフォン・カッレ（Christof von Kalle）は、三人目の子供が現在同じLMO－2付近への遺伝子挿入のあるT

細胞をもっており、今後さらに多くの患者にこうした挿入が見つかるかもしれないと報告した（Kaiser 2003）。かつて歓呼をもって迎えられた試みであったが、今もってその決着はついていない。(2)

医原病の倫理学のために

医原病の倫理学を組み立てる煉瓦となる一揃いの規則を作り出すことは、社会学者としての私の能力を超えているだろう。この点に関して私に述べる資格があると思われる基本的言明がひとつだけある。それは、医療行為からあらゆる予測不可能性と不注意とを除去するような、あるいはあらゆる結果を確実に幸福なものにするような手段が見つかると思うのはユートピア的であるがゆえに、害を最小にし善を最大にする方向で思考し行動するというのが、この領域において医師に望める最高の倫理だということである。前に引用したが、経済学者メアリー・アンダーソン（Mary B. Anderson）――米国の開発コンサルティング会社「開発行動のための協力機構 Collaborative for Development Action」の代表取締役で「平和へと向かう現地の力プロジェクト Local Capacities for Peace Project」の会長――が、人道主義的労働者に向けて実際的かつ単刀直入に述べた倫理的忠告がある。「害に無縁の介入などという夢は捨てなければならない。……自らの行為の結果と行為がもたらす害とに注意を向け、そうしたものが少ないほうを選択するべきである」（Anderson 1998, 137）。先に引用した、天然痘ワクチン接種再開のリスクと利益の考量を行った医師は、さらに憂いに満ちた口調で同様の意見を表明している。「臨床医学」において「人は常に最良の結果を確保したいと願う。しかし時には、ただ最悪の事態を避けるというだけのために決断することを余儀なくされる」（Schraeder and Campion 2003）。

本稿で紹介した医原病の諸現象に対する医療社会学的考察の結論として、私はいくつかの示唆を行いたいと思う。これが道徳・哲学・医学の専門的考察に資するものであれば、より洗練された詳細な倫理的洞察がもたらされるかもしれない。

まず私は、人類学者クリフォード・ギアツ（Clifford Geertz）の次の考えに賛同する。価値観や信念を含む倫理的問題に関しては、「現実の文化の中に生きる現実の社会の現実の人間」の「状況の定義の仕方」と「状況との折り合いのつけ方」とに注意する「経験的な基礎」と「概念的な枠組」とをもって（彼の言う）「哲学的吟味」を行うのが有益である。価値観のこうした分析の役割は――と、彼は慎重に述べる――「記述的な倫理によって……哲学的研究に取って代わることではなく……哲学的研究にいっそうの妥当性を与えることである」(Geertz 1973, 141)。本稿の最初に述べたように、この点に関して私は、医学・哲学・社会科学の文献には、医師が個人として、また医学界の構成員として、自らをとりまく種々の医学的文脈と社会的環境に見られる医原病、その継続的発生、その多様な発現形態とをどのように定義し、経験し、解釈し、それに応答しているかについての「経験を指向する」「理論的に洗練された」(同書) 議論がたいへん少ないという印象をもっている。実際、「医原病」という語が用いられることはまれである。医学文献に非常に多くの論がある、薬の有害な副作用について論じられているときにさえ、そうなのである。

そこで、医原病に対する効果的で現実に即した倫理的なアプローチの開発への足がかりとして私が第一に推奨したいのは、医原病が医療の現場においてどのように、いつ、どこで、なぜ、そしてどのような形態で発生するのか、医師がそれについてどのように考えるか、彼らがそれを阻止するために何を行うか、そして善意の行為の有害な付随事象や結果に対して彼らがどのように対処するか、に関する組織的で経験的な研究である。こうした枠組を設けることで、一方では、医原病とあらゆる形の治療行為に現れる意図せぬ結果との内在的な関係があまり注目されてこなかったのはなぜであるか、他方では、なぜ医原病が医療過誤としばしば混同されているのかが、倫理との絡みにおいて次第に追究されるようになるかもしれない。ここで私は、ある反直観的仮説 (counterintuitive hypothesis) を立ててみたい。それは、医師が対処に苦しむのは、ミスによって有害な結果が生じたときよりも、ミスなくして有害な結果が生じたときのほうである、というものである。なぜなら、後者の場合、彼らはお定まりの説明方法、訂正方法が存在しないという医学そのものに内在的な状況をつきつけられるからである。害をなすまいと思っても自らにコントロールできることには限界があることを思い知らされる、そんな状況である。このような仮説は妥当であろうか。ライアン・グレゴリー (S. Ryan Gregory) はこれと連関する見解を述べている。医師にとって、自分自身の誤りやすさのほうが、医学自体の誤りやすさよりも受け入れやすいのかもしれない、と彼は言う。医師にとって、医学は自らの知識や技能の土台であるばかりでなく、自らの不完全さを埋め合わせるもの、自らにとってのある種の「治療薬」であるからだ。(3)

医学生や病棟医の経験に関して知見を増やすこともまた、啓発的で有益であろう。医原病に関して、彼らは、知識や心構えとして、明示的・暗示的に、どのような講座と臨床的文脈において、どのような教師と臨床経験を介して、何を教えられ、何を学ぶのか。すでに触れたことであるが、米国の医学部と大学病院で行った参与観察から、私は、米国の医師の受ける医原病の認識と対処法に関する訓練の大部分が、薬の副作用に焦点を当てたものであるという印象を得ている。こうした学習がどれほど機能的に特殊なものであるかについては、また、一般的洞察とそこから導かれた諸原則とが、医原病の他の源泉やパターンとつながりをもっているかどうかについては、私にはよくわからない。

最後に、医療行為の効果を高め、有害性を弱めるために提案あるいは提唱されている各種の手段や方法が、いったい何を前提としており、どんな意味合いを秘めているのかを考察することには、いくばくかの価値があると私は思う。それには以下のものが含まれる。

・「リスク便益分析 benefit-risk ratio」の論理。
・いわゆる「エビデンス・ベイスト・メディシン」の遂行（すなわち、個々人の臨床的専門技量と、基礎医学から導かれる最良の「外的臨床的根拠 external clinical evidence」との統合。大規模な、無作為の、制御された臨床試験を通じて行われる臨床研究。そして個々ばらばらに発表された臨床研究のメタ分析）（Sackett et al. 1997）。
・「米国医学院 U. S. Institute of Medicine」が『過つは人の常 *To Err Is Human*』と題する報告書において表明した立場。すなわち、医療の質と安全性の問題は、個々の医師の個々の行動よりも、設計の悪い「旧式の労働システム」と関係があるというもの（Committee on Quality of Health Care in America 2000, 4）。

これらは直接医原病に言及したり、それを引き合いに出したりはしていないが、こうしたアプローチが前提としているものは、医学的有害事象の原因と防止に関する医療専門家の考え方、あるいは彼らに対して推奨される考え方と密接な関係をもつ。「医原病の倫理学」を明らかにし育てるにあたっては、こうした前提も考慮に入れるべきである。

本稿の議論によって、医原病という現象への関心が高まることを希望する。この現象には従来以上の考察が必要だということが理解されることを希望する。本稿の議論が医原病と医療過誤との違いを示すとともに、医原病、医療過誤、医療の不確実性との関係をつきとめる一助となることを希望する。

原　注

本稿は、「社会的医原病social iatrogenesis」と「医学的介入の予期せぬ結果」に関する原稿に多くを拠っている。これは、現在、医師で社会学者のニコラス・クリスタキス（Nicholas A. Christakis）と私が取り組んでいるテーマである。

（1）医学と歴史学の学生であるライアン・グレゴリー（S. Ryan Gregory）の予備的研究によれば、iatrogenic disease（医原病）という語は、第二次大戦後の数十年間に医学文献の中で広く用いられ始めたという。概念そのものは新しいものではないが、これ以前の米国の医学文献出版目録にはiatrogenic disease（医原病）、iatrogenesis（医原病・医原性）、iatrogenic（医原性の）という語を含む項目は見当たらない。この時期に、どのようにして、またなぜ、これらの語が目立つようになったのかについては、今後の研究が待たれる。

一九六〇年代、Index Medicus（医学文献目録）の名で知られる米国の目録が医学文献に関する国際的な検索案内という現在の地位を獲得したとき、iatrogenic diseaseの項目には多数の文献が掲載されていた。国籍も多様なこれらの論文の著者たちは、iatrogenic disease, iatrogenic, iatrogenesisの語を多様な現象――有害な薬物反応、外科処置のミス、医師に由来する伝染病――に対して用いていた。

（2）これらのX連鎖重症複合免疫不全症（X-linked SCID）に対する遺伝子治療試験の主任らが、有害な事態の推移を迅速・誠実・率直に継続的に報告したこと、そして発生後まもなく試験の一時停止を要したことは、賞賛に値する。

（3）本稿の初期の草稿をめぐってグレゴリーと直接議論をしたとき（草稿を読んでくれたグレゴリーには謝意を表す）、彼は次のような見解を示した。リチャード・キャボット（Richard Cabot）など一九世紀末から二〇世紀初頭にかけての米国の優れた医師らは、「医学における人間の誤りやすさ」は「科学が有するであろう無謬性」によって「補う」ことができる、「新たな科学的な医療」には「人間の過失を超克する潜在力」があると信じる傾向があったが、私が本稿において「反直観的仮説counter-intuitive hypothesis」と呼んでいるものと、こうした傾向との間には連関が見出される――。グレゴリーは、以上の見解を、「人間の過誤――リチャード・キャボットと一八八〇―一九一五年の医療過誤の研究Human Mistakes: Richard Cabot and the Study of Medical Errors, 1880-1915」と題する未発表の研究論文の中でさらに展開させている。

訳　注

［1］「またこれこそが、我々が一九九〇年代に、つまりこの分野の最前線での二三年にわたる共同研究の後に、「撤退」を決意した理由であった」

レネ・フォックスが一九五一年以降続けてきた医療現場の「フィールドを去る」決断を下したことについて述べた部分。レネ・フォックスの参与観察からの撤退に関する経緯は、Fox, Renée, and Swazey, Judith P. 1992. *Spare Parts: Organ Replacement in American Society*. New York : Oxford University Press. 森下直貴・窪田倭・倉持武・大木俊夫訳　一九九九『臓器交換社会――アメリカの現実・日本の近未来』青木書店、第八章「フィールドを去る」に詳しい。

参考文献

Anderson, Mary B. 1998. "You Save My Life Today, but for What Tomorrow?" Some Moral Dilemmas of Humanitarian Aid. In *Hard Choices: Moral Dilemmas in Humanitarian Intervention,* ed. Jonathan Moore, 137-56. Lanham, Md.: Rowland and Littlefield Publishers.

Bosk, Charles L. 1979. *Forgive and Remember: Managing Medical Failure.* Chicago: University of Chicago Press.

Bozzette, Samuel A., et al. 2003. A Model for a Smallpox-Vaccination Policy. *New England Journal of Medicine* 348, no. 5: 416-25.

Brown, Robert S., et al. 2003. A Survey of Liver Transplantation from Living Adult Donors in the United States. *New England Journal of Medicine* 348, 9: 818-25.

Burke, John P. 2002. Infection Control-A Problem for Patient Safety. *New England Journal of Medicine* 348, no. 7: 652-56.

Committee on Quality of Health Care in America, Institute of Medicine. 2000. *To Err is Human: Building a Safer Health System.* Washington, D.C.: National Academy Press.

Duenwald, Mary, and Grady, Denise. 2003. Young Survivors of Cancer Battle Effects of Treatment. *New York Times,* January 8, 2003, pp. A1, A20.

Evans, William E., and McLeod, Howard L. 2003. Pharmacogenomics-Drug Disposition, Drug Targets, and Side Effects. *New England Journal of Medicine* 348; no. 6: 538-49.

Flohr, Carsten. 2002 (15 December). Personal communication.

Fox, Renée C. 1980. The Human Condition of Health Professionals. In *Essays in Medical Sociology: Journeys into the Field,* 572-87. New Brunswick, N.J.: Transaction Books.

——. 2000. Medical Uncertainty Revisited. In *The Handbook of Social Studies in Health and Medicine,* ed. Gary L. Albrecht, Ray Fitzpatrick, and Susan C. Scrimshaw, 409-25. London: Sage Publications.

Gallagher, Thomas H. et al. 1992. *Spare Parts: Organ Replacement in American Society.* New York: Oxford University Press.

——. 2003. Patients' and Physicians' Attitudes Regarding the Disclosure of Medical Errors. *Journal of the American Medical Association* 289, no. 8: 1001-5.

Gawande, Atul. 2002. *Complications: A Surgeon's Notes on an Imperfect Science.* New York: Henry Holt and Company.

Geertz, Clifford. 1973. Ethos, World View, and the Analysis of Sacred Symbols. In *The Interpretation of Cultures: Selected Essays,* 126-41. New York: Basic Books.

Hacein-Bey-Abina, Salima, et al. 2003. A Serious Adverse Event after Successful Gene Therapy for X-Linked Severe Combined Immunodeficiency (Correspondence). *New England Journal of Medicine* 348, no. 3: 255-56.

Hurwitz, Brian. 1977. Clinical Guidelines: Philosophical, Legal, Emotional and Political Considerations. Draft paper commissioned by the *British Medical Journal.*

Kaiser, Jocelyn. 2003. RAC Hears a Plea for Resuming Trials, Despite Cancer Risk. *Science* 299, no. 5609: 991.

Mailer, Norman. 2002. Birds and Lions: Writing from the Inside Out. *The New Yorker,* December 23 and 30, 2003, pp. 76-84.

Noguchi, Philip. 2003. Risks and Benefits of Gene Therapy (Perspective). *New England Journal of Medicine* 348, no. 3:

193-94.
Park, Patricia M. 1989. The Transplant Odyssey. *Second Opinion* 12 (November): 27-32.
Pollack, Andrew 2003a. F. D. A. Halts 27 Gene Therapy Trials after Illness : Leukemia-like Cases in 2 Children in France Prompt the Action. *New York Times* January 15, 2003, pp. A1, A17.
——. 2003b. 2nd Cancer Is Attributed to Gene Used in F. D. A. Test. *New York Times,* January 17, 2003, p. A24.
Sackett, David L., et al. 1997. *Evidence-Based Medicine: How to Practice & Teach EBM*. London: Churchill Livingston. 久繁哲徳訳　一九九九『根拠に基づく医療——ＥＢＭの実践と教育の方法』オーシーシージャパン。
Schraeder, Terry L., and Campion, Edward W. 2003. Smallpox Vaccination-The Call to Arms. *New England Journal of Medicine* 348, no. 5 : 381-82.
Sepkowitz, Kent A. 2003. How Contagious Is Vaccinia? *New England Journal of Medicine* 348, no. 5 : 439-46.
Weinshilboum, Richard 2003. Inheritance and Drug Response. *New England Journal of Medicine* 348, no. 6 : 529-37.
Weinstein, Robert S. 2003. Personal communication, January 6.

第一二章　脳死・臓器移植の現在

「生き残り」戦略か「無常」戦略か

山折哲雄

はじめに

今日、日本における「暴走する医学」（「暴走」は本書の元となった会議のタイトル）も、クローン人間やＥＳ細胞の研究を通して、ついに実験的な人間製造という危機的な水域にまで手を伸ばしはじめている。研究と治療の名を借りて、根元的な人間改造の可能性を追求する、非人間的で楽観的な狂躁曲を奏でようとしている。

このような「暴走する医学」がなぜこの日本列島にも登場するようになったのか、その過去と現在の意味を問い、同時に未来への対策と指針を探ることが早急の課題である。そのためにはまずもってその歴史的、社会的な背景を点検し、そこから教訓を汲み取らなければならないと私は考える。すなわち、われわれ自身の歴史観や人生観の根拠を問い返し、そのことを通して新しい世紀における真に必要な生命倫理のあり方を追求するということだ。本論文は、そのような問題意識によって準備された一試論である。

医学における神の顔と悪魔の顔
——七三一部隊とオウム真理教

「暴走する医学」ということで日本においてまず思いおこされるのが、昭和一〇年代に編成され、第二次世界大戦の終結まで活動していた「七三一特殊部隊」の非人道的な細菌戦研究の問題である。それは、今日いうところの生物兵器の開発と実験のために「満州国」において設立された秘密組織である。そのため「丸太」と呼ばれた多くの中国人捕虜が生体実験の対象とされ、いたましい犠牲となった。じつはこの特殊部隊の展開、活動のため、石井四郎部隊長をはじめとする多くの優秀な医師たちが動員されていた。

細菌戦部隊の発案者であり創始者であった石井四郎中将は、大正九年京都帝国大学医学部卒業、同十年見習士官として近衛歩兵三連隊付、ついで陸軍第一京都衛戍《えいじゅ》病院、伏見衛戍病院をへて、のち昭和二年に京都帝国大学医学部大学院に進学、その在学中に医学博士をとっている。昭和三年から五年までドイツ留学、昭和六年には陸軍軍医学校内防疫研究所に勤務している。

細菌を兵器として使用する場合の主要な事項には、つぎのようなもの、すなわち一―飛行機からの細菌の撒布、二―細菌爆弾の投下、三―謀略工作への使用、の三種があった。謀略工作への使用とは、細菌をマンジュウや菓子のなかに入れたり井戸に撒布して、ペスト、コレラ、チブスなどの流行病を蔓延させることであった。

「七三一石井特殊部隊」がおこなった非人道的な軍事医学の暴走については、すくなからず研究が公表されてきているとはいえ、その実態についてはかならずしも十分に明らかにされているとはいい難い。なかでも、いったいどうしてそのようなことが企図されるにいたったのか、その原因究明の仕事もなお今後にのこされている問題である。これらの事柄については筆者は専門に研究してきた者ではないので、深く立ち入ることができない。ただ、この「石井部隊」が起した行為にふれて私が思いおこすのが、一九九五年に東京で発生したオウム真理教の信者たちによるサリン撒布の事件である。サリン・テロと称されるこの事件では多くの傷ましい死傷者を出したが、このカルト的な新宗教教団にも理系の大学で教育をうけた優秀な科学者や医学者の卵たちが含まれていた。つい最近わが国では、この教団の最高指導者で教祖であった麻原彰晃が死刑の判決を受けたが、しかし長期にわたった裁判であるにもかかわらず、そのような集団的な犯罪がなぜ企図され実行に移されたのか、いまだに多くの謎がのこされたままである。

「七三一部隊」の犯罪とオウム真理教によるサリン撒布の犯罪のあいだには、ゆうに半世紀をこえる時間が流れている。その上、軍隊による犯罪と宗教教団による犯罪という性格の違いが、そこにはみられるはずだ。またその外にも単純に同列において比較することのできない事柄が、すくなからず介在していることもいうまでもない。しかしながらそれにもかかわらず「医学の暴走」という視点からみるとき、看過しえない共通の要因がそこに存することも否定しがたいのではないだろうか。

ここで、この「七三一部隊」による犯罪と「オウム真理教」による犯罪にふれて、とくに考えてみたいことが二つある。一つは、「医学（科学）」と「宗教」に内在する悪の問題であり、もう一つが「生き残り」戦略に不可避的にともなう「医学（科学）」と「宗教」の本質（宿命）にかかわる問題である。そしてこの二つの問題は、今日における「医学と生命倫理」および「医学の暴走」の状況に深くかかわっており、同時に抜き差しならぬ問いをわれわれの眼前につきつけていると私には思われるのである。

第一の問題から考えてみよう。つい最近のことだが、わが国の「総合科学技術会議」に付設された「生命倫理専門調査会」が、平成一五年一二月二六日に「ヒト胚の取扱に関する基本的考え方」という中間報告書をまとめて、公表した。これは一九九七年二月のクローン羊のドリーの誕生をきっかけに制定された「ヒトに関するクローン技術等の規制に関する法律」（いわゆるクローン技術規制法）に列挙された様々な胚（特殊胚）の研究上の可能性、さらにヒト胚性幹細胞（ヒトES細胞）の樹立成功によるヒト受精胚の取扱いの問題など、近時の新しい状況を含めて、「人の胚」についてわれわれが倫理的にどのように考えるべきかについて、さしあたっての方向を指し示した報告書である。

それによると、今日白熱の議論の対象とされている「再生医学」について、その研究上の許容範囲をめぐる見解がつぎのように記されている。——現在のところ、「ヒト受精胚」そのものを再生医療に利用することは想定されてはいない。しかしこれにたいして「ヒト胚性幹細胞（ヒトES細胞）」を用いた再生医療は、将来的な臨床応用を目指している……。

これを要するに、再生医療において「ヒト受精胚」を利用することは許されないが、「ヒトES細胞」は許されるといっているわけである。さらにいえば「ヒト受精胚」は研究や実験に供することが許される、といっている。なぜなら後者は「人間の尊厳を侵害するものではなく」、しかもこの「ES細胞」の研究はやがて将来的には医療のさまざまな分野における応用の可能性があるとして、「生命科学の基礎研究等の発展に大きく貢献する可能性を秘めている」（二二頁）とまでいっている。

むろんこの「中間報告書」には、ここでいう「ヒトES細胞」の研究についてもつよい危惧の念を表明する見解が並記されてはいる。けれども「報告書」全体の論調が「ヒト胚性幹細胞樹立の研究」に大いなる期待を寄せ、その可能性に多大の評価を与えていることは否定すべくもないことである。

そして問題は、そこにこそ発生する。すなわちこの「中間報告書」には、医学研究および医療の範囲を許容される領域と許容しえない領域に二分して線引きしようとする一貫した思考パターンがみられるということだ。その専門家的な線引きによって、許容される範囲は「善」、許容されえない範囲は「悪」とする二分法的思考がつらぬかれているということである。許容される範囲内での研究は「人間の尊厳」を侵さないが、それ以上の研究上の逸脱は尊厳を侵犯するという、専門の名を借りただけの恣意的な考え方である。そこから善き生命科学――悪しき生命科学という二元思考、そしてまた善き医療――悪しき医療という考え方がみちびきだされることになる。

しかもここで考えなければならないのが、その善・悪二元の線引きをする基準が、はたしてつねに絶対的に正しいものであるかという疑問である。人間の尊厳を犯すか犯さないか、その究極の判断の客観性はいったい誰によってどのような形において保証されるのか、という疑問である。今日までの医学、生命科学の発達によって、その基準のとり方が、時代により、医学や医療そのものの発達につれて変化し、揺れつづけてきたことはもはや周知のことではないか。

ことここに及んで私は、右にのべてきたような善き医療、悪しき医療と考える二元思考の限界がすでに致命的な形で露呈していると思わないわけにはいかない。したがってここでの重要な問題は、そのような二元思考を技術論的に精緻に洗練させていくことにあるのではなく、むしろ医学研究や医療そのもののなかに善の側面と悪の側面の両者が分かちがたく内包されていると考えるべきではないか、ということだ。いってみれば、生命科学や医療の内面には神の顔と悪魔の顔が同時に宿っているかもしれない、と疑ってみることだ。そのような根本的な反省に立たないかぎり、われわれはふたたびあの「ナチス医師団」や「七三一部隊」によっておこなわれた反人道的な犯罪に手をかすことにならないともかぎらないのである。

そしてまさにこの点において、今日のわが国における「医学の暴走」のある側面は、さきにもふれた一九九五年の東京におけるオウム真理教の事件をあらためてわれわれに思いおこさせるのである。なぜなら当時、わが国の宗教界をはじめマスコミ界も有識者たちも異口同音に、オウム真理教は「宗教」ではない、かれらのやったことは犯罪以外の何ものでもないとして、自分たちとは本質的に関係のない世界の出来事であるとしたからである。つまりこの世の中には善き宗教と悪しき宗教が存在し、オウム真理教はまさに人々を地獄に追いやる「悪しき宗教」の典型であるとして、例の善悪二元の思考パターンを持ち出して非難したからだ。そもそも宗教には、本来的に正気と狂気、善と悪、神と悪魔に象徴される両面が内在するという基本的な考え方をはじめから拒否していたといっていい。そこには、西欧の歴史における「十字軍戦争」のような宗教戦争、日本の中世における「一向一揆」のごとき宗教戦争についての洞察が完全に欠如しており、宗教の世界を善と悪に色分けする単純な二元論的図式が採用されていた。そしてまさにそのような態度こそが、「生命科学」や「医学」の研究にそもそも具わっている悪魔的な性格をあえて凝視しようとはしないわれわれの利己的で狭隘な態度と共通するものではないかと思うのである。

さてつぎに、「七三一部隊」による犯罪と「オウム真理教」による犯罪にふれて、私がここでとくに考えておきたい第二の問題というのが、さきにもふれた「生き残り」戦略にかかわる物語である。「科学」と「宗教」がともに不可避的にそれによって呪縛されてきた「生き残り」という、いってみれば人類史的な物語とでもいうべき戦略についてである。あらためていうまでもないことであるが、脳死・臓器移植の問題も、さきにふれた「再生医療」の問題も、ともにこの「生き残り」戦略にもとづいて追求されてきた先端的技術であった。そしてオウム真理教によるテロ事件もまた、この現代を終末とみなし、その状況からの救済をはかると称して、人殺しを正当化する世界最終戦（ハルマゲドン）を妄想した集団によって引きおこされたものであった。宗教的狂気と幻想にもとづく「生き残り」戦略の鬼子であったことをあらためて思わないわけにはいかないのである。そこには被虐的な意識に映じた屈折した選民思想が埋めこまれていたことに注意しなければならない。そしてこのような「生き残り」戦略なるものには、東西両文明にまたがる深刻な来歴があることもまた同時に認めなければならないであろう。この問題については、つぎに項をあらためて考えてみることにしようと思う。

「生き残り」と「無常」――二つの選択肢

今日この地球上に、『旧約聖書』に語られているような、破壊的な大洪水の危機が押し寄せてきたとしたら、いったいどう対処したらよいのか。

それには少なくとも二つの選択肢があるだろう、と私は考える。

一つは、当の『旧約』に登場するノアの方舟の物語に象徴される選択肢だ。人類の堕落に怒った神が大洪水を起こす。そこでノアが方舟をつくり、妻子を乗せて生きのびる。人類絶滅の危機に、少数の選ばれた者だけが生き残ったという物語である。

この生き残りの神話は、やがてサバイバル・セオリーとでもいうべき理論の生みの親になった。なぜならこの考え方は、ユダヤ・キリスト教社会の歴史をつらぬき生きつづけた選民思想や進化思想を産出してやまなかったからだ。それだけではない。それは人間いかに生くべきかという哲学・論理的命題の根幹を支え、さらには今日の政治・経済理論における土台を形づくってきたといっていい。

あの世界最大規模の海難事故といわれたタイタニック号の悲劇を思い起こそう。一九一二年四月のことだった。その記憶が今日なおわれわれの心の奥深く刻まれているのは、乗員乗客二千二百余人のうち大多数の千五百人が船と運命をともにし、生死の明暗をくっきりと分けたからであった。ノアの方舟物語の壮大な現代版であったといっていい。

むろんここでいう生き残り戦略は、現代医療の現場にも息づいている。脳死によって死につく者と、臓器の移植によって生の世界に復帰する者を選別する、生命操作のテクノロジーのことだ。

もう一つ、一九九二年に開催されたブラジルはリオデジャネイロの「地球環境サミット」で取り上げられた「持続可能な開発」という提言なども、その例にもれない。地域と資源を選別することでさらに開発を持続させ進展させようとする戦略に外ならないからだ。

サバイバル・セオリーは今日こうしてなお、甚大かつ深刻な影響を及ぼしつづけているといわなければならない。

これに対して、もう一つの選択肢とは何か。それは、人類がもしもノアの大洪水のような危機に襲われ、その大多数が死滅する運命を免れえないとわかったとき、「われもまた死に赴こう」と決断する選択肢である。わずかな生き残りへの可能性を拒否して、死の運命を甘受する多数の側に身を寄せようとする生き方だ。

そのような決断の根底にあるものが、仏教の無常という認識ではなかったか、と私は思う。この世の中に存在するもので永遠なるものは一つもない。形あるものはかならず滅する。生きる者また死を免れることはできない。ブッダの簡明な無常観である。生き残ることの限界をわきまえたモラルである。さきのサバイバル・セオリーに対する無常セオリーといっていいだろう。

この無常の原理は、何人も否定することのできない真理性をそなえている点で、思想における一般相対性理論と称してみてもいいかもしれない。

もっとも仏教の無常セオリーとはいっても、それはかならずしも一様なものではない。なぜならブッダの説いた無常は、客観的な認識にもとづく乾いた無常であったが、わが国にみられる無常は、それとは質を異にするものだからだ。『平家物語』の冒頭に出てくる「祇園精舎の鐘の声、諸行無常の響きあり」をみるだけでよい。そこに流れる旋律は、悲哀の情感にひたされた湿った無常である。現実の事象を客観的に把握する原始仏教の哲学的認識と、滅びゆく者の運命に無限の同情の涙を流す情緒的な認識の違いである。

インドに行けばわかることだが、ブッダが活動した乾燥した地域を念頭におくとき、『平家』の壇の浦における最期の場面がそれとはいかに異質なものであるか。平家の公達がつぎつぎに海中に身を沈めていく断末魔の状況は、まさに身もだえの無常という外ないものだ。

だがそれに対して、たとえば次のような良寛の一句、「うらを見せおもてを見せて散るもみぢ」の無常観はどうだろう。そこには、死んでのち自然の背後に復帰していこうとする澄明な無常の調べが奏でられている。明るい無常である。さきに、無常セオリーとはいっても、それはけっして一様なものではないだろうといったゆえんである。

さて問題は、われわれ自身の今日における運命である。眼前に迫りくるグローバリゼーションの大波に抗して立ちつづけようとするとき、すでにわれわれ自身があのサバイバル・セオリーにがんじ搦めになっている自画像が見えてくる。ところが、その時代の絶大な風圧の下に思い屈しているとき、われわれの意識の奥底からはあの無常セオリーの旋律が聞こえてはこないか。

その相反する旋律が今後はたして調和する二重奏を生みだしていくのか、それとも自動機械人形のようなぎくしゃくした狂想曲を奏でることに終るのか、われわれはいま、まさに世紀の分岐点に立たされていると思わないわけにはいかないのである。

霊肉二元の死生観とカニバリズム

もしも日本の万葉時代の古代人が現代に蘇ったとしたら、臓器移植という先端医療を受け入れたのではないか、と私は思う。どうぞ、どうぞといって、あれこれの自分の臓器の提供を申し出たのではないだろうか。

それというのも、万葉人は一つひとつの人間の臓器にそれほどのこだわりをもってはいなかったと考えられるからだ。たとえば、「万葉集」に出てくる挽歌を読んでみるだけでよい。そこでは、人は死ねば魂が遺体から離れて山などの高いところにのぼるということがうたわれている。あとにのこされた遺体にたいする関心などまったくないのである。

死んだあとの遺体は魂の抜け殻、というわけだ。万葉人にとっての最大の関心事は死者の魂の行方であって、あとにのこされた遺体の方ではない。あとにのこされた遺体は犬に食われようと鳥についばまれようと、かまわなかったのではないだろうか。とすれば、もしも聖《ひじり》や乞食のような人物がそのあとにのこされた遺体に近づいて、腹を裂き胸を開いて内部の臓物をひきずりだし、何かの用に立てようとしたとしても、万葉人は悲鳴をあげたり異議申し立てをするようなことはしなかったであろう。たとえば肝《きも》のようなものを取り出し滋養になるといって食べたとしても、何の不都合もなかったのではないかと想像される。

つまり万葉人たちは、肉体と魂は別物と考えていたのである。むずかしくいって霊肉二元論の立場をとっていた。とすれば臓器の移植といった事態に直面したとしても、さほど驚かなかったはずだ。そしてこうした感覚は、わが国の民俗社会を通してその底辺にいつでも流れていたものだった。大切なのは霊魂の方であって、遺体は風化して骨になるだけの聖なるゴミ……、そういうフォークロアがあったと思う。

古代の万葉人たちと現代の臓器移植にたずさわる医師たちのあいだには、その点できわめて親縁な関係がみとめられるといっていいだろう。けれども残念ながら、比較が可能なのはそこまでである。なぜなら今日の医師たちは死者の死の時点を「脳死」というように厳密な一点にしぼりこんでいるのにたいして、万葉人たちは死の時点をそんなあっという間の事柄に限定してしまうことなど思いも及ばないことだったからである。

万葉人たちは、意識を失って横たわる肉体から生気が去り呼吸がとまったような状態になっても、ただそれだけではその人間が死んでいるとはみなさなかった。魂が一時的にその肉体から去っていると考えていたからである。魂はふたたび舞いもどってくると信じていたからだ。そのため、死んだようになっている人のからだは何日間か地上にそのままの姿でとどめおかれたのである。それを「もがり(殯)」といった。このもがりの期間は数日から数十日にも及ぶことがあったが、ともかくその間に飛び去っていったと信じられた魂を人びとは呼び返そうとしたのである。一種の臨死体験の期間といっていいが、その期間の儀礼を「魂よばい」といった。そしてそれがおこなわれているあいだは、その人は死んでいるとはみなされなかった。その間、地獄や天国などの他界を遍歴していると見做されていたのである。が、やがてそのからだにはふたたび魂はもどってはこないという断念の時期が訪れる。たとえばそのからだから腐敗臭が立ちのぼるようになると、魂よばいの無効が意識された。そのときになってはじめて死が社会的に確認されたのである。

腐敗による魂よばいの無効が、いわば万葉人における「脳死」宣言にあたるものだったといっていいだろう。腐敗死と脳死の根本的な違いがそこにある。ところがまことに無念なことに、腐敗をはじめた遺体の臓器はもはや使いものにはならないのではないか。その肝をとって食べることができなくなる。もしも万葉人が今日の脳死・臓器移植の現場に立ち会ったとしたら何というだろう。やはり臓器を活用するなら、それが腐敗をはじめる以前の段階がいいといいだすかもしれない。とすると、現代の先端医療がみとめる「脳死」状態での臓器摘出手術にもろ手をあげて賛成するのではないだろうか。

ところで、死んだ人間の臓器を切りとって食べるというのはどこの民族においてもみられる現象だった。俗にカンニバリズム(人肉食)ともいう。戦争や飢餓が発生したようなとき、死者の肉を食べて生きのころうとする衝動がおこるのはさけがたいことだった。第二次世界大戦の南方戦線でそれが発生したことは、たとえば大岡昇平氏の『野火』で語られている。同じ状況が海上で難破した船の上を襲ったことが武田泰淳氏の『ひかりごけ』でも描かれている。そのほか文化大革命期の中国、あるいは一九七二年にアンデス山中で発生した飛行機墜落事故においても同様のことがおこっている。むろん歴史をさかのぼれば、そのような事例が多くみられることはいうまでもない。キリスト教における聖体拝受の儀礼などもカンニバリズムの慣習を反映している。キリストの肉をパンに、その血をブドウ酒に見立てて、それを飲食する儀礼のことだ。ひるがえってわが国のこととしていえば、天明飢餓のとき東北の南部藩では人肉食の悲劇があいついだことが、生の記録によって伝えられている。

戦争や飢餓によってカンニバリズムが発生するとき、死に瀕している人間の死の時点は、それを確認する側の状況によってさまざまに変化したのではないだろうか。早々とその人間から魂が去ったとみなして肉体の処理に手をつける者、肉体が腐敗臭を発する直前に臓器を摘出しようとする者、あるいは摘出したのちにそれを焼いたり燻製にしたりして保存しようとする者、などなどである。臓器の有効利用についてさまざまに知恵をはたらかせ、何とか危機を脱出しようとする生き残り戦略である。

このようにみてくると、この伝統的な民俗社会でおこなわれていたと思われる死体処理の方法が、その骨格においてほとんどそのまま現代医療の現場にまでもちこまれていることがわかるだろう。たとえば死に瀕している人間に人工呼吸器をあてている病室の光景が、魂よばいをしている儀礼に重なってみえてくる。心臓死を宣告している医師の姿が、魂は今去れりと宣言している古代シャマンのそれにダブる。そして脳死の瞬間にむけて異常に神経をとぎすます医療の専門家たちの背中に、腐敗臭を発する直前の臓物を切りとって、その有効利用をはかろうとする人びとの影が宿るのである。脳死者の臓器を移植して生きのびようとするわれわれの行為は、どこか民俗社会によく見出されるカンニバリズムの光景を思いださせると思わずにはいられない。

心臓交換の物語と心臓冥想の物語

平成一一（一九九九）年のことだが、日本では、久しぶりに心臓移植が再開された。大阪大学医学部の移植チームによるものである。悪名高い和田博士による心臓移植以来三一年ぶりのことだった。

心臓移植が三〇年以上ものあいだ凍結されていたのは、その和田移植の「密室治療」のためだといわれていた。医学界もマスコミも世間も、そのすべての罪を和田氏に押しつけてきたといっていい。そういい立てることで、批判する側は何とはなしに心の安定をえていたのではないだろうか。そうせずにはいられなかったのだろう。和田氏はスケープゴートにさせられ、悪玉にされたのである。それにたいして新たにおこなわれた大阪大学による心臓移植の成功は、まばゆいような時代の脚光をあびた。新時代の善玉の物語が登場したのである。例によって、じつにわかりやすい善玉・悪玉の物語である。

だが、心臓をめぐる寓話といえば、私はもう一つの物語を思いだす。こちらの方は心臓物語の西と東、ということになるだろうか。

パリのモンマルトルの丘に登ると、そこに壮麗なサクレ・クール教会が建っている。「サクレ・クール」とは聖なる心臓という意味で、普通は「聖心」と訳されている。カトリックではよく知られた教会の名で、わが国の聖心女子大学もそれに由来する。皇后の美智子様の出身大学である。なぜ、そのような名前ができたのだろうか。

一七世紀のことだ。場所は、イタリアはフィレンツェ近くの田舎村。その地の尼僧院長ベネデッタ・カルリーニの身の上に異常な事態がおこる。ある夜、長髪の美しい青年の姿をしたイエス・キリストがあらわれ、かの女のベッドに近づいて言った。「わたしはお前の心臓を取りにきたのだ」。その男は二の腕まで袖をたくしあげて、かの女のからだから心臓を引き抜き、自分の胸に収めて立ち去った。

それから三日のあいだ、ベネデッタは心臓なしで生きる。

三日後の真夜中になって、キリストがたくさんの聖人をしたがえて、ふたたびあらわれた。見るとイエスは、黄金の帯を巻いた大きな心臓を高く掲げもっているではないか。それはイエス自身の心臓だという。かれはベネデッタに服を脱ぐことを命じ、あらわになった脇から、自分の心臓をからだのなかに挿入した。こうしていまや二人は、さながら中世の騎士物語に登場する恋人同士のように、身も心もひとつになったのである。

かの女はその後、教会当局から危険思想の持ち主として告発され、三五年間獄中で過ごしたのち、そのまま七一歳でその生涯を閉じた。しかしやがてこの事件は肉的愛と霊的愛の結合の問題として議論の対象とされ、いつのまにか「聖《サクレ》・心《クール》」崇拝を生みだした。それだけではない。一八世紀に入ってから、教会によって正式にみとめられることになったのである。

聖なる心臓交換をめぐる西の世界の物語である。だが不思議なことに私には、その尼僧院長ベネデッタの姿が和田心臓移植の和田氏の面影に重なって浮かびあがってくるのである。

それに触れてあらためて思いおこすのが、インド密教における心臓冥想の技法のことだ。インドでは古く月輪観《がちりんかん》という冥想法が知られていた。心臓を月の形に見立てて、それが密教の本尊である大日如来の胸にも修行者の胸にも収められていると考える。それは真っ赤に燃えあがる心臓であり、蓮華の上に安坐する月の輪であると観想する。

むろん密教では心臓のほかに五臓六腑を観想する技法も開発されていた。しかしそのなかでとくに重視されていたのが心臓冥想だった。それによって、大日如来すなわち宇宙そのものと神秘的な合一体験を実現することが追求されたのである。

この月輪冥想をわが国に導入し、それに新解釈を加えたのが空海だった。かれによると、大日如来を冥想する場面では、その大日如来がわれ《い》（修行者）の方に近づき、われもまた大日如来に近づいていくのだという。その心的なプロセスを、空海は「入我我入」といっている。如来（仏）が我のなかに入り、我もまた如来のなかに入る、ということだ。その場合大切なことは、その両者の相互接近が大日如来の心臓と修行者の心臓の相互接近というイメージでとらえられているという点である。そしてその相互接近が全体として宇宙的な月輪へと融合をとげたとき、そのときが「即身成仏《そくしんじょうぶつ》」が成就したときなのだ、と空海はいっている。人間の身体のままで仏になるということだ。

私は一方のキリスト教世界で「聖《サクレ》・心《クール》」の神秘体験が語られ、他方の仏教世界において「心＝月輪冥想」の修行がおこなわれていたことを、大変面白いと思う。というのもみてきたように、キリスト教の「聖心観」においては神（キリスト）と人間のあいだの「心臓の交換」が課題とされているのにたいし、仏教の「月輪＝心臓観」においては、何よりも仏（大日）と人間のあいだの「身心の合体」が最終的なエクスタシーの目標とされていたからである。

所変われば品変わるというけれども、心臓物語の東西においてもそれは例外ではないのであろう。現代のわれわれも今なお、昔の物語をそのままの形でくり返し演じつづけているのかもしれない。

死の作法と「捨身飼虎」図の意味

私は脳死・臓器移植が社会的な話題になって以来、そのことによって死の作法が、とどめを刺されることになるだろうと考えてきた。世代をこえて継承されてきた死の作法という、それこそ人間の「尊厳」にとってもっとも欠かすことのできない伝統が、しだいに空中分解をとげていくだろうと思わないわけにはいかなかったからだ。たとえば、脳死判定などという法的・医学的手続きがある。その手続きが厳密に行われているとき、家族はどこで、なにをしているのか。なにができるのか。どのような時間を過ごし、どのような場所で死にゆく者を看取るのか。そういう重大な問題がまったく等閑にふされている。それがまるっきり闇に包まれている。ほとんど議論さえなされていない。それにかわって聞こえてくるのは、遺族（家族）のプライバシーとか、それを報道する側のパブリシティとかいう観念的な言葉ばかりである。それらの軽薄な言葉の群は、死にゆく者、死者を看取る者の心中に、土足で踏みこんでくる舌たらずな観念語にしか私には見えないのである。

死の作法ということで私がまず想起するのは、古めかしいことである。今日ではすでに歴史の塵に埋もれてしまっているような昔話である。それをいまさら伝統というのも面映ゆいような物語であるのだが、しかしそれを言わなければ、ここでの話は始まらない。

周知のことだが、『平家物語』に、源頼政の最期の場面がでてくる。切腹のシーンである。かれは自分の死を目前にして、「臓器」の終焉を覚悟する。「脳死」を待たずに、遺言をのこしさえしている。「心臓」の再生を願うかわりに、死の作法の継承を願い、そのモデルを後世にのこそうとしたのだ。それははるか後世の人びとに生きる勇気を与え、感動を与えた。人間がいかに生き、いかに死ぬかの作法を、世紀をこえて後の世に伝えたのである。

源頼政は平安末期に活躍した源氏の武将であり、歌人としても名が高かった。治承四（一一八〇）年、以仁王を奉じて平氏打倒の挙兵に参加したが、敗れて宇治川のほとりで自刃した。

かれの遺詠はつぎのようなものだった。

埋れ木の花さくこともなかりしに
　身のなる果てぞ悲しかりける

自分の一生は花の咲かない失意の連続だった。ついに花の咲くことのない埋れ木のごとき生涯だった。そのままこの世を去るしかないのであるが、それがとても悲しい……。さびしい歌である。悲痛な述懐である。しかしかれはそのときの自分の気持ちをすこしも偽らずに、正直に語っている。そこに、死を覚悟した者の潔さが匂い立っている。自分の一生をそのように要約することで、その心に静かな安らぎが甦っている。

そのあとかれは、西方に向き直って念仏を唱え始める。天空にもとどけとばかりの高い声で、十遍の念仏を唱え始めたのだ。なぜ低い声で唱える念仏ではなく、高唱の念仏だったのか。それがよくはわからない。頼政の胸のうちを聞いてみなければ、本当のところはわからないだろう。しかし私は、念仏を唱える声がきこえてきたとき、敵味方の軍勢は戦いの手をしばしやすめて、死にゆく者の最期の声に耳を澄ませていたのではないかとひそかに考えている。死にゆく者に対する礼譲の気持が、そのような形で戦場を支配したのであったと思う。その礼譲の心意に発する一時的な平和休戦の時間がそこに流れる。

頼政のこのような死の作法は今日ではすでに忘却の彼方に追いやられているが、それと同じような状況を今日の脳死・臓器移植の現場で再現しようとすると、いったいどのような光景が見えてくるだろうか。せいぜい、ドナーカードなるものに臓器提供の意思を書き入れるときがポイントになるぐらいだろう。しかしそんな行為が果たして死の作法といえるのか。善意という美名のもと、たんにマークシート方式によってマルバツの印しをつけるだけではないのか。自分の死後の遺体の後始末を、火葬にするか土葬にするか、散骨にするか献体にするのかを指示するのと、いったいどれほどの違いがあるというのだろうか。

受験競争時代の習癖が、臓器提供の意思表示に適用された話にすぎないのである。財産分与の遺言がそもそも死の作法とはなんの関係もないように、ドナーカード式の遺言もまた死の作法の原点からは無限にかけ離れているとしか言いようがない。そういう観点からすれば、臓器提供の善意のカードなどというものは、しょせん吹けば飛ぶような紙切れのごときものにすぎない。

もっとも今日、デス・エデュケーションという言葉をしばしば聞かされる。死の教育、ということなのだそうだ。死が病院に囲いこまれてしまった結果、家庭で家族とともに死をみつめる機会がどんどん失われてしまった。病院死が増加するにつれて、家族のなかの死、日常的に接触可能な死の実体が隠蔽されるようになった。そのため、これからの若い世代には死の教育（デス・エデュケーション）が必要だという議論である。小学生などの段階から死とはなにかを「教」える。死にゆく者のそば近くにつれていって死を「体験」させる。そのような思想に立って死の教育の必要性が説かれてきた。

一見もっともな話である。しかし本当にそういうことなのだろうか。それはたんなる観念的な理想論にすぎないのではないか。そもそも「死」を教育することなどできるのか。私は小学生のころ、八〇をすぎた祖父が家のなかでしだいに老衰し、倒れ、そして苦し気に息を引きとっていく姿を見ていた。そのとき私が感じ続けていたのは、生きているものが衰弱し、腐臭を発し、やがて枯死していくということだけであって、死とはなにか、人間の死とはなにか、ということではなかった。祖父もまた、ほとんど猫や犬のような小動物が死んでいくように死んでいくと思っていた。人間の尊厳などといった観念が頭に浮かぶはずもなかった。祖父の死をただ、動物の生理的な死でもあるかのように眺めていたのである。

なぜ、そうだったのか。いまにして思えば、私はそこに、祖父の「死の作法」を見ることも感じることもできなかったためではないかと怪しむ。その場面でいちばん大切だと思われることが、小学生の私の目には見えていなかった。もっとも、祖父には祖父なりの死に方があったのだろう。死の作法といったものがなかったわけではないだろうとも思う。口のなかで人知れず念仏を唱えていたかもしれない。自分の一生の意味を、なんらかの形で身近の者に言いのこしていたかもしれない。しかしそのようなことは家族の誰の目にも明らかな形でみえてはいなかったのではないかと思う。昭和一〇年代のわが家族生活のなかにおいても、死の作法の伝統はすでに薄明の彼方に消えつつあったというほかはない。いま私はそのことを、痛恨の思いをこめてみとめるほかはない。その風潮がここにきて、脳死・臓器移植の浸透により完全に息の根をとめられようとしているのである。

死の作法なき死は、もはや「大往生」などではないだろう。死の作法なき死は、本質的に、猫や犬の死となんら異なるところのない死だ。したがってあとにのこされた遺体も、たんなる猫や犬の死体と同じような生ゴミにすぎないと言ってもいい。もっとも、無意識のうちにおこなわれているこのような認識が、じつは仏教でいう無常の考えに根本的に通ずるものであることに気づいて、はっとする。人間にはそもそも猫や犬などと異なる特権などはじめから付与されてなどいない、という乾いた思想である。人間は石ころのように、犬猫のように死んでいく、そういう教えである。人間同士が平等だ、というのではない。猫や犬と人間が平等だという過激な平等思想のことだ。石ころと同じように平等だというのである。

そういえばこのような考え方は、移植医療の現場においても見られないわけではない。なぜなら今日の臓器移植の水準は各種の人工臓器が開発されるまでの過渡的な医療だという考え方がその背景にはあるからである。すなわち、人間の臓器を豚や猿などの臓器によって代替させることができるようになるかもしれない、と予想されてもいる。動物の臓器を移植するのも人間の臓器を移植するのも同じ医療の行為であるという思想である。人間の死にのみのこされていた死の作法という観念を最終的に扼殺《やくさつ》する思想と言っていいだろう。

こう考えてくれば、死んだあとの豚や牛の臓器が一片の生ゴミとなるように、死の作法をのこさずして死んでいった人間の臓器も一片の生ゴミの残骸をあとにのこすにすぎないということになる。問題なのは、その生ゴミをどのようにして再生し再利用するかという話である。これもまた、現代に甦った無常物語の一つであると言えないこともないだろう。

話は変わるが、もう一つ、こういう議論がある。——仏教にはそもそも布施の教えというものがあった。自分を犠牲にして他人を助ける布施の伝統である。されば、臓器移植も犠牲によって新しい生命を甦らせる手段であるのだから、布施の精神の発露としてみとめるべきではないか——ざっとそのような議論である。

脳死・臓器移植というのは西欧近代が生みだした最先端の医療技術であるが、その精神はわれわれの東洋の仏教思想のなかにも共通に見られるものだとする考え方である。仏教では布施はダーナといい、衣食などの物資（財施）や精神的な糧（法施）を与える行為とされてきた。その考え方を徹底させれば、当然、自分のからだを犠牲にして他人にほどこすという究極の行為にまでいきつく。他人の幸福のために「臓器」をさしだすというところまでいく。

一見もっともな感動的な話のように見える。しかし私はかならずしもそうは思わない。仏教の布施の精神を脳死・臓器移植と結びつけるのは間違っているとさえ思うからだ。

しかし、このことについては、いささか註釈が必要かもしれない。

仏教世界ではよく知られているのに「捨身飼虎」の話がある。サッタ王子が飢えた虎のためにわが身を投げ出し、肉をくらわせたという物語だ。法隆寺の玉虫厨子の側壁に描かれているから、誰でも知っている話である。しかしこの物語は、その後わが国では少数の例外をのぞいて、あまり取りあげられることがなかった。そのあまりにも残酷なシーンが強烈にすぎたのかもしれない。とにかく人気がなかったのである。

一般にこの「捨身飼虎」図というのは、三段の絵から構成されている。上段は、飢えた親子の虎たちを見たサッタ王子が衣服を脱いで裸身になる場面である。中段は、その美しいからだをした王子が岩の上から身をひるがえして地上に落下していく場面である。そして下段の絵では、その王子の美しい肉体を虎たちが食い散らかしている残酷な場面が大写しになっている。上・中段は、犠牲になることを決意したサッタ王子の、身を投じる美しいシーンである。これに対して下段は、思わず目をそむけたくなるようないたましい、残酷なシーンへと暗転する。正視するに耐えない光景と言っていいだろう。

この「捨身飼虎」の話は、すでにインドのジャータカ物語や経典の説話に登場し、中央アジアや中国の古代美術にも姿をあらわしている。敦煌やキジールなどの石窟壁画にも数は少ないながら描かれている。

私は一九九五年に、その敦煌に旅して石窟を訪れた。「捨身飼虎」図を自分の眼で見て確かめてみるためであった。敦煌研究院の院長さんにもお目にかかり、便宜をはかっていただいた。そのときのお話だったが、「捨身飼虎」図はよく知られているものであるが、有名なわりには数は少ないのです、といって目を宙に泳がせていた姿が忘れられない。

そのことは私も出発前に若干しらべていてわかっていた。キジールやトルファンなどの千仏洞にも同種の壁画がのこされているけれども、その実例は意外と少なかったのである。

なかでも面白いのは、この図の下段の、虎に食われている場面だけが泥で塗りつぶされているというのがいくつかあった。とにかく、一、二にとどまらないのである。おそらく中国や中央アジアの当時の仏教徒たちは違和感を抱き、それを正視するに耐えなかったのではないだろうか。

はじめ私は、この「捨身飼虎」図にはキリスト教の犠牲のテーマが混入しているのではないかと、漠然と考えていた。その図の下段の、わが身を虎に投げ与える行為は、人類の罪のあがないのため十字架上で犠牲になるイエスの行為に触発されたものではないかと考えたのである。

周知のようにインドの仏教は、西北インド・ガンダーラ地域を経由して中央アジアへと伝えられていった。当時、西方のギリシャ・ローマの文化がその地域にまで及んでいたことはよく知られている。インドの思想や仏教がそのような西方から伝わった文化と接触した結果、初期の仏像すなわちガンダーラ仏が作られたといわれている。ギリシャ・ローマ文明の浸透とともに、やがてキリスト教も伝えられていたのである。東西の文明が出会い、思想や観念の融合や衝突が始まったのである。その出会いの結果、「捨身飼虎」図における犠牲の物語へと発展していったのではないか。現に、そのガンダーラ地域からも古い「捨身飼虎」図が発見されているのである。仏教の布施の精神にキリスト教の犠牲の思想が接ぎ木されたのではないか。「布施」と「犠牲」が一種のイメージ連合を実現して新しい物語を生みだしたのではないか――そう考えたのである。

しかしこの「捨身飼虎」図については、もう一つ別の解釈がある。それが、北方遊牧民の狩猟文化の波動をうけたという可能性である。狩猟文化というのは動物を狩猟し、飼育し、解体することで成り立っている文化である。動物を殺して解体し、臓器をはじめとするすべての身体部分を生活のために無駄なく消費する文化である。動物は当然のことながら鹿や兎のようなおとなしい動物たちから象、ライオン、虎のごとき猛獣に及ぶ。猛獣を相手にするときは食うか食われるかの戦いに発展するだろう。油断をつかれ、寝こみを襲われて人間たちのほうが殺されることもある。

人間も、自然界の食物連鎖の環のなかに組みこまれているというのが狩猟社会の掟であるといっていい。人間どもが動物を屠《ほふ》るように、動物たちの側も人間を襲っていつでも血祭りにあげる。その相互襲撃がいわば生存競争の原理になっている世界のことだ。「捨身飼虎」図に登場するサッタ王子がその裸身を飢えた虎たちに与え、そしてそれを虎たちが貪り食らっている図は、そうした狩猟社会の掟が混入した結果ではないか、という解釈である。もしもそうであるとすると、王子による裸身の提供という物語の根本に横たわる思想は、キリスト教の犠牲とか仏教の布施とかいうより、むしろそれ以前の狩猟社会のモラルともいうべき掟にさかのぼらせて考えなければならないことになるだろう。

私は今、この考え方のほうにむしろ魅力を感じている。真実はそうではなかったかとさえ考える。

「捨身飼虎」図の下段の世界は、人間が動物を解体して食らうように、飢えた虎たちが人間を解体して食らいついている情景に見えてくるのである。それは「犠牲」といった人間的な観念を超えた文化の断面をあらわしているのではないか。「布施」といった宗教的ヒューマニズムをはじき飛ばすような厳しい生活の断面を浮き彫りにしているように見える。その過酷な厳しさをひと言で言えば、人間もまた食うか食われるかの食物連鎖の中で生活していたということだ。それがそもそも狩猟社会の掟であったということではないか。

しかし考えてもみよう。農耕社会や牧畜社会というのは、このような食物連鎖の運命を断ち切ることで新しい社会秩序を作りあげてきた社会だったのではないだろうか。人間を食物連鎖の環の中から救出し、そうすることで人間中心主義の原理を確立してきたということだ。自己の生存のためにはいくら動物を殺してもよいとする、新しい人間秩序の倫理を作ったのである。ところがそれにくらべるとき、それ以前の狩猟社会の狩猟民たちは、人間は動物に食われることがあることを覚悟する、という動かしがたい掟のもとに生きていたのだったということがみえてくるのである。

いささか横道にそれたかもしれない。いったいどうしてこのような話をここに提出したのかと問われれば、答えは一つである。脳死・臓器移植を合理化するために、仏教の側から「捨身飼虎」の実例を持ちだすのは少々見当はずれの議論ではないのかということを言いたかったからにほかならない。それによって仏教の布施の精神をことさらに言い立てようしても、それは仏教の側からする、いささか身勝手な言い分ではないかということだ。動物たちに食われる運命を是認することなしに、臓器の提供について「布施」の考えに基づいてあまりに美しい物語だけを語ることなかれ、ということである。食物連鎖の環の中からおのれを救出しておいて、脳死・臓器提供の犠牲の倫理性だけを説くのはやめにしたほうがよいということだ。それは近代の合理精神にひそむ傲慢なヒューマニズムを隠蔽する詐術にすぎないと思う。

私は個人的には最期を迎えるときは、断食して死につきたいと願っている。もっとも突然死や事故死に見舞われる場合がないとはいえないだろう。そんなときには悠長に断食などしているいとまはないだろうが、病死や自然死に恵まれるような場合は断食してこの世におさらばしようと思っている。だからドナーカードを所持したりそれに署名したりする気にはさらさらなれない。延命治療なども真っ平ごめんである。脳死の判定も拒否する。臓器を提供する気など毛頭ないからである。

なぜなら私は、断食死こそ死の作法の出発点であると思っているからである。もしもそのような僥倖が許されるなら、断食に入ってから息絶えるまでの時間を豊かで実りあるものにしたいと願ってもいる。そのとき、どんな言葉が自分の口から飛びだしてくるか、それはわからない。歌がでてくるか、ご詠歌や演歌がもれてくるか、それとも念仏の声がでてくるか、断末魔の絶叫がほとばしるか、それもいまのところ闇に包まれた謎としか言いようがないだろう。一切の言葉を奪われて、沈黙しているかもしれない。

そのいずれであっても、いっこうにかまわない。しかし断食死そのものだけは、自分の最後にのこされた死の作法だと思いこんでいる。その死の作法がどのような形でやってくるのか、それが最大の不安でもあり最高の楽しみでもある。もっともそのようなことは、私においてかならずしも死を覚悟するとか、死を悟るとかいうものと同じことであるのではない。そうではなくて、そのように最期を迎えることが、人間が人間であることのあかしであると考えているのである。

その最後の私の死の匂いをかぎつけて、飢えた虎が近づいてきたとしよう。そのとき私は、その虎に食われることを欲しない。その恐怖に耐えられないにちがいないからだ。したがってまた、その虎の前に、布施や犠牲の精神を抱いて身を投げだそうなどともつゆ思わないだろう。そのような究極の状況について思い惑うとき私が思いおこすのは、むしろあの仏の涅槃図のほうである。涅槃図の中央に、涅槃に入ろうとする仏が横たわっている。そのまわりを弟子たちがとりまき、さらにその外周部に動物たちが居並んで見守り悲しんでいる。仏の最期の運命やいかにと、かたずをのんでひかえている場面である。

私はこのごろ、不遜にも自分の最期のシーンを仏の涅槃図に重ね合わせていることに気づいて、ひそかに冷汗を流し、赤面している自分を発見する。自分を仏になぞらえるとは！

しかしここで、どうか誤解しないでほしいと思う。私が真に欲しているのは、そんなことではない。動物たちよ、飢えた虎たちよ、どうかオレの臓器を食らわんと思うことなかれ、そのかわりにどうかオレの死を見守っていてくれ、——そう心から念願しているにすぎないからである。

とはいっても、人間の運命というものはやはりはかりがたい。私もまたあるとき突然、意識を失って病院にかつぎこまれるかもしれないからだ。気がついたとき両腕には点滴の装置がつけられ、鼻穴や口からは管が内臓までさしこまれ、身動きならぬ状態でベッドにしばりつけられているかもしれないからである。念願の断食もままならないままに、しだいしだいに地獄の様相が身のまわりに浮かびあがってくる可能性がないわけではないだろう。

そのときは、万事休すである。地獄にいってから、あらためて死の作法をやり直すほかはないのである。

「七三一石井部隊」にかんする参考文献

秋山浩　一九五六『特殊部隊七三一』三一書房。
郡司陽子　一九八二『〈証言〉七三一石井部隊』徳間書店。
常石敬一　一九九五『七三一部隊』講談社現代新書。
松村・解・郭等共著　一九九七『戦争と疫病――七三一部隊のもたらしたもの』本の友社。
西里扶甬子　二〇〇二『生物戦部隊７３１――アメリカが免罪した日本軍の戦争犯罪』草の根出版会。
ウィリアムズ、ピーター・ウォーレス、デヴィッド　二〇〇三『七三一部隊の生物兵器とアメリカ――バイオテロの系譜』西里扶甬子訳、かもがわ出版。

第一三章　「人体革命」の時代を考える

「人間の尊厳」概念と「自己決定権」に対する批判的視座(1)

小松美彦

われわれは食人種となることをやめることによってしか、食人種であったことから逃れる術はない

——アタリ　一九八四年、三八四頁

はじめに——「人体革命」の時代

二〇世紀の最後の四半世紀は、科学技術の最前線が物理学から生命科学へと転換した時代であった。中でも私たちの生老病死に直結する医療分野のそれは、一九九〇年代終盤から新世紀初頭にかけてのヒトゲノム計画の終了と人間のES細胞やiPS細胞の作製を機に、進展の勢いを一段と加速させている。それらを活用するテイラーメイド医療や再生医療が〝夢の医療〟として世界的に喧伝され、国家や企業はその研究開発に巨額を投資しているのである。「バイオ」が少なくとも二一世紀前半の科学技術の中心となるのはもはや自明のことであろうし、既に私たちは「人体革命」と呼びうる時代に突入したといってもよいだろう(2)。

人体革命の特徴は、革命の主体だけではなく客体までもが人間だということに他ならない。すなわち、人体革命は、革命の担い手である私たち自身の身体を素材とした研究開発によって、人体を直接の対象としてなされるのである。この事態は、政治的なものに限らず文化・文明に係わるものまで含めて、これまで革命と呼ばれてきたものには皆無の特徴ではないか。今日、そのきらびやかな側面だけが強調されがちであるが、人体革命は人間の日常的な意識や身体の在り方はもとより、世界規模での文化・文明のゆくえをも決定づけかねないものだろう。

したがって、この新たな革命状況は、科学にまつわる世界変動という点からすると、地動説や進化論の出現以来の

事態だといえよう。ことにキリスト教文化圏にあっては、そうではあるまいか。ただし、生命科学のもたらす世界変動は、従来のものとはまったく質を異にする点に注意を要する。つまり、地動説や進化論の問題が人為を越えた自然に関する事実認識をめぐっていたのに対して、生命科学のそれは自然への、とりわけ人体への、介入・操作・統御にある。しかも、人為は遺伝子という人体の基底と見なされがちな次元にまで及んでいる。こうした状況にあって、私たちはたしかに議論を交わしてはいるものの、いささか狭隘で浅薄なものに留まっているのではないだろうか。考察は問題の核心には届いておらず、「人間の尊厳」という考察の主軸も「自己決定権」(「自律性」)という問題解決の原理も、現状のままでは有効とはいえないばかりか、逆に考察の深化を遮っているように思われてならないのである。

かくして本稿では、新たな議論の地平を創出するために、人体革命の構造と旧来の議論の在りようを批判的に考察しながら、いくつかの視点を提示したいと思う。第一節では、まず人体革命の時代の特質を敷衍し、その議論状況を省みる。その上で、従来の「人間の尊厳」概念の歴史的検討を通じて、「人間の尊厳」には不可欠なはずの「身体」という要素を導入し、概念の再構築を図る。ついで第二節では、「人間の尊厳」概念にも係わり、バイオエシックスの第一原理となってきた「自己決定権」(自律性)に関して、特にその現実的側面と歴史的側面について検討する。さらに第三節では、同じく自己決定権に関して、「共鳴する死」という概念を論軸としつつ、原理的な視角から批判する。そして最後に、「文明史の中での人体革命」という視座を示す。

現代フランスの思想家ジャック・アタリ(Attali, J.)は、『カニバリズムの秩序——生とは何か/死とは何か』(アタリ 一九八四)において、「人間の管理支配の歴史」あるいは「人間の生と死の再生産の歴史」を、カニバリズムを論軸に再構成した。そして、かつては老病死を退けるために死者を食していた人間が、遺伝子工学の現代にあっては同じ目的で自身の身体にまで食指を動かすようになった実情を指弾した。本稿は同種の問題意識の基に、現代を「人体革命の時代」と規定し、その容認に向かいがちなバイオエシックスの鍵概念(「人間の尊厳」と「自己決定権」)に照準を合わせて、批判的考察を試みるものである。

「人間の尊厳」概念の再構築へ

生命操作の本質=「新たな野蛮」になぜ迫れないのか

そこでまず、生まれる場面の生命操作に目を向けてみよう。この場面に関して、近年の世界で最も物議を醸したのはクローン人間の作製だろう。二〇〇二年四月には、年内にもクローン人間が誕生することがイタリア人医師セベリノ・アンティノリ（Antinori, S.）によって発表され、世界に衝撃が走った。私たちは人体革命の諸要素のうちのクローン人間だけをことさら忌避する感覚の正体を見きわめるべきではあるが、クローン人間が多くの者にとっておぞましく感じられることは事実だろう。(3) しかし、ここでも注意を要することがある。クローン人間ばかりに意識が向かうと、クローン技術の主眼を看過しかねないということである。

クローン技術の主眼とは、おそらくはクローン人間ではなく、人間のクローン胚（ヒトクローン胚）の作製にある。(4) つまり、ヒトクローン胚の作製は、本人の遺伝子型を有したES細胞の樹立につながり、さらにES細胞を必要に応じた臓器にまで分化・誘導することで、理論的には臓器移植に代わる再生医療を可能にする。免疫拒絶反応も回避できると言われている。そしてここが肝腎な点であるが、クローン胚を用いた方法が臓器移植と決定的に異なるのは、この技術開発によって莫大な利潤が見込まれることである。だからこそ、企業や国家が巨額を投資するのである。すなわち、クローン技術とは、従来とは桁違いの企業利益や国益に直結したものに他ならない。しかもまた、大半の国々では、クローン胚を作るための未受精卵の提供は無償が原則であるため、後に莫大な利潤が発生したとしても、利潤は真の提供者には還元されない。もちろん、他の再生医療やテーラーメイド医療も同種の構造にある。つまるところ、人体革命とは、単なる生命操作には留まらず、人体の資源化・商品化・市場化をともなう一大変革なのである。この点が人体革命の核心であり、私たちはこの意味で人体革命について熟考せねばならない。(5)

しかしながら、前述のように、議論は人体革命の核心へとは向かわず、人体の研究利用や産業利用に対する忌避の感覚も、クローン人間に対するものに比べるとはるかに弱いのが実情である。ヒトクローン胚作製のためには未受精卵が、ES細胞の樹立には未受精卵に加えて受精卵・受精胚までもが、使われるにもかかわらずである。このような趨勢をもたらす要因は、何よりもまず、かような人体革命の本質をつかみ損ねている点にあるだろう。しかもまた、先に言及したように、従来の議論の主軸が「人間の尊厳」に置かれてきたことにあるように思われる。たしかに、人間の尊厳という論軸は墨守しなければならぬばかりか、その概念内容を錬磨しなければならないと考えるが、この伝統的な概念は、ある特殊な内実を有した「人格の有無」に置き換えられる場合が多いため、逆説的にも、そこに人体の研究・産業利用への突破口が開かれることになる。

たとえば、イギリスや日本では、ヒト受精胚の研究利用が認められるのは原始線条が形成されるまでの受精後一四日以内のものとされているが、それは胚をただのモノと見なしうる時期を模索した結果にすぎない(6)。そもそも、人間の尊厳が胚の研究・産業利用の桎梏となっているのなら、人間の尊厳に抵触しない時期が求められればよいわけである。かくて、神経系の源が発生する以前の胚であるならば、意識がないために人格は宿っておらず、人間の尊厳も存在しないと見なすことが可能となり、研究究利用も産業利用も問題ないとされることになる(7)。だが、省みるならここでは、まず「人間の尊厳の有無」が「人格の有無」に、ついで「人格の有無」が「意識の存否」に、さらに「意識の存否」が「神経系の有無」へと、三重の意味でのずらしがなされている。『人間の尊厳』という考察の主軸も現状のままでは有効とはいえないばかりか、逆に考察の深化を遮っているように思われてならない」と前述したのは、こうしたことを指していたのである。

同種のことは脳死者の医学利用についても言える。ただし、ただちに想起されがちな臓器移植は、脳死者の利用法のうちの一つにすぎない。この点に関しては、早くも一九七四年の時点で、米国の精神医学・倫理学者のウィラード・ゲイリン（Gaylin, W.）が次のように整理している。①医学生や研修医のための診療や手術の練習用。②新薬の効果や副作用を試す素材。③ウイルスを感染させたり、癌を発生させて、それを治療する実験台。④移植のための臓器を保存する貯蔵庫。⑤たえず再生される血液や骨髄や皮膚の恒常的な収穫源。⑥ホルモンや抗体を製造する工場（Gaylin 1981, 524）。

ゲイリンが構想を示した時点では、脳死者の身体を長期〃保存〃する技術が未開発だったため、その実現は不可能だったが、八〇年代に入ると、ADHとエピネフリン（アドレナリン）というホルモンを投与することによって、脳死者の身体を一か月程度は〃保存〃できるようになった。また、UCLAの脳神経学者アラン・シューモン（Shewmon, A.D.）が一九九八年に公表した論文（Shewmon 1998）によれば、それまでの脳死者に関する医学情報およそ一二〇〇〇件を精査したところ、ホルモンを投与しなくとも一週間以上にわたって心臓が拍動しつづけていた者が一七五人存在した。最長のケースは論文執筆時で一四・五年にも及んでいる（*ibid*, 1540）(8)。したがって、今日では、〃ゲイリンの夢〃は十分に実現可能なのである。

さらには、次のような脳死者の利用法も考えられよう。

まず、代理母である。脳死者が妊婦の場合には出産が可能であることからすると、体外受精の受精卵を女性の脳死者に着床させて、出産装置として利用することができる。この方法を採れば、従来の代理母にまつわる問題も解消する。(9) また、人間のES細胞研究は、その作製に必要な未受精卵や受精卵の入手が困難であるため、研究は滞りがちである。そこで、脳死者の女性から未受精卵を入手すれば〝材料〟問題は改善される。さらには、男性の脳死者からも精子を抽出して、女性の脳死者の未受精卵との体外受精によって受精卵を作れば、ES細胞の作製はおろか、さまざまな研究開発が可能になる。医学や薬学にとって脳死者とは無尽蔵の金脈に他ならないのである。日本の「臓器移植法」改定の眼目も、巷で喧伝されているように子供の臓器提供を可能にすることではたぶんない。あらゆる人体部分の多角利用の突破口を拡げることにこそあるだろう（小松　二〇〇四、三七一―三九〇）。

以上のような脳死者の利用法に関してもヒト受精胚に対するのと同様に、従来の「人間の尊厳」なる大いなる理念は、議論を深化・拡充させる基盤にはなりがたいように思われる。なぜなら、欧米の多くの国々では脳死者は既に死んだことになっており、死体には人格は存在しないというのが通常の見方である以上、脳死者には尊厳がないことになるからである。仮に問題解決を自己決定権に委ねたとしても、大枠としては社会的なゴーサインを出すことに他ならない。あまつさえ、後に詳述するように、ナチスのものをはじめとした優生政策の法律の多くには、今日の自己決定権に相当する理念が盛り込まれていたのである（Roth and Aly 1983; Ganssmuller 1987; 市野川　二〇〇〇）。

歴史的に見るなら、私たちの社会は近代化するにつれて、奴隷という人身売買を禁じてきた。また、大半の場合、売春というある種の人身売買も道義的には否定される傾向にある。しかし、人体革命にあっては、今のところ丸ごとの人身売買は公には行われていないにせよ、人体の諸要素を摘出ないしは抽出し、匿名化しうる形にして売買しつつある。視点をやや転ずるなら、これまで私たちは自然物に加えて生産物を市場に乗せ、さらに新たな形で自然を商品としてきたが、人体革命にあっては、ついに、従来とは異なるレベルで人間自体までをも商品化しはじめたのである。私たちの身体が単なる医療資源やただのモノへと頽落してゆく。この事態を「新たな野蛮」と呼んでは言いすぎであろうか。

「人間の尊厳」概念の沿革

さて、「新たな野蛮」を検討する論軸が「人間の尊厳」

であるにもかかわらず、有効に機能していないのなら、その概念的な再検討が必要であろう。だが、そもそも、近年の生命倫理をめぐる英米日系の議論では、この概念が正面から論じられることはおろか、定義されることすらほとんどない。たとえば、「総合科学技術会議生命倫理専門調査会」による「ヒト胚の取扱いに関する基本的考え方　最終報告書」（総合科学技術会議生命倫理専門調査会　二〇〇四）は、「人間の尊厳」にも目を配ってヒト胚の作製や利用について二〇頁をかけて論じているが、肝腎な「人間の尊厳」の概念内容の説明らしきものは、「『人の尊厳』という社会の基本的価値」（同書　五、一七）なる表現の繰り返しにすぎない。しかも、ヒト胚利用を認める町野朔委員の『報告書』に対する意見」（町野　二〇〇六）によってさえ、「『人間の尊厳』の内容は最後まで不明確」（同書　一八―一九）と批難されている。そうであるにもかかわらず、先述のように、この「最終報告書」にあっても、「人間の尊厳」は内実を欠いたまま、神経系の有無にまで置き換えられているのである。

　そこで、「人間の尊厳」概念を再構築するために、本項では従来の概念内容を歴史的に概括しておこう。

　通常、「人間の尊厳」概念の沿革は次のように描かれる。まず古代ギリシア・ローマにおいて、尊厳（dignitas）とは王や貴族などの高貴な身分と結びついていた。だが、中世のキリスト教世界になると、人間は「神の似姿 imago dei」として創られたという意味で尊厳はあらゆる人間に備わっている、と把握されるようになる。尊厳は一部の者の特性から万民の属性へと一般化したのである。そして、この延長上にカント（Kant, I.）の著名なくだりが示されることになる。「君自身の人格ならびに他のすべての人の人格に例外なく存するところの人間性を、いつでもまたいかなる場合にも同時に目的として使用し決して単なる道具として使用してはならない」（カント　一九六〇、一〇三）。ここにおいて「人間の尊厳」は、万民に具備する人間性の道具的使用の禁止として規定されることになる。[10]

　しかし、哲学者の盛永審一郎を代表とするグループが招聘したドイツの哲学者ミヒャエル・クヴァンテ（Quante, M.）の講演録「生命の質の評価と人間の尊厳――両立不可能仮定の批判」（クヴァンテ　二〇〇七）や、ヨハネス・ライター（Reiter, J.）の講演録「生命倫理論争における人間の尊厳」（ライター　二〇〇八）などを見ると、ドイツの生命医療倫理における「人間の尊厳」に関する議論では、日本や米国の大半とは違って、正面からの重厚な論議がなされている。ここでは、同じくドイツのクルッ・バイエルツ（Bayertz, K.）の論文「人間尊厳の理念――問題とパラドックス」（バイエルッ　二〇〇二）を参照して、「人間の尊厳」概念の歴史的展開をさらに追ってみよう。

バイエルッは、中世から近代への架橋となるルネサンス期における「人間の尊厳」概念の変貌に留目しつつ、カントを含めた西欧近代の尊厳概念を再把握する。バイエルッによれば、たとえばジャンノッツォ・マネッティ（Manetti, G.）の論文「人間の尊厳と卓越について」に代表されるように、ルネサンスにあって、現世の人間の在りようを受難と捉えて生命を蔑視するキリスト教思想は批判にさらされ、従来の死の賛美に対して人間とその生が賞揚される。ここで、さらに「自立的存在」としての人間が賞讃されることによって、尊厳も超越的世界から授かったものではなく、人間が地上において自ら体現する総体として解釈されることになる。バイエルッは言う。

この世を悲惨な谷であるとし、現存在のためのあらゆる努力を無駄なものと見なすことによって、人間に、この世における彼の現存在を忌避させる世界観があるが、尊厳という概念は、その世界観を打ち砕く大槌として働く。キリスト教的な人間中心主義（Anthropozentrik）は維持されているが、それはますます地上の目的に関係付けられてきている。尊厳という概念は、人間に新しい自己意識を与え、この世界とそこにおける人間の宿命を改善するために必要な確かな見通しを与えるのである（同書　一五二）。

かくして、いわば「人間の尊厳」は、「人間の主体性」に関係するものに転化した「人間の尊厳」は、バイエルッによれば、近代哲学において次の三契機を備えて確固たるものになってゆく。

第一は、「合理性 Rationalität」である。これは人間が理性的動物であり、理性によって目標や目的に関する知識を所有できるということに留まらず、ベーコン（Bacon, F.）とデカルト（Descartes, R.）以来の、人間による自然の秘密の解明と支配を意味している。すなわち、実験科学とその技術応用が、自立的な人間の尊厳の具現と見なされるようになった、とバイエルッは捉えるのである。第二は、人間が他の自然物と分かたれる「非固定性 Nicht-Festgelegtheit」である。人間は唯一、神によっても自然によっても一定の人生が確定されてはおらず、種々の在り方から自身の生き方を自由に決定できる存在と自覚されるようになった。自然のはてなき究明と支配という第一の契機を基礎とする「人間の絶え間ない自己創造」という尊厳把握は、コンドルセ（Condorcet, J. A.）に見られるような人類の無限の進歩という理念につながることになる。そして第三は、人間が「価値と規範の創造者」であるということである。自然にはいかなる価値も目的も内在しないというヒューム（Hume, D.）などの形而上学に従うなら、人間だけが価値と目的の源泉であることになる。つまり、人間は自己自身のみならず価値と規範の創造者ともなったのである。

以上の人間の尊厳の三契機を「主体性 Subjektivität」として総括したバイエルツは、この議論をこう締め括っている。

> 神も、運命も、自然も、人間の思惟と行為を拘束するものではない。人間はもはや単に神の似姿であるだけではなく、彼自身ある種の神となっている。つまり人間は、合理的に思考して決定し、彼を取り巻く世界と自己自身を形作り、ついには彼自身の価値と規範をも措定することができさえするのである。神々から人間を区別するのは、ただ彼が死ぬということだけなのである。そして人間に対してその偉大さと尊厳が単に与えられているだけではなくて、委託されているという事実は人間に内在する可能性であって、彼はその可能性を自身の活動によって、自己展開の歴史的プロセスの進行の中で実現することができるし、また実現するべきなのである（同書　一五六）。

この後、バイエルツの歴史的検討は、「人間の尊厳」概念の政治的・法的な使用と制度化の話に進む。

総じて、一九世紀に「人間の尊厳」概念の政治的・法的な使用が進展して、さらに二〇世紀には制度化され、西欧の国々の憲法で法的な地位を獲得するようになる。[11] 国連総会で一九四八年に採択された「世界人権宣言」も、「すべての人間は、生まれながらにして自由であり、かつ、尊厳と権利について平等である。人間は理性と良心とを授けられており、互いに同胞の精神を持って行動しなければならない」という条文を第一条に掲げることになる。ここでバイエルツは、「人間の尊厳」概念の政治的・法的使用とその法的制度化を従来の「哲学的理念の拡張」（同書　一六〇）と捉えた上で、両者の共通性として「人間の主体性を確立するという目標」（同書　同頁）を見るものの、特に次の相違点に着目する。すなわち、哲学的「人間の尊厳」概念が類としての人間をめぐっていたのに対して、政治的・法的なそれは諸個人に係わっているということである。しかも、この相違は単なる相違に留まらず、往々にして現実場面で相矛盾する。

バイエルツからすれば、先のカントの引用に見られるような個人の尊厳を人間性一般の尊厳から導出する方法も、両者の矛盾を隠蔽するものに他ならない。しかも、主体性としての尊厳を実践する手段は、万人に平等には分け与えられておらず、時々の政治・経済の支配者集団のもとにある。ここにおいて主体性の増大とは、個人の主体性ではなく支配者集団のもの、ひいては人類のそれとなっている。こうした構造にあって、多数者の中に埋もれているマイノリティの人格は、決して国家の関心を惹かない。かくて、個人の尊厳と類の尊厳との緊張関係は解消されないばかりか、歴史が進行していく中でより深刻になる。このように見るバイエルツは、特に精神の操作にまで向かう遺伝子工学の現代にあって、「個の尊厳＝個の自由意志」と「類の尊厳＝共同性」との調停の仕方を模索するが、人間の尊厳を守るために人間を犠牲にするか、人間を守るために尊厳を投げ捨てるか、という暗い展望で論考を閉じている(12)。

以上が、管見の限り最も優れた「人間の尊厳」概念の歴史把握の概要である。

「人間の尊厳」概念の陥穽とその歴史

たしかにバイエルツが言うように、「個の尊厳＝個の自由意志」と「類の尊厳＝共同性」の調停は重大な難題だと考えられがちである。しかし、調停に挑む前に、あるいは調停という発想自体を検証する前に、〝調停すべき〟二つの尊厳概念の特徴を検討しておく必要があるだろう。本節が目的とする「人間の尊厳」概念の再構築にも、その作業が必須である。

バイエルツの慧眼が剔抉した「合理性」「非固定性」「価値と規範の創造者」なる「人間の尊厳」概念の三契機は、いずれも人間の要素のうちの精神を、とりわけ理性を基礎としていると見なせる。それらは理性をめぐる人間の在り方が科学思想の進展との関係で敷衍されたものに他ならないだろう。かかる三契機をまとめた「主体性」もまた、精神・理性を基底に置いていると言える。さらには、西欧諸国の憲法などにおける尊厳の賞揚も、バイエルツは「人間尊厳という哲学的理念の拡張」（バイエルツ　二〇〇二、一六〇）とのみ記しているが、精神・理性を下敷きにしている点で制度的に拡張されているのである。

もちろん、これらの制度化の背景には第二次世界大戦とナチスによるホロコーストがあり、そこでは「人間の尊厳」の内実は直観的に把握されていたのであろうが、文言としては説き明かされていない。しかし、説明を不要とするさらなる背景として、「人間の尊厳」を精神・理性と関係づける伝統的な哲学理念が西欧には浸透していたのであろう(13)。いみじくも先述の「世界人権宣言」は、「人間は理性と良心とを授けられており、互いに同胞の精神を持って行動しなければならない」(傍点引用者)と謳っている。やはり制度化にあっても、精神・理性が「人間の尊厳」の基礎をなしているのであり、「個の尊厳＝自由意志」と「類の尊厳＝共同性」の両者における尊厳概念は、精神・理性の重視という点で同根なのである。そして、「人間の尊厳」概念を歴史的に精察したバイエルツ自身もまた、精神・理性という台座に矛先を向けていない以上、同じ台座に乗っているだろう(14)。

では、以上のような従来の「人間の尊厳」概念は、いかなる問題を抱えているのだろうか。

それはまずもって、「人間の尊厳」の「人間」に関して、精神・理性のみを焦点化することによって、「身体＝人体」を等閑視していることであると考える。「『人間の尊厳』概念の三契機は、いずれも人間の要素のうちの精神を、とりわけ理性を基礎としていると見なせる」と前述したのは、人間を把握する上では不可欠なはずの身体の看過を示唆していたのである。

たしかに今日でも、私たちは人間について改めて考察する場合、精神を重視し、特定の個人をも精神に還元しがちである。しかし、実際には精神とともに、あるいは精神以上に、身体を重要視しているのではあるまいか。たとえば、筆者がある米国の医学者と議論した折、彼は「自分は脳がその人であると思っている」と断言した。それに対して筆者が、「では、失礼ながら仮にあなたのお連れ合いが亡くなったとして、頭部からくり抜いた脳と、脳をくり抜かれた頭部ないしは遺体全体が並べられた場合、どちらをお連れ合いだと思いますか」と質したところ、その医学者は絶句したのである。あくまでも脳だとは言明できなかった訳であるが、そこでは身体の重要性が瞬時に体感され、さらには、彼自身もまた日常生活では身体にも重きを置いてきたことが省みられたのであろう。

この例では精神をさらに脳に局在化させる発想が含まれているものの、人間を精神に還元することの陥穽が端的に示されていると言えよう。この事例が特殊だと思えたとしても、私たちは病院の霊安室に駆けつけて肉親の変わり果てた姿に接したとき、火葬場の釜から出てきた骨と灰と化したかけがえのない者を眼前にした際、身体をめぐる同種のことを体験してきたのではあるまいか。人の屍が土灰に帰するまでに変わっていく様を九つの図面で表した鎌倉時代(以降)の「九相詩絵巻」(小松 一九八七、一〇九―一一九)を眺めて、現代人といえども無常感に苛まれるのも同じだろう。あまつさえ、私たちは日々、髪を整え、化粧をし、好みの服を身に纏い、その姿を鏡に映して確認している。何気ないこの確認作業は、身体もまた自分自身すなわち人格であり、他者からもそう認識されていることを実は承知していることの証ではないか。

米国の哲学者ハンス・ヨナス（Jonas, H.）は、脳死を人の死（の基準）とすることを批判する中で、やはり人格をめぐる身体の重要性を説いている（Jonas 1974）。彼によれば、脳死推進論には、古くからの「霊肉二元論」の亡霊が「脳肉二元論」に装いを変えて潜んでおり、真の人格は脳の内にあって脳以外の身体は脳の補助的な道具に他ならない、というドグマがある。それゆえ、脳が死ねば霊魂が離脱したのと同じく、残されたものは遺骸にすぎないことになる。だが、ヨナスは次のように「しかし」と述べる。

> 人格の同一性に関して、脳以外の身体の部分が果たす不可欠な役割を否定することは、脳という側面の過大評価である。それは、かつて霊肉二元論が意識［理性］霊魂を過大視したのと同様だ。脳が他ならぬ身体のかけがえのない脳であるのと同じく、身体は他ならぬ脳のかけがえのない身体なのである。統御するものとしての（そして身体に統御されるものとしての）脳がそうであるのと同様に、脳の中枢的な支配を受ける身体全体もまた、各人別々であり、すぐれて「私自身」であり、私の同一性に固有であり（指紋！）、代替が効かない。たとえ人格性の高次機能が脳に座しているとしても、私の同一性とは有機体全体の同一性なのである。さもなければ、一体いかにして一人の男は、一人の女の単に脳ではなく、その女自身を愛せるのだろうか。また、私たちはいかように顔という外面の虜となるのだろうか。容姿の端麗さに魅惑されるのか。それは他ならぬその人のものだからである（*ibid*, 139）。

奇しくもヨナスは筆者の体験例と同じく、人格を論ずるにあたって身体のみならず「顔」に着目しているのだが、「人格＝パーソン person」はラテン語の「ペルソナ persona」に淵源し、それは「顔」を意味する(15)。かように、人間ないしは人格は、人間存在の実相にあっては、ひとえに精神・理性のみならず、顔をおそらく中心とした身体をも必須の構成要素としているのである。私たちの多くが先述の脳死者の多角利用などの人体操作に程度の差はあれ違和感や抵抗感を覚えるのも、このためであろう。

となると、先に確認した「人間の尊厳」をめぐる三重のずらしの第一段、すなわち「人間の尊厳の有無＝人格の有無」は、ひとまずはそれ自体が問題なのではない。そうではなく、第二段のずらし「人格の有無＝意識の存否」が、ないしは第二段のずらしを前提とした第一段のずらしが、問われるべきなのである。問題の核心は、人格概念をめぐって身体が等閑視されていること、あるいは埒外に放逐されていること、これではないか。

しかしながら、人格概念や人間観をめぐる身体の等閑視や放逐は、西欧思想に伝統的である。キリスト教にあって、身体は「復活」という根本教理で枢要なものであるはずなのに、プラトン（Platon）などのギリシア思想の浸潤によって、少なくとも思想の次元では副次的なものに堕したままである。あるいは、デカルトの二元論において、人間の身体は自然物と同じく無機的な「延長」にすぎず、「思惟（精神）」だけが人間を象徴する。そして、生命倫理学のパーソン論などにおける人格概念の原型とされがちなロック（Locke, J.）の人格概念も、身体から切り離されているのである。人格と身体をめぐるロックの思想内容を確認してみよう。

ロックは『人間知性論』（Locke 1849）第二巻において、人間個々人の同一性の根拠を検討する文脈で人格（person）概念を持ち出し、人間の同一性を人格の同一性に求める。すなわち、ロックにとって人間の同一性とは、まず動植物の同一性と同じく、単なる物質の固まりではなく、養分摂取によって身体組成がたえず変化しても一定の「有機的構成＝体制 organization」を維持して生命を存続させていることにあるのだが、こと人間の同一性は人格の同一性によって保障される。そして、「人格の同一性は、実体の同一性ではなく、意識［consciousness］の同一性にある」（*ibid*, 227）と見る。すなわち、ロックにとって人格とは、霊魂のような非物質的な実体にも、身体のような物質的な実体にも一致しないものであり、その同一性は意識の同一性によって担保されているのである。

> 人格とは、理性と反省能力を有して、時と場所が変わろうとも自己を自己として、つまり思惟する同一の存在として認識しうる知性を備えたものである。このように人格が自己同一性を認識しうるのは、思惟と不可分の意識によっている。かくて、意識が人格に本質的だと思われる（*ibid*, 222）。

かようにしてロックは、人間の同一性を人格の同一性によって、さらに人格の同一性を意識の同一性によって根拠づけるのだが、意識を人格と捉え、人格から身体を弾き出しているのである。したがって、「仮にソクラテスとクィーンバラ現市長が同じ意識を有していることが認められたのなら、両者は同一の人格である」（*ibid*, 227）ことになる[16]。

このようなロックの人格概念に関してさらに見逃してはならないのは、「人格は行為とその功罪に適用される法廷用語である」(*ibid*, 230) と言明している点である。すなわち、人格概念が法廷概念に他ならないということである。

こうした見方は、ロックとほぼ同時代のホッブズ(Hobbes, T.)にも共通している。「人格［person］という語はラテン語であり、ギリシア人にはその代わりに顔を表すプロソーポンという語があった。それはラテン語のペルソナ［persona］が舞台の上で人が装う扮装や外見を表すのと、また特殊な場合には、仮面やアイマスクのように仮装の一部が顔を表すことがあるのと同様である。そして、ペルソナは舞台から転じて、劇場と同じく法廷でも、言葉や行為の代行者という意味をもつようになった」(Hobbes 1968, 120)。ホッブズがこう述べるように、ホッブズ自身にとっても、そしてロックにとっても、人格とはローマ法の法人格に由来するのである。では、さらにローマ法では、人格と身体はいかなる関係にあったのだろうか。

ローマ法とは「神の法」(宗教)に対する市民法であり、対象が人か物か行為かによって三種に編別されていた。そしてホッブズの把握を敷衍するなら、人格は人間を法廷という舞台の上で演じさせるためにつくられた抽象概念であり、訴訟における権利主体として考えられていた。本稿の文脈で特に重要なことは、ローマ法が「法の非肉体化」を目指したこと、したがって人格からも身体を徹底排除したことである。ジャン＝ピエール・ボー『盗まれた手の事件――肉体の法制史』(ボー 二〇〇四、五三―八九)が、その機構を詳解している。

ボー(Baud, J. P.)によれば、ローマの法思想がその中から発展したギリシア哲学では、「すべての学派が一様に肉体を心の底から蔑視し、［……］この知的伝統において、肉体を捨て去ることは何にもまして精神の勝利を意味した」(同書 六四)。古代ギリシアとローマで励行されたスポーツや入浴も、通常の解釈に反して、肉体否定の一方法なのであり、健全な肉体は逆にその存在を忘れさせ、健全な精神という真の理想に至ることを可能にする、と考えられたのである。このような思想を養土とする中で、ローマ法が抽象的な人格に訴訟という行為を実践させ、人格をさながら実在するものであるかのように扱うことは、神による人間の創造に酷似してしまう。「したがって、それと一線を画するためには、神聖なものが絶対に姿を現してはならず、そうであればこそ、肉体を消し去ることがとりわけ必要であった」(同書 七五)。しかも、もとより肉体・身体が神聖なものであることは疑いえないため、身体を「物」の範疇に入れるとしても「神の法」に属させ、身体は市民法に対処不能の「物」とした。かようにしてローマ法では、身体は「人格」の中から放逐されたのであり、「人格とは、肉体によって人間の存在が認識されるという現実から取りだされ、切り離された観念であった」(同書七四)のである。[17]

以上見てきたように、人格概念はローマ法にあって、そもそも身体を放逐することによって考案された。本稿ではキリスト教の人格概念については触れるに留まっているが[18]、あらかじめ身体を欠いたかような人格概念が、ホッブズやロックをはじめとした西欧近代思想に、さらに今日の生命倫理をめぐる議論に伝わっている。そして、少なくとも近代から今日に至る「人間の尊厳」概念は、この人格概念を基礎に成り立っている。西欧世界では、「人間の尊厳」概念からの身体の排除はすぐれて伝統的なものなのである。

この伝統を踏まえるならば、ヒト胚の使用をめぐる三重のずらし、すなわち「人間の尊厳の有無=人格の有無=意識の存否=神経系の有無」は、とりわけ第二段のずらし「人格の有無=意識の存否」は、西欧世界では不連続なずらしではなく、むしろ自然なことなのであろう。はたして日本は、「人間の尊厳」をめぐる西欧の長大な歴史を押さえぬまま、字面だけを便宜的に導入しているのである。

「身体」の放逐の何が問題か

さて、本節で考察すべき事柄の核心は、「人体革命」にあって人格・尊厳概念からの人体の放逐が何故に問題なのか、である。

翻ってみれば、そもそも私たちは、日常生活の中でいかなる際に「人間の尊厳」なるものを体験しているのだろうか。たとえばそれは、親しき者の変わりはてた姿を前に、驚倒してその者の名前を肉声や心の内で叫ぶときであろう。そこでは、たとえその者が無惨な遺骸に、ひいてはただの塊になっていようとも、同一の彼/彼女であることが結局は認識・承認されている。なぜなら、同一の者であることが認識・承認されていなければ、名を呼ぶことなどないからである。そして、極限的な状況下でのこうした同一性の認識は、変わりはてた者の唯一性の認識に、すなわち「かけがえのなさ」の認識にもなっている(いく)。そうであるからこそ、私たちは、近親知己のかかる姿を眼前にして、筆舌に尽くしがたい思いに見舞われ、その名を叫ぶことになる。

少々場面を変えて考えてみよう。たとえば、私たちの多くは、さしたる抵抗感なく蚊やゴキブリを殺生する。しかし、我が家のポチやタマを、さらには身近な誰某を、通常はそうはなしえない。ここには人間との類似性や表情の存否などのさまざまな要因が混在していると思われるが、「かけがえのなさ」をめぐる認識の有無が大きく作用しているのではないか。たとえ一匹の蚊といえども、ボウフラの時から精魂込めて育て上げ、愛称をつけた唯一の存在となっているのであれば、いつものようにはいかないだろう。また逆に言うなら、特定の個人に対する意図的な殺害は、多くの場合、その者がかけがえのない存在であるからこそなされるのであり、無差別殺人などの不特定者に対するそれは、蚊やゴキブリに対するのと同様、不特定者の唯一性が認識されないために犯されるのであろう。

かように、親しき者の変わりはてた姿を前にして塗炭の苦しみに苛まれるのは、その者がかけがえのない存在であることの認識・承認によっている。しかも、「かけがえがない」とは、眼前の者が他の者に置き換え不能というだけではなく、「私」が成り代わることがかなわぬことを意味しているだろう。そして、とりわけこの「私」との交換不能の覚知によって、亡き者の決定的なかけがえのなさが体感されるのであり、このような「かけがえのなさの体感」が、「人間の尊厳の体験」であるように思われる。

とすると、「人間の尊厳」はかけがえのない者の「存在」を、すなわち、いかなる姿となっても「ただいること・ただいたこと」をめぐっており、つまるところ「人間の尊厳」とは「存在の価値」の謂いであろう。他の者とも「私」とも置き換え不可能なのは、かけがえのない者の存在そのものなのであり、存在そのものが私たちをして名を呼ばせているのである。ここにおいて人間の存在そのものを認識させるのは、むろんその人の総体ではあるものの、わけてもその「姿＝身体」であろう。たとえば、あるドキュメンタリー番組には、植物状態に陥った娘の傍らで、父親が「彼女はもはや彼女ではない」という旨の発言をするシーンが出てくるが、そこでは逆説的にも父親は、彼女が彼女であることを弁えているからこそ、そのように述べうるのである。父親に逆説的な行為をもたらしたもの、それは彼女の姿＝身体であろう。同じ彼女にあって変容したのは、存在そのものではなく、健常状態か植物状態かといった、あくまでも「状態」に他ならない。

妊娠や誕生の場面を採っても同様のことが言える。そこでの「人間の尊厳」とは、いかなる姿になろうとも、「将来的にいるようになる存在があること・いつづける存在がいること」をめぐっており、やはり「存在の価値」の謂いであろう。妊婦は自身の身体や体調の変化によって、あるいは胎動を通じて、我が子の「存在」を体感し、名もなきその子に呼びかける。むろん、彼女は我が子が精神を有していることを確信して呼びかけているのではなく、その存在そのものがそうさせているのだろう。しかも、ドイツの哲学ロベルト・シュペーマン（Spaemann R. Q.）のひそみに倣うなら、私たちは妊娠や誕生をめぐって次のような表現をする。「私があなたを身ごもったとき」、「私があなたを産んだとき」、「私は某日某所で誕生した」……。ここで指示されている「私」や「あなた」とは、精神ではなく、（胚をも含めた）身体を中心とする存在そのものであり、存在そのものが礼賛されているのである。たしかにこの議論では時間を遡っているものの、しかし、実存する存在そのものとしての人間の尊厳を、その歴史から切り離すことなどできないだろう。[19]

しかるに、西欧に伝統的な「人間の尊厳」概念の基礎をなす人格概念は、精神を存在論的な最高実体とする自覚に反して、身体を放逐しているという意味で実は非存在論的なものである。そもそもローマ法において人格概念は、「肉体によって人間の存在が認識される」（ボー　二〇〇四、七四）という事実を否定するところから創出されたのであった。したがって、それを踏襲したロックやホッブズの人格概念も、すべからく非存在論的なものとなる。そして、少なくとも近代から今日に至る「人間の尊厳」概念は、かような人格概念を前提とする以上、やはり非存在論的なものとなっている。すなわち、西欧の「人間の尊厳」概念とは、精神・理性・意識などの有無に依拠しているため、「存在の価値」ではなく「状態の価値」をめぐっていたのである。

ここにおいて身体が人格概念の埒外に、したがって尊厳概念の埒外に放逐されているからこそ、身体の技術操作・利用という「新たな野蛮」は、尊厳をめぐる従来の議論では批判を免れることになる。脳死者を臓器提供者にすることや尊厳死を肯定する考えも、実は「状態の価値」という旧来の尊厳概念に支えられているのである。そしてまた、理性を人格・尊厳の基礎としたカントでさえ、尊厳を「等価物を絶対許さないもの」（カント　一九六〇、一一六）、つまりは一切の比較考量不能なもとしているにもかかわらず、今日において尊厳は「身体利用の有用性」と比較考量されている（総合科学技術会議生命倫理専門調査会　二〇〇四など）。だが、カント自身の思いとは裏腹に、その尊厳概念がひとえに理性を人格・尊厳の基礎としている以上、理性が状態変化して消失すれば、人間は自ずと尊厳をも失うことになる。かような「人間の尊厳」概念＝「状態の価値」が、そもそも他との比較考量に途を拓いていたのである。

さらには、「人間の尊厳」に関して重厚な議論を展開している現今のドイツの哲学者たちもまた、既存の「人間の尊厳」概念の根本批判には至っていないように思われる。

先述のバイエルツやクヴァンテは精神・理性を前提とし、シュペーマンは身体の重要性を明示的に論じえておらず、「人間の尊厳」を本稿と同様に「存在そのもの」と見るヨハネス・ライター「生命倫理論争における人間の尊厳」(ライター　二〇〇八)ですら、他方ではカントの「道徳的能力」=理性によって「人間の尊厳」を基礎づけており、カントのかかる陥穽を看過しているのである(同書　一八〇―一八一)。

現在、私たちの身体は猛烈な勢いで資源化・商品化・市場化されつつある。しかも、こうした「人体革命」の実態が隠蔽されたまま、その成果だけが〃人類の夢〃として喧伝され、私たちの欲望は果てしなく膨張してゆく。かつて、旧日本軍の七三一部隊などの特殊部隊は、最低でも三〇〇〇人と目される生身の中国人、ロシア人、朝鮮・韓国人、英米捕虜兵などを、「マルタ」と称して医学実験に供した。感染実験、治療実験、生体の適応限界実験などの資源としたのである。本書第六章で常石敬一が詳述しているように、一九八九年、東京都新宿区戸山町にあった旧陸軍医学校衛生学教室の跡地から、脳外科手術などの痕跡のある人骨が数十体分発見されたが、かかる犠牲者の標本と考えられている。他方、ナチスは、五五〇万人とされるユダヤ人などをガス室に送った。そして、夥しい数の遺体の毛髪から絨毯を、皮膚からオブジェを、死体の脂肪から石鹸を、焼却灰からリン酸肥料をつくって商品にした。[20]

このような蛮行に戦慄する私たちが今、身体の資源化・商品化・市場化に邁進している。しかも、「人間の尊厳」と「人体使用の有用性」とを比較考量し、後者に重みをもたせることによって。しかしながら、あらかじめ「身体」を放擲した非存在論的な「人間の尊厳」概念では、「人間の身体利用」を含めて「存在の価値」に係わることは考究できまい。身体を導入した「人間の尊厳」概念こそが、すなわち「状態の価値」に換わる「存在の価値」という視座こそが、考究を可能にするのである。

加えて言うならば、先に見た米国の医学者と筆者とのやりとりや、シュペーマンからの妊娠と誕生に関する援用を顧みてもらいたい。そしてまた、私たちは戦場のごとき極限状況でなければ遺体を足蹴にできないことを想起されたい。これらの事態に象徴されるように、実のところ私たちは、身体が「人間の尊厳」概念に不可欠なことを知っているのである。にもかかわらず、従来の概念が根本批判されてこなかった現実は、生と知性が乖離したままの状況に他ならないだろう。

もっとも、本節で再構築に努めてきた「人間の尊厳」概念が十全ではないことは否めないだろう。残された主なものとしては、外見ではわからぬ身体成分の利用を討究する視角の導入と、バイエルツが提起した「『個の尊厳＝個の自由意志』と『類の尊厳＝共同性』との調停」という一大問題とがある。前者に関しては今後に譲るが、後者については、調停の道具となってきた「自己決定権」に焦点を当てて、次節以下で考察することとしたい(21)。

「自己決定権」の現実的・歴史的な問題

なぜ「自己決定権」批判か

　前節の最後で確認したように、本節と次節では「自己決定権」について考察する。なぜなら、「個の尊厳＝個の自由意志」と「類の尊厳＝共同性」との調停に際して、英語圏の国々や日本では「自己決定権」が調停の道具として既に事実上機能してきたが、少なからぬ問題を有しているように思われるからである。しかも、そうであるにもかかわらず、その問題性に対する批判的検討は、小著『死は共鳴する――脳死・臓器移植の深みへ』（小松　一九九六）を契機とする日本を例外として、世界的にはほとんど見受けられないからである。たとえば、「人間の尊厳」概念に対して深みのある批判を展開したクヴァンテですら、積極的安楽死に関して「自律的判断」（自己決定権）を尊重することが、その人の尊厳を尊重すること、という一言ですませている（クヴァンテ　二〇〇七、一五一）。加えて、人体の資源化・商品化・市場化（「新たな野蛮」）に疑問を感じながらも、やはり判断を個人に委ねる立場の登場が容易に想像できるからである(22)。総じて、自己決定権を人体革命問題に適用した場合、さらなる問題が登場しかねない、と考えるのである。

　一見説得的で、さながら普遍的・絶対的であるかのように思われがちな自己決定権は、クローン人間の作製を例に考えれば、実はそうではないことがわかる。自己決定権が真に普遍的で絶対的な原理であるならば、私たちはクローン人間の作製を切望する者に反対できぬばかりか、積極的に認めなければならないことになる。ところが、私たちの多くはクローン人間の作製に反対し、二〇〇〇年に日本で成立した「クローン法」でも禁止されている。したがって、自己決定権は決して普遍的・絶対的ではない。しかも、先端医療の導入などの是非を確定する純粋な根拠でもないだろう。私たちは存外にも、個々の先端医療の是非を、自己決定権によってではなく、おそらく直感によって判断しているのである。直感という〝没論理性〟を糊塗するために、事後的に自己決定権が持ち出されているのが実情だろう。

　また、たしかに自己決定権は、医療現場において個人の権利や、自由意志としての〝尊厳〟を保障する側面はあるものの、問題を生み出す医療体制の改革には繫がらないように思われる。たとえば、精神医学者にして医学史家の小俣和一郎は、ナチスの人体実験がニュルンベルグ裁判で断罪されたのとは対照的に、日本では旧ソ連によるハバロフスク裁判を例外として、米国の占領政策で七三一部隊などの特殊部隊も細菌戦も免罪されたため、戦後の医療体制は「七三一体質」を引きずっている、と見る（小松・小俣 二〇〇二、八九―九二）。すなわち、強固なパターナリズム、官僚主義、軍隊的な上意下達型の組織構造を、今日の日本の医療体制は温存させており、そのため薬害エイズ事件などの数々の惨事を起こしてきた、というのである。こうした日本の医療体制にあって、個人が自らを守るためには自己決定権が金科玉条とされがちだが、仮に自己決定権が特定の個人を真に守れたとしても、「七三一体質」という元凶は変革できないだろう。

本節では、以上のような批判意識を背景として、自己決定権が既に抱えている問題を現実と歴史に照らして考察する。考察は、自己決定権のうち、半ば既成事実化している死をめぐるものに限定して行う。

「自己決定権」が隠蔽するもの

そこで、日本も含めて世界的に再浮上しており、生命操作の原点ともいえる安楽死・尊厳死を題材に、自己決定権の現実的・歴史的な問題性を検討していこう。検討に先立って、安楽死と尊厳死の異同を押さえおきたい。

安楽死は、医師が致死薬を直接投与して死に至らせる「積極的安楽死」、人工呼吸器や経管栄養などの〝延命治療〟の不開始や中止によって死を迎えさせる「消極的安楽死」、医師が致死薬を処方して服用の判断を患者に委ねる「医師による自殺幇助」、これらに大別される。モルヒネなどの疼痛緩和薬の副作用によって死に結果する「間接的安楽死」もあるが、そこでは死があくまでも結果であって目的ではないため、本稿の議論からは除外する。他方、安楽死と混同されがちな尊厳死は、死を希求する動機の違いによって安楽死と分けられる。すなわち、安楽死の動機が肉体的ないしは精神的な苦痛の除去といった安楽志向にあるのに対して、尊厳死の動機は、たとえば多くのチューブに繫がれた闘病状態を尊厳が損なわれた状態と否定的に捉えるなど、尊厳志向にある。ただし、安楽死も尊厳死も死を医療の継続に優先させている点で共通している。つまり、「尊厳のない苦痛に満ちた生よりは、尊厳のある安らかな死を選ぶ」という論理において概括できるのである。したがって、以下では両者を一括して議論を進める[23]。

現実的な問題から見ていこう。

安楽死・尊厳死をめぐる自己決定権は、私たちの美意識を喚起し、共感を誘いがちである。しかし、この自己決定権こそが、考えるべき事柄を見えなくさせている。

たとえば「思考のねじれの問題」である。そもそも「尊厳のない苦痛に満ちた生」と対をなすのは、「尊厳のある安らかな死」ではなく、「尊厳のある安らかな生」に他ならない。つまり、前節で見たように尊厳はあらゆる存在に出来すると考えられるものの、仮に「尊厳のない苦痛に満ちた生」が問題であるならば、追求すべきは「尊厳のある安らかな生」のはずである。生の領域の事柄はあくまでもその中で考え、打開策を講じなければならない。にもかかわらず、私たちの思考はそれと気づかぬままねじれ、死の領域へと向かってしまっている。自らの意思で安楽死・尊厳死を決断するという自己決定権の説得力が、この「ねじれ」を隠蔽するのである。付言するなら、少なくとも日本には、安楽死や尊厳死という言葉はあるが、安楽生や尊厳生という言葉はない。こうした言葉の政治性からして注意を要するのである。

他に安楽死・尊厳死をめぐる自己決定権が隠蔽する重大事として、植物状態の実態と治療法の存在、「刺激に対する無反応＝意識なし」という断定の問題、経済政策や生権力・生政治など多々あるが、それらは別項で論じたため（小松　二〇〇〇、小松　二〇〇四、小松　二〇〇六、片山・小松　二〇〇八）、ここでは安楽死・尊厳死を望む背景事情とその打開の可能性の隠蔽に焦点を当ててみたい。グレゴリー・ペンス『医療倫理における典型的な事例』（(Pence 2000. 邦訳名『医療倫理——よりよい決定のための事例分析』）で詳解されている、エリザベス・ボービア（Bouvia, E.）という脳性麻痺によってほぼ全身が麻痺している二五歳の米国人女性のケースをもとに議論を進める。意識は清明であるが広義の消極的安楽死（希望）に該当すると考えられるケースである（Pence, 2000, 64-71; 中山・石原　一九九三、一六五―一六七、町野他　一九九七、一八五―一八九）。

一九八三年九月、ボービアはカリフォルニア州のリバーサイド総合病院に父親の車で搬送され、自殺衝動が強いために精神科病棟に自主入院した。既に少なくとも一回の自殺未遂をしていた彼女の望みは、「放置されて友達にも家族にも誰にもわずらわされず、最終的には餓死すること」（Pence 64）であった。「死があらゆる重荷から解放してくれる。死にさえすれば、身体障害からも、生きるという精神的苦闘からも自由になれる」（*ibid*）とも語った。しかし、主治医はボービアを餓死させる意向などなかったため、彼女は無償の弁護士を通じて、病院が食事を一切与えないことを要望する訴訟を起こした。八三年一二月に下された判決は、彼女の望みとは裏腹に、病院による彼女への強制的な栄養補給を認めるというものだった（主な判決理由は、彼女の餓死を容認することが他の身体障害者に与える悪影響）。

それゆえボービアは、下級審の決定を破棄するよう控訴したが、認められなかった。控訴審の間、彼女に対する強制栄養補給は続いていた。「初めにプラスチックの管が口に挿入されたが、彼女はそれを噛み切った。そこで、四人の看護師が彼女を押さえつけて管を鼻から胃まで挿入し、流動食が送り込まれるようになった」（*ibid*, 67）のである。そして彼女は、上級審の敗訴後の八四年四月にリバーサイド総合病院を自ら退院した。

その後、メキシコに渡るなどの紆余曲折を経た後、ボービアは八五年九月にロサンジェルス群の南カリフォルニア大学医療センターに入院した。当初は強制栄養補給はなされなかったが、病院は彼女の食事量が十分ではないと判断し、やはり始められた。そこで彼女はその中止を再び法廷へと願い出たが、判決は今回もまた彼女の要求を退け、病院は生命維持に必要な治療を強制できるというものだった。しかし、控訴した結果、ボービアははじめて勝訴する。カリフォルニア州控訴裁判所は、「自分の生命を終焉させようという欲求は、おそらくプライバシー権の究極的な行使である」（*ibid*, 68）とし、彼女が生命維持のための医療を拒否できるとの見解を示したのである。

かくして、ボービアは絶食によるいわば消極的安楽死の権利を手中にしたわけだが、しかしながら、かねてよりの悲願を翻すのである[24]。著者のペンスはこう締め括っている。

> 勝訴の後、エリザベス・ボービアは死を選ばなかった。関心をもつ人たちが何人か現れ、彼女の死の幇助を申し出た。しかし、この新たな友人たちは、人生には生きる価値があることを彼女に示したように思われる。そして彼女は徐々に気持ちを変えていったのである（*ibid*, 71）。

死をめぐるボービアの〝翻意〟の背後には、それまでの境遇が関係しているように思われてならない。

彼女の人生は苦難の連続であった。五歳の時に両親が離婚し、一〇歳になるまでの五年間だけ母親と暮らしたが、その後は養育施設に預けられることになる。また、一八歳の誕生日には父親から、「その障害では、もうこれ以上お前の世話はできない」（*ibid*, 65）と告げられたのである。ボービアはそれでも一念発起し、検定資格を得て大学に入学し、さらに福祉系の大学院に進んだものの、実地研修の場所をめぐる対立で八二年に退学した。他方、ボランティアとして働いたことはあったが、賃金雇用されたことはなかった。八二年八月には文通相手であった元受刑者のリチャード・ボービア（Bouvia, R.）と結婚してやがて妊娠したが、数か月後に流産した。夫に定職がなかったため彼女の父親や夫の姉に資金援助を求めたが、いずれも拒否された。そして夫は彼女のもとを去った。この数日後に彼女は先のリバーサイド病院を訪れ、絶食による愧《き》死《し》願望を訴えたのである。

このようにボービアの人生は幼少の頃から苦難に満ちたものであり、人から見捨てられつづけてきたものであった。救いの地であったはずの病院でも、彼女の〝本意〟とは逆に栄養補給が強制的に行われた。病院が彼女の絶食の希望を受け容れなかったことは妥当だとしても、問題は病院まで含めておそらくは誰一人として彼女の苦しみと叫びに耳を傾け、分かち合わなかったことであろう。そうした中にあって、ボービアの生命終焉の自由を認めた最後の裁判の判決だけが、逆説的にも彼女の苦難の歴史を、すなわち彼女の「生身の存在自体＝かけがえのなさ」を認めたことになる。そしてボービア自身もそのことを実感し、「新たな友人」の親身も手伝って、指向は死から生へと〝逆転〟したのではないだろうか。

しばしば指摘されるように、英独仏語などの疾病（patho）の原語は、ギリシア語のパテーマ（pathēma）である。その元来の意味は「苦しみを受けること」であり、疾病とは単なる罹患ではなく、苦しみを抱えていくことである。したがって、医療はただ疾病を治すだけではなく、患者の「苦しみを・共にする＝sym・pathy」ことを心髄とする。この意味で「共感」は、ひとえに医療者に限らず、患者を取り巻くすべての者に必須のことであろう。そして苦しみに対する共感とは、相手の「存在そのもの」を認めることに他ならないだろう。他者からの共感によって、人は自身の尊厳が承認されていることを確認しうるのである。

しかるに、ボービアは幼少の頃からその境遇や脳性麻痺という受難に共感されたことはまずなかった。共感とは正反対に見捨てられつづけてきた。つまりは、ここでは、彼女に愧死願望をもたらした背景事情が、そしてその打開と尊厳の回復との可能性があるにもかかわらず、それらは自己決定権によって隠蔽されているのである。しかも、彼女に餓死の自己決定権を貫徹させることは、彼女の「存在そのもの」＝「人間の尊厳」を守ることにはなるまい。なるほど、ボービアの裁判は他者の干渉に関するプライバシー権をめぐっていた。しかし、広義の自己決定権に関する問題と解釈して差し支えないであろう。

以上見てきたように、「自己決定権」はさまざまな現実や改善の可能性を多重的に隠蔽するのである。

「自己決定権」をめぐる歴史的実情

次に歴史的な問題に目を向けてみたい。

医療一般や人体実験に関して「自己決定権」が判断基準と考えられるようになったのは、近年のことではない。self-determinationという自己決定権の原語自体の出自は一九七〇年代の米国と思われるが、それに相当する理念が国家規模で全面登場したのは、ナチスドイツの時代なのである。すなわち、今日で言う自己決定権は、一九世紀末葉から二〇世紀前葉にかけてドイツの婦人解放運動や社会改良運動の中でさかんに主張され（市野川　一九九六）、また、本書でフロイアー（Frewer, A.）やヴィナウ（Winau, R.）が論じているように、ナチス期以前のドイツには人体実験を規制する指針などが備わっており、インフォームド・コンセントの原型をなす理念も謳われていた。こうした土壌の上に〝自己決定権〟はナチスの優生政策の基軸をなしてゆくのである。そこで以下、ナチスの具体的な優生政策と、その中で〝自己決定権〟が占める位置を見ていきたい。

まず優生政策とは、概括すれば、遺伝学と統計学とダーウィン進化論の知見を人間社会に適用したものであり、〝劣悪な〟遺伝を阻止し、人間（民族・国民）の遺伝的改良を目指す政策である。ナチスは一九三三年一月に政権を取って以降、遺伝的な病者や知的障害者や精神障害者などの〝低価値者〟を対象として、積極的に優生政策を展開する。それは主に次のような四種の具体策から成る。

第一は断種政策である。遺伝的な〝低価値者〟からは〝低価値者〟が生まれやすく、しかも放置すれば〝低価値者〟ばかりが増えてしまうと考え、その者たちが子供を生めないように不妊手術（断種手術）を施すものである。[25] 第二は中絶政策。不妊手術を免れた遺伝的な〝低価値者〟が妊娠した場合、人工中絶をさせるというものである。第三は婚姻統制政策。遺伝的な〝低価値者〟の結婚を禁止し、〝低価値者〟の増加を結婚制度の点から防ぐという考えである。そして第四が安楽死政策。第三までの政策を実施したにもかかわらず生まれて〝しまった〟遺伝的な〝低価値者〟や、現存する同種の人々を抹殺してしまう、という最も〝簡便な〟方法である。この最も〝簡便な〟方法によって、約一〇万人とされる人々が〝最終処分〟されている。

ここで注目すべきことは、これらの政策が単にナチスの強権発動によってなされたのではなく、基本的にはドイツ帝国議会での審議・決定のもとに遂行されたということである。つまり、政権を奪取した半年後の一九三三年七月には「遺伝病子孫予防法」を制定して、まず不妊手術を合法化し、ついで三五年六月に「遺伝病子孫予防法改正法」により人工中絶を認め、さらに同年一〇月には「ドイツ民族の遺伝的健康を守るための法律」をつくり、婚姻統制を法で正当化した。そして三九年八月、いわゆる「安楽死法案」が法務省刑法局で策定されていた。かように優生政策は、順次合法的に進められたのである。

　だが、それにもまして着目すべきことは、これら四種の法律では、婚姻制度の法律を例外として、「自己決定権」に相当する理念が謳われていたことである。すなわち、〃遺伝病者は中絶する権利を有する。あるいは本人にその権利を行使する能力がない場合には、法定代理人や医療施設長がその権利を代行できる〃という主旨のことが書かれており、主要には自己決定能力のない者に対して優生政策が実行されていったのである（*Reichsgesetzblatt* 1933, 529–531; *Reichsgesetzblatt* 1935, 773–774; Roth and Aly 1983）。

　しかも、ナチス「安楽死法案」の典拠になったとされる、法学者カール・ビンディング（Binding, K.）と精神医学者アルフレート・ホッヘ（Hoche, A.）の『生きるに値しない命を終わらせる行為の解禁』（ビンディング・ホッヘ　二〇〇一）は、その出版が一九二〇年というナチス期以前の（すぐれて民主的な）ワイマール共和国の時代であるにもかかわらず、そこにも自己決定権相当の理念が盛り込まれていた。つまり、その中でビンディングは、まず安楽死を、「ひどく苦痛に苛まれた（gequälte）患者に対して限りない安らぎに満ちた（segensreichst）結果をもたらすはずの許された治療（unverbotenes Heilwerk）［……］」。あるいは、そうした患者が生き続けるかぎり施されるような苦しみを軽減する処置（Leidverringerung）なのであって、殺害などではまったくありえない」（同書　二五―二六）と捉える。そしてその上で、「法益たる資格が甚だしく損なわれたがために、生［命］を存続させること（Fortdauer）が、その担い手自身（Lebensträger）にとっても、社会（Gesellschaft）にとっても一切の価値の持続を失ってしまったような人の生［命］」（同書　三六）として、次の三者を挙げている。すなわち、①助かる見込みのない傷病者（治療不能な癌患者、同結核患者、同重傷者）、②治療不能な知的障害者・痴呆者、③瀕死の重傷を負った意識のない患者、である。ビンディングは正にここにおいて、②と③は本人意思不要としながらも、①については本人意思すなわち〃自己決定権〃を絶対条件としているのである。

　この思想を実際に法文化したもの、それこそがナチス「安楽死法案」に他ならない(26)。該当個所を見てみよう。

第一条　不治の病にあり、本人自身または他人に対して重大な負担を負わせている者、もしくは死にいたることが確実な病にある者は、当人の明確な要請にもとづき、かつ特別の権限を与えられた医師の同意をえた上で、医師による致死扶助をえることができる。

第二条　不治の精神病のため生涯にわたる拘留が必要とされ、かつ生き続ける能力をもたない病人の生命は、医学的措置によって、当人が知覚できない形で、かつ苦痛をともなうことなしに終わらせることができる（Roth and Aly 1983, 55 ; Ganssmuller 1987, 163-164）。

このように、まず法案の冒頭の第一条からして、「当人の明確な要請」すなわち「自己決定権」にあたる内容が掲げられ、ついで第二条では、自己決定能力のない者、つまり自己決定権を行使できない者に関しては、国家や医療機関が安楽死の判断を代行できるような仕組みになっている。その蛮行だけは広く知られているナチスですら、かように自己決定権に関連させて、合法的に安楽死政策を推し進めようとしていたのである。(27)

ただし、安楽死は、法案が成立するに至らなかったため、ヒトラーの統帥権によって遂行された。法案審議中にナチスのポーランド侵攻を契機として第二次世界大戦が始まり、審議が中断されたからである。だが、それまでの優生政策が逐次合法的に実施されてきたことを顧みるなら、ポーランド侵攻が遅延していれば、やはりまず「安楽死法」を制定し、そのもとに安楽死を実施した可能性が高いように思われる。あくまでも実際の歴史に拘泥するならば、実際の安楽死も「安楽死法案」の精神に基づいて、すなわち「安楽死の権利」＝「自己決定権」にからめて行われた事実を認めなければならないだろう。また、たしかに、実際の安楽死はおそらくすべて強制的であり、患者本人の意思に基づいてなされたわけではない。だが、問題は優生政策の法律の大半に、自己決定権相当の理念が盛り込まれていたという事実である。法律が強制執行だけを公言していたのなら、安楽死政策以前の優生諸策に、当時の人々も簡単には同意できなかったのではあるまいか。同意へと誘導する巧妙な策略が、〝自己決定権〟の明記だったのではないだろうか。

ここでさらに注視すべきは、かかるビンディングの安楽死思想の根拠が価値をめぐっていることである。しかも、その価値には、前節で批判した「状態の価値」が見て取れるだろう。ビンディングにあっても、正に「存在の価値」が無視ないしは否定され、「状態の価値」が重視されている。そうであるからこそ、「一切の価値の持続を失ってしまったような人」として、①助かる見込みのない傷病者、

②治療不能な知的障害者・痴呆者、③瀕死の重傷を負った意識のない患者が挙げられ、安楽死の対象となっているのである。

現在、安楽死・尊厳死をめぐる「自己決定権」を掲げたからといって、ナチスと同じ歴史を繰り返すとは断言できない。しかしながら、近年の安楽死・尊厳死を推進・容認する論理は、ナチスのものと酷似していることを看過してはなるまい。たとえば、「日本尊厳死協会」が示している尊厳死の三条件は、「不治」、「末期」、「リヴィングウィルによる自己決定権」であり、ナチス安楽死法案の第一条における「不治の病」、「死に至ることが確実な病にある」、「当人の明確な要請に基づき」と、完全に重なっている（小松・荒川　二〇〇八、七六―八三）。また、「日本救急医学会救急医療における終末期医療のあり方に関する特別委員会」は二〇〇七年九月に、「救急医療における終末期医療に関する提言（ガイドライン）（案）」という、消極的安楽死を事実上認めるガイドライン案を公表したが、その前文として添付された「救急医療の終末期に関する背景認識と本ガイドライン作成の意義」では、ビンディングのものと見紛うような主張が、しかも「尊厳」と絡めて言明されているのである。

> 患者本人の利益にもならず、家族らも望まないような延命措置が続けられた場合、患者の尊厳を損ねるばかりか、ただでさえも悲嘆にくれる家族らにさらに苦痛を与えることになりかねない（日本救急医学会救急医療における終末期医療のあり方に関する特別委員会　二〇〇七、一）。

「同じ歴史を繰り返すとは断言できない」はずの道程は、既に始まっているのかもしれない。

以上見てきたように、「自己決定権」は現実的にも歴史的にも決して黙認しえぬ問題を多々抱えているのである。

「自己決定権」の原理的な問題と「共鳴する死」

「自己決定権」の論理構成

次に「自己決定権」の原理的な問題について、死をめぐる「自己決定権」に絞って考えてみよう[28]。

私たちは命や死について語る際、「自分の命は自分で守れ」、「他人の命をないがしろにしてはならない」、「自分の死は自分で決める」といった具合に、「誰某の」なる所有格の修飾語をつけて表現しがちである。しかも、この傾向は一般人の日常場面に限ったことではなく、アリエス (Aries, P.)、イリッチ (Illich, I.)、フーコー (Foucault, M.)

などの現代医療を批判してきた世界的な思想家の学理にも共通している。奇しくも彼らはいずれも、〝自分の死を医療や他者に奪われること〟を結論的に批判しているのだが、そこでもやはり「死」には所有格の言葉が冠せられているのである(アリエス 一九八三、二六二、イリッチ 一九七九、一六二、フーコー・渡辺 一九七八、一六四―一六五)。

実は、この「誰某の命」や「誰某の死」という言葉の中にこそ、死をめぐる「自己決定権」を支える「死の把握の仕方」が潜んでいるように思われる。これらの言葉を私たちが何気なく用いているという事実が、私たちの意識にそうした「死の把握の仕方」が浸み込んでいることを物語っているのではあるまいか。死をめぐる「自己決定権」に対して釈然としない気持ちを抱く場合でも、私たち自身が死をめぐる「自己決定権」と同じ地平に立っており、そしてその立脚基盤を省みられないために、根底的な批判を繰り出せずにいるように思われるのである。

具体的に考えてみよう。検討対象を「自分の死」に限定するなら、「自分の死」という言葉の中には、おそらく二つの意味が隠れている。一つは同語反復に感じられる向きもあろうが、「自分の死は自分のものである」ということである。いま一つは、「自分の死は自分の身体に属している」ということである。しかも、この両者は相互に独立したものではなく、論理的な関係をなしている。すなわち、「自分の死は自分の身体に属している。だから、自分の死は自分のものである」という論理関係である。したがって、そこから、「私のものである私の死を私は自由に決定でき、他人から論難される筋合いはない」、あるいは逆に、「他人の死は他人に属しているから他人のものであり、それゆえ他人が自由に裁量でき、私は介在しえない」。このようにして死をめぐる「自己決定権」の論理は成立しているのではないか。

翻って、幼少時における人間の姿の描き方を想起されたい。文化圏によって異なる可能性はあるものの、まず黒いクレヨンや鉛筆で人間の輪郭を縁取った上で、その中に別の色で顔や手足を塗り、服を描いていったのではないだろうか。そうだとすると、この行いが端的に示すように、多くの場合、私たちは身体の輪郭線から内側が自分であると思っているのである。

ところが、次のような経験もあるのではないだろうか。他人と面したとき距離が近すぎて圧迫感を受けた、という経験である。私たちは一人でいる際には〝通常の自己〟を維持しているが、他者に一定の距離に近づかれると自己が揺らぐのである。つまり、私たちは身体の輪郭から内側だけが自己だと軽信しているが、実際は周囲の空間まで含めて自己が成立しており、他者との関係で、しかも他者が誰であるかによって、膨縮しているのである。他者が恐怖の存在ならば一瞥しただけでも圧迫感を味わうだろうし、逆に慣れ親しんだ者なら安閑としていられる距離は短くなるだろう。

しかし、実態がこうであるにもかかわらず、私たちは黒いクレヨンで身体を縁取ってしまうように、身体の輪郭内が自己であると通常は信じて疑わない。近代人に特有なことかもしれないが、私たちはかような呪縛からなかなか逃れられない。このことと同様に、死（や命）も個々人の身体の内側に存すると、私たちは漠然と思いこんでいるのである。それゆえ、死は身体の中にあるから私たちの所有物のごときものであり、その所有者が自由に扱ってよいということになる。かようにして、死をめぐる「自己決定権」は成立しているのであろう。

「共鳴する死」から「個人閉塞した死」への転倒

「自分の死は自分に属していて、自分の所有物のごときものである」という指摘は、至極当然という感想を免れないだろう。だが、現在ではそのように感じられるこの死の見方は、西欧の一八世紀中葉以降に顕著になったものにすぎない。死をめぐる「自己決定権」とは、近代に特殊な死の把握によって成立しているものでしかないのである。そこで、近代的な死の把握の特異性を確認するために、西欧中世における死を探ってみたい。

現代の私たちには奇異なことに感じられるが、西欧中世の人々は死の到来をかなりの程度予感できたらしい。[29]そこで、今度だけは助からないと覚悟すると、死にゆく者は近親知己を今際に呼び寄せ、会話をかわし、許しを請い、遺言を託す。そして祈禱の中で死にゆく者が息を引き取ると、葬儀が始まる。さらにさまざまな儀式が続き、埋葬する。埋葬して身体が朽ち果ててしまったはるか彼方の時点で、はじめて本当の死が訪れる。このように西欧中世の人々は考えていたという（アリエス 一九九〇、第四章）。

ここにおいて死は、今日では至極当然な死とはまったく異なっているのではないか。死は心臓が止まった瞬間でも、脳が機能停止した瞬間でもない。現在とは違って、死が時間的な点になってはいないのである。近親知己が今際に参集してから、埋葬され朽ち果てた後までの一連の時間的な流れ、その全体が死になっている。しかも、この流れは、呼吸と心拍が止み、瞳が曇り、身体が冷たく硬直するといった、死にゆく者個人の生理的な「状態変化」でもない。死に瀕した者は、駆けつけた人々と語りあい、ともに祈り、そしてそのような時間を共有していることをさらに意識しあっている。かように看取る者と死にゆく者、死んだ者と死なれた者との相互の間で分かちあわれる時間の流れの総体が、中世における死だったのである。この死の在り方を「共鳴する死」と筆者は呼んでいる。

それに対して、今日のように死を死にゆく個人だけに閉じ込められた客観的現象とする見方が顕現したのは、先に言及したように西欧一八世紀中葉である。そこでは「早すぎた埋葬」という社会的事件が決定打となっている[30]。

「早すぎた埋葬」とは、避雷や溺水や窒息などによって仮死状態に陥った者が誤って埋葬され、後に息を吹き返して墓穴から生還するという一大事を指す。この問題は少なくとも古代ギリシア・ローマ時代から語られていたが、一八世紀のデンマーク人医師ウィンズロー（Winslow, J. B.）の『死の徴候の不確実性』（Winslow, 1746）の出版を機に、爆発的に再燃するのである。同書から一例を引いてみよう。

ルイ大学学長のルクラーク神父の伯母が埋葬された時のことである（年代不明）。使用人の一人が彼女のはめていた高価な指輪に目が眩み、盗もうと企んだ。そこで明くる晩、墓を掘り返し指輪を外そうとすると、外れないので指を切断しはじめたところ、死んだはずの夫人が激痛のあまり叫び声を上げて目を見開いた。盗人は仰天して遁走してしまったが、やがて夫人は自力で這い出して屋敷に帰りつき、それから一〇年のあいだ夫と暮らし、生家の財産と家督を夫に譲った（*ibid*, 6–7）[31]。

ウィンズローの著書にはこの種の実例とされるものが数十件紹介されており、また筆者が調べただけでも、一八世紀中葉から一九世紀末葉までに、同種の医学書が北西ヨーロッパを中心に約二〇〇冊も公刊されている。このような大問題にあって必須のことは、本当に死んだ人間だけを埋葬し、仮死状態の者は埋葬しないということに他ならない。そこで、生と死とを截然と分かつために、ギリシア時代から生命・病・健康など生の場面に焦点を当ててきた医学は、歴史上はじめて死に関する研究を本格的に開始する。ここではその研究内容のうち、死の判定方法や判定装置とそれらの意味に絞って概観してみたい。

まず、判定方法の基本的なものとしては、以下がある[32]。四肢に熱湯をかけたり蠟燭の炎を近づけて水膨れの発生の有無を観察する（発生しなければ死亡）、肛門にヒルをたからせ吸血するか否かを確認する（吸血しなければ死亡）、針を何日間か筋肉に埋め込んだ後に抜き取り錆の有無を見る（錆びていれば死亡）、小旗のついた針を血管や心臓に刺し旗の揺れを観察する（揺れなければ死亡）、アンモニア溶液を皮下注射し赤斑の発現の有無を確かめる（現れなければ死亡）、瞳孔の対光反射やアトロピン点滴試験（瞳孔が変色しなければ死亡）。このような判定法が次々と提唱されたのである。

また、一八世紀終盤には、同じ脈絡でドイツの医学者フーフェラント（Hufeland, C. W.）が考案した霊安所が、ワイマールとミュンヘンでの建設を契機として、ドイツ全域はもとより北西ヨーロッパ諸国や米国に拡がってゆく。霊安所とは今日では病院で没した者の遺体を一時的に安置する部屋となっているが、当初は死を徹底確認するための一個の建物だった。すなわち、〝死者〟は埋葬前に霊安所に運ばれ、棺の蓋を数日間あけたまま並べられる。その間、医師が検死に訪れ、守衛も監視し、家族による確認も許されていた。かように「早すぎた埋葬」を防ぐ場所として霊安所が創られたのである。

死亡の確認作業は執拗で、墓穴の中まで続く。納棺され埋葬されてしまった仮死者の救済のため、工夫を凝らした「安全棺 security coffin」が考案されたのである。考案当初の一八世紀終盤のドイツでは、棺には〝死者〟が目覚めやすいように明かり窓と呼吸確保のための空気孔が取りつけられ、また釘づけの代わりに施錠がかけられ、その鍵が死に装束のポケットに入れられていた。安全棺の改良は進み、イギリスでは一八五二年に「ベイトソンの鐘楼」が創られる。この傑作は、埋葬した〝死者〟の指に丈夫なひもを結いつけ、逆の一端を守衛室のベルにつなげたものである。〝死者〟が少しでも動けばベルが鳴り響き、生存がわかるという仕組みである。改良はさらに重ねられ、米国ではその特許取得が一九二〇年代まで続いている。

さて、以上のような研究開発は、死の把握の仕方とのかかわりで、いかなる歴史的意義を有しているのだろうか。思考実験を通じて考えてみよう。

時は西欧一八世紀。いま眼前に瀕死の者が倒れていることを想像されたい。驚倒したあなたはその者の生死を確かめるために、さまざまな徴候を観察する。息があるか、心臓が動いているか、冷たいか、瞳孔が散大しているか、煮え湯や蠟を垂らして水ぶくれができるか、ヒルが血を吸うか、針を指してその先に着いた小旗がそよぐか等々、こうした判定を必死に行う。しかも、霊安所に足を運んで死の徴候を入念に確かめ、さらに墓地の守衛室でベイトソンの鐘楼が鳴るのを待ちつづけたとしよう。

すると、次のような事態が生じているのではないだろうか。実際は見ているあなたと死にゆく者との関係のもとに、死（や生）が種々の感情や感慨をともないつつ成立している。だが、そうであるにもかかわらず、観察に没入すればするほど、見ている自己の存在が忘れ去られ、死がまるで死にゆく個人が放つ客観現象であるかのように感じられてくるのである。前述のように、中世では、死にゆく者と看取る者との間で分かち合われる事柄として死があった。見られる者は、見る者の認識を通じて存立していた。しかし、実態はそれと同じであるにもかかわらず、私たちは生死の判定に没頭する中で、自身の眼によって捉えたことを自己から独立自存した客観現象であるかのように思ってしまう。ここにおいて、人々の間で成立しているはずの死が、死亡という一個の客観的な事柄に還元されている。つまり、水ぶくれができないことが、瞳孔が散大固定していることが、心臓が動かないことが……死んだことといったように、死が個人の中に閉じ込められているのである。(33)

ここでは一八世紀的な死とのかかわり方を思考実験してもらったが、実際に一八世紀西欧において、このように死が医学の探求対象になることによって、従来は亜流に位置していた死の把握が全面浮上したのである。すなわち、観察する者・看取る者が置き去りにされ、死が個人の身体内で起こる客観現象となり、したがって個人の所有物であるかのように見なすことを可能にする、死の把握の仕方である。この死の把握の仕方を「個人閉塞した死」と筆者は呼んでいる。現在の私たちが自明視している「個人閉塞した死」とは、以上のような機構で開花した近代的な見方なのである。「個人閉塞した死」の横溢は死の近代化に他ならない。

もちろん、死をめぐる「自己決定権」は一八世紀当時に主張されたわけではない。だが、一八世紀に開花した「個人閉塞した死」が、それ以降の歴史過程で広く社会に浸透し、やがて違和感のないものとなり、現代の死をめぐる「自己決定権」の論理基盤となったのではないだろうか。

翻って、死が共鳴するのであれば、生もまたそうであることは言を俟たないだろう。出産を例に見るなら、妊娠の知らせとともに妊婦は喜びや不安を抱えながら苦闘してゆく。そして、やがて胎動を感じると、多くの場合、まだ見ぬ胎児に語りかけてゆく。この事態は、妊婦を取り巻く周囲の者にも波及する。死と同様に、生もまた共鳴する存在として人々の関係の中で成立しており、生はこうした共鳴関係の中でしか捉えられないはずである。しかし、そうであるにもかかわらず、受精胚の利用に異を唱える者までもが、人の生を科学的視点だけから把握する推進論の前提に巻き込まれがちである。生は「個人閉塞した死」ならぬ「個人閉塞した生」に留まってしまっている。したがって、かかる批判者は、「人間の尊厳」とは一見別の「共鳴」という視角からも、一四日目までの受精胚の利用に対して根底的な批判を繰り出せないのである。

死をめぐる「自己決定権」は原理的に成立しない

以上をおさえた上で、現代の死に戻りたい。今日、死について議論がなされる場合、脳死、安楽死・尊厳死、終末医療などが中心をなしているように、医学主導型になっている。つまり、「個人閉塞した死」の枠内で死が考察されがちである。だが、そこで議論されているのは、実は死ではない。たかだか脳死や心臓死などの死（死亡）の基準に他ならず、死（共鳴する死）は死亡（個人閉塞した死）に還元されてしまっている。しかし省みるなら、現代にあっても私たちは、「共鳴する死」を生きているのではないだろうか。臨終の場には、死にゆく者だけではなく、必死に治療・看護をする医療スタッフや、その光景を祈りつつ見守る近親知己も存在する。そして、死にゆく者はそうした奮闘努力や眼差しを体感しながら、息を引き取ってゆく。さらには前々節で見たように、残された者は死者の「かけがえのなさ」を思い知らされることになる。現代でもやはり、周囲の者と死にゆく者との間で死が成立しているのである。

たしかに、死ぬのはあくまでも特定の個人であり、この意味で死は特定の個人だけに係わることのように思われがちである。だが、ひとつの死亡は死者から溢れだし、残された者に浸み入り、喜怒哀楽を生み出す。ある者の死亡を起点として、死はさまざまな感情や感慨とともに共鳴的に成立しているのである。このことは、死後においてもいえるだろう。事実私たちは、法要などの儀式を行い、死んだ者との関係のもとにその都度「共鳴する死」を生きてきたのではないか。ひとえに西欧中世だけではなく現代にあっても、死は日常生活の中で決して個人に閉塞してはおらず、人々の絆の上に成り立っているのである。顧みるなら、「人間の尊厳」をめぐって、日常生活では身体が自覚を超えて重視されているにもかかわらず、議論の場面では身体が放逐されつつ精神に還元されてきたのであり、その意味で生と知性は乖離していた。これと同様に、死をめぐっても「生と知性の乖離」が生じているのである。

近代市民社会の規範に従うなら、私たちは所有権が自己に確定しているものだけを自由に扱うことができる（ロック 一九六八）。たとえば、自分のセーターを普通に着ていようと、腰や首に巻いていようと、鞄の中に入れていようと自由なのは、そのセーターの所有権が自己に確定しているからである。逆に言うと、私たちは所有権が自己に確定していないものを自由に扱えない。他人や公共のものの横領や私物化が断罪されるのはこのためである。したがって、死が特定の個人に属しており、それゆえ死の所有者が確定しているのなら、"自分の"死を自由に扱うことは許されるのかもしれない[34]。

だが、これまで見てきたように、死はそもそも人々の織りなす関係のもとに成立し、死者にせよ看取った者にせよ特定の個人に属した所有物ではない以上、死の所有〝権〟も特定の者に限定されることにはならない。かくして、死をめぐる「自己決定権」は原理的に成り立ちえないのである。そして、そうであるなら、「自己決定権」を盾に単独の個人が死を自由に決定できるはずはないであろう。(35) にもかかわらず、「自己決定権」を無理に貫徹することは、あのボービアを見殺しにし、彼女の「存在そのもの」としての「人間の尊厳」を奪うことになるのである。

以上、二つの節を通じて、自己決定権のうち特に死をめぐるものについて、現実と歴史と原理の三種の視点から批判的に検討してきた。自己決定権は死をめぐって、過去と現在において決して黙認できない大問題を抱えていた。また、「個人閉塞した死」という狭隘な死の把握を基盤に、私たちが成立したと錯認しているだけのものであり、しかも、私たち自身が現実に生きている「共鳴する死」を隠蔽するものであった。人と人との絆を切断し、絆を拡充する可能性を根絶やしにし、私たちを死へと誘うもの、それが死をめぐる「自己決定権」に他ならない。「自己決定権」を社会規範として絶対化してしまったなら、自殺すら止められなくなってしまうのである。

総じて以上の意味で、「自己決定権」とは決して手放しで礼讃しうるものではない。「人体革命」の時代にあってかような歴史的現状を総括せぬまま、安易に「『個の尊厳＝個の自由意志』と『類の尊厳＝共同性』との調停」の道具にしてはならないのである。

終わりに――文明史の中の人体革命

私たち人類は、文明史の中で科学と技術にまつわるいくつかの革命を経験してきた(伊東　一九七五)。農耕と牧畜によって食糧の生産に踏み出した農業革命。大河のほとりで滝漑農法を用いて豊富な余剰産物を獲得する一方、文字や暦や度量衡や算術を発明し、堅固な都市国家を建設した四大文明などの都市革命。神話的・呪術的な世界を脱却して、世界を合理的かつ体系的に把握し、その中に人間を位置づけた古代ギリシアやインドや中国における哲学革命。近代科学を創出し、アリストテレス的な世界像から離陸した一七世紀西欧の科学革命。機械工業によって大量生産の基礎をつくった産業革命等々である。こうした革命は、その段階ごとに人間の生活と意識を一変させた。そして大局的に見るならば、人間をさまざまな意味で豊かにし、幸福にしてきたと捉えられがちである。

しかしながら、革命の段階が現在に近づくにつれて、革命は不幸の萌芽をも併せもち、成熟させ、そして世に瀰漫させてきたのではあるまいか。科学技術による人間疎外、南北問題、環境破壊などがその代表例である。そして、現在進行中の「人体革命」は、命に係わる多大な恩恵を私たちにもたらすかもしれないが、それと裏腹にネガティブな色彩を決定的なまでに強めることだろう。私たちは、「人間の尊厳」概念を再構築し、「自己決定権」なる問題解決の原理を根本批判するとともに、「人体革命」を広く文明史の視点から俯瞰せねばならないのである。それは文明の展開をそれでもなお進歩の歴史として自画自賛することではない。私たちの過去を顧み、ゆくすえを見つめ、後代に対する責任を果たすことである。

二〇〇二年一二月六日、日本政府（小泉純一郎内閣）の「バイオテクノロジー戦略会議」は、「バイオテクノロジー戦略大綱」（バイオテクノロジー戦略会議　二〇〇二）を策定した。[36]「バイオテクノロジーは世界を一変させると我々は確信している。今、日本は何をなすべきか。本戦略は、そのメッセージである」。この猛々しい宣言に始まる「大綱」では、バイオ市場の将来的な規模が試算されている。それによると、二〇一〇年には世界規模で何と二三〇兆円。日本も同年までに二〇〇二年の一・三兆円から二五兆円に拡大する目標が掲げられている。あらためて言うまでもないだろうが、その巨額を生み出す源の過半は、「私たちの身体と生命と死」に他ならないのである。

かつてハンナ・アレント（Arendt, H.）は、工作人（ホモ・ファーベル）たる人間が自身を最高目的の位置に据え、自然に対する支配を正当化してきたことを批判して、以下のように述べた。「人体革命」の時代にあって私たちは、彼女の言う「自然」に「身体」を、「世界」に二つの意味での「人間の尊厳」（「存在そのものの価値」と「状態の価値」）を適宜接合しつつ、この箴言を味読しなければならないだろう。

> 人間を「最高目的」に置くこの操作によって、同時に、人間は「自然全体を人間に従属させること」を許され、自然と世界からその独立した尊厳を奪い、それを単なる手段に貶めることができるようになるのである。［……］結局、この難問は次のような事実に潜んでいる。すなわち、手段性をもつ製作だけが世界を建設する能力をもっているのに、世界の実現を支配したこの標準が、世界の樹立後もひきつづきその支配を許されるならば、この同じ世界が、用いられた材料と同様無価値となり、いっそう先の目的に到達するための単なる手段になるというの

がそれである（アレント　一九九四、二九四）。

注

（1）本稿の原典である英語版を執筆したのは二〇〇四年の初頭であり、四年半の年月が経過した。その間の状況変化と特に筆者自身の研究の進展に伴い、日本語版は極めて大幅に改訂した。そのため、実質的には英語版と別の論考となっている。なお、本稿の「『自己決定権』の原理的な問題と『共鳴する死』」の節は、小松（一九九八、二一八―二二七）を加筆修正したものである。また、章末の文献表で外国語文献として掲載されているものの引用については、既存の邦訳も参照したが、すべて新たに訳出した。

（2）ヒトES細胞の樹立は一九九八年。ヒトゲノム計画の九〇％終了は二〇〇〇年、完了は〇三年。ヒトiPS細胞の樹立は〇七年。また、たとえば、東京大学医科学研究所による「オーダーメイド医療実現化プロジェクト」が、二〇〇三年に文部科学省「生命倫理・安全部会」で承認され、五年間で二〇〇億円の研究費が給付されることが決まった。そこでは、癌・糖尿病・心筋梗塞などの患者三〇万人から遺伝子を採取することによって、遺伝子の個人差（SNP）と疾病や薬剤の効果・副作用との関係を明らかにし、個々の患者に見合った医療の選択や医薬品の開発が目標とされた。

（3）クローン人間に対する既存の批判には次のような検証すべき問題がある。①倫理的・宗教的な批判は、体外受精などの他の先端医療にも当てはまるため、クローン人間をこの理由で否定するなら、他の先端医療も否定しなければならないことになる。②「人間の失敗作を生み出す可能性がある」という批判は、優生思想に他ならないという反批判を免れない。③「同一の人間を創出する」という批判は、子宮内環境や成育環境を無視した非科学的なものであり、遺伝子決定論神話を助長する。しかも、一卵性双生児の差別につながりかねない。こうした指摘を詳述したものとしては上村（二〇〇三）。

（4）このような主張をさらに展開したものとしては粥川（二〇〇三）。また、二〇〇八年五月二〇日、日本の文部科学省科学技術・学術審議会の専門委員会は、「クローン法」で禁止されているヒトクローン胚の作製を難病研究の目的に限って認めるための指針改正案を承認した。これによって年内に研究が開始されると目されている（「朝日新聞」二〇〇八年五月二一日朝刊）。

（5）既存の人体の商業利用に関しては特に以下を参照。キンブレル（一九九五）、アンドリューズ・ネルキン（二〇〇二）。また、日本における脳死・臓器移植、生殖補助技術、クローン技術をめぐる論争構造について検証した力作に、林（二〇〇二）がある。

（6）原始線状とは、胚が外胚葉と中胚葉と内胚葉に分かれていく際に現れる亀裂のこと。神経系は外胚葉から分化する。

（7）こうした論理の嚆矢としてワーノック（一九九二）がある。ただし、そこでは「人間の尊厳」概念は登場しておらず、議論の起点をなすのは「人間」ないしは「人格」である。

（8）この少年は二〇〇四年の初頭に心停止を迎えたが、四歳のときに脳死状態に陥ってから足かけ二一年間生存したことになる。身長も体重も成人のものとなり、第二次成長も見られたという。また、長期脳死の特に子供は日本にも少なからず存在し、筆者はそのうちの二人に面会し、その模様を小松（二〇〇八）の中で紹介した。以来、「毎日新聞」（二〇〇七年一〇月一二日朝刊）、「読売新聞」（〇七年一一月一八日朝刊、大阪本社版）、「読売新聞」（〇七年一二月一八日朝刊）などで詳細な記事が掲載された。最も詳しいものは、山崎（二〇〇八）。

（9）筆者のこうした指摘は個人的な想像に留まらない。実際、二〇〇一年一一月八日に開催された第四六回「日本不妊学会」では、竹内一夫杏林大学名誉教授が、「脳死出産に思う」という特別講演で、脳死者の代理母利用を公言した。

(10) カントのこうした言明をもって、人間の道具的使用禁止の原則をカントが主張した、とするのが通説である。しかし、カントは、「同時に目的として使用し決して単なる道具として使用してはならない」と述べており、「同時に」「単なる」と譲歩をつけていることからすれば、人間の道具化自体を否定していない可能性がある。この点は慎重な検討を要するだろう。また、ライター(二〇〇八、一七六)によれば、西欧において「人間の尊厳」概念がはじめて登場するのは、キケロ(一九六一)においてである。そこでは「dignitas」は「威厳」ないしは「威」と訳出され、人間が果すべき道徳的義務の一要素として見なされている。

(11) アイルランド、イタリア、スウェーデン、ポルトガル、スペイン、ギリシア、ドイツなどである。

(12) なお、バイエルツは次のように言明しており、本稿の特に「はじめに」で述べた「人体革命」と同様の視点を有していると思われる。「人間はもはや科学的認識や技術的支配の主体であるのではなく、このような認識や支配が進めば進むほど、同時にその客体(Objekt)ともなっていく。人間の自然が技術的に支配されうる度合が強まるに従って、人間の主体性もまたその支配の『客体』となっていく度合を強めるのである」(バイエルツ　二〇〇二、一六九)。

(13) ただしライター(二〇〇八)は、「ドイツ連邦共和国憲法」や「世界人権宣言」における「尊厳」という言葉が、「人間は、人間という種の一員であるという理由だけですでに尊厳を有している」ことを表している、と見ている(同書　一七七)。しかし、その根拠や歴史的な背景は論じていない。

(14) 先に言及したクヴァンテ(二〇〇七)は、ドイツでは両立不可能とされてきた「人間の尊厳」と「生命の質の評価」が両立することを、「理性と相互主観性の標準」と「主観的標準」という基軸を導入して論じている。しかし、そこでは「人間の尊厳(の絶対的解釈)」を「人格的自律」に置き換え、しかも「人格的自律」は理性を下敷きにしていると捉えている(同書　一四八―一五三)。やはりクヴァンテの「人間の尊厳」概念も、理性に基づいたものとなっている。

(15) すぐ後に述べるように、ペルソナは「仮面」をも意味する。

(16) ただし、ロックにあっては、人格(意識)をもつことと生命(有機的構成)を有することとは区別されており、したがって、人格の有無と生命に対する権利の存否も弁別されている。的射場(二〇〇八)はこの点を論証し、人格の有無と生命に対する権利とを等置するパーソン論の根本を批判している。また、従来は「身体」と邦訳されがちであった「person」を「人格」と把握しなおし、その根拠を説得的に論じている。本項の議論はこの秀作を大きな契機としている。

(17) さらに詳しく述べると、ボーは人格に先立つ「頭格caput」に着目している。ローマでは、頭部は生命そのものであり、人間全体を表していると考えられていた。やがて頭部は「頭格」となり、ローマの法政治体系の中で人間のランクを表すようになった。完全なローマ人として認められるには、頭格の三要素(自由人の身分、市民権の保有、家長の資格)を保持している必要があり、これらの一つでも失えば「頭格減少」と見なされ、民事死を意味することもあった。法的に首を切られている人間が代わりにつける頭部が、かりそめの頭部、すなわち劇場で使われていた「仮面(ペルソナ)＝人格」だったのである(ボー　二〇〇四、七〇―七一)。

(18) 前述のように、キリスト教にあって身体は「復活」という点で枢要であるはずだが、ルネサンス期来のギリシア思想の影響で副次的なものになっている。しかし、土井(二〇〇二)は、人体の商品化を「人体の匿名性」という点から批判する文脈で、キリスト教思想の人格概念には身体が不可欠なことを論じている（同書　一二一―一二二）。

(19) ただし、シュペーマン（二〇〇八）は、「人間の尊厳」をめぐって身体を重視しているように感じられるものの、定かでない。なぜなら、同論文中の身体に係わる表現は、「人格性を生命力から、すなわち人体（organismo umano）の実在から解放するすべての試みは、我々が直観的に明白であると考えるものと矛盾する」（同書　三二二）、のみだからである。坂井（二〇〇八）は、シュペーマンの論じる「人格同一性」を「身体の連続性」に見て取り、脳科学の実例を基に批判しているが（同書　三四五）、たしかにシュペーマンの論理が「身体の連続性」を内包している可能性はあるものの、シュペーマン自身がそう明言しているわけではない。なお、シュペーマン（二〇〇八）のテーマは「人間がいつから人格になるか」であり、彼は、「生殖の時点をもって人格になると確認すること［identificazione］は、何らかの仕方で人格の時間的な始まりを定めることが不可能であることの結果として生ずる」（同書　三二三）と考えている。

(20) アラン・レネ監督「夜と霧」（一九五五）にその惨状が挿入されている。また、七三一部隊などの蛮行については常石（一九八一）、近藤（二〇〇三）、小俣（二〇〇三）を、米国によるその免責については西里（二〇〇二）、ウィリアムズ・ウォーレス（二〇〇三）を参照。

(21) 身体は他方では、刑罰の対象として（フーコー　一九七七）、人間の管理の対象として（アタリ　一九八四）、キリスト教世界の生活史において（ゴフ　二〇〇六）、それぞれ重視されていたとされる。身体に関するこうした処遇と、「人間の尊厳」概念からの身体の放逐との関係も、本稿では検討しえていない。なお、身体史に関する先行研究については、ゴフ（同書　一七―四二）がアナール学派の視点から手際よく整理している。

(22) 自己決定権を核とする個人主義的な生命倫理学を批判した代表的なものに以下がある。Fox (1989), Hardwig (1997)。筆者はフォックスの一連の論考と近い立場にある。ただし、後者のハードウィッグが提唱した「死の義務」という深刻な問題に対しては、小松（二〇〇〇）で批判的検討を行った。米国の生命倫理学の成立と人体の資源化・商品化・市場化との関係については、小松（二〇〇二）で歴史的に検討した。

(23) 尊厳死の「尊厳」は、正に「状態の価値」をめぐっていることに注意されたい。また、安楽死・尊厳死問題全般に関しては、小松（二〇〇六）、小松・荒川（二〇〇八）も参照されたい。

(24) 通常、ボービアのケースは自殺願望のものとして扱われるが、争点が消極的安楽死（の一部）と同様に経管栄養の不開始や中止をめぐっており、また、消極的安楽死には動機として精神的苦痛も含まれるため、ここでは「消極的安楽死」という言葉を用いた。

(25) 「ハーディ・ワインベルクの法則」（一九〇八年）によれば、メンデル集団内で突然変異が起こらず、その集団が他と隔離されて遺伝子の流出入がなければ、代を重ねても集団内の遺伝子頻度は変わらない。したがって、「放置すれば〝低価値者〟ばかりが増えてしまう」というナチスの見方は科学的に正しいとはいえない。

(26) この事態はよく知られているが、管見の限り佐野（二〇〇一）が最も鋭い分析を見せている。

(27) 優生政策と自己決定権との関係をめぐるこうした歴史的な事実は、ドイツでは常識的なことかもしれないが、世界的にはほとんど知られていないように見受けられる。その事態を象徴的に物語るものとして、一九九六年の「国際人類遺伝学会」で検討が予定されていたガイドライン、Bouljenkow et al. (1995) がある。出世前診断などの推進と奨励を図ったこの文書は、優生学との違いをこう謳っている。「今日の遺伝医学の精神は、当事者の生殖に関する目標にとって最適な決断を当事者自身が下すことを援助するということである。これが、今日の遺伝医学と過去の優生学の決定的な違いである」(*ibid*, 3)。意図的な歴史改竄でないなら、この言明はナチスの優生政策の実体を正確に把握していないことを如実に示しているだろう。

(28) 本節全体の議論の詳細については、小松(一九九六、第四章)を参照。また、本稿の論理展開の仕方とは異なるが、身体の自己所有について討究した必読文献に、大澤(一九九六)、立岩(一九九七)、加藤(二〇〇一)がある。

(29) 当時の寓話や民間伝承には、「今度だけは助からないと思うと」といった記述に始まるものが多い。たとえば、ラ・フォンテーヌ(一九七二、二六七)、ベディエ編(一九五三、二五四)。

(30) 「早すぎた埋葬」の詳細については、小松(一九九六、第四章)とBondeson (2001) を参照。

(31) 脳死者から臓器摘出する場合、麻酔や筋肉弛緩剤を投与することは移植医学の常識である。そのままでは脳死者が暴れるからである。ルクラーク神父の伯母のケースは、この事態を彷彿させるのではないか。

(32) 一七世紀から一九世紀末までの死の徴候や判定法については、Tebb and Vollum (1896, chap 13) が詳しい。

(33) この見方は、認識対象と認識主観とをそれぞれ独立に自存するものと捉える認識観の産物に他ならない。物理学の進展に照らすなら、相対性理論や量子力学の段階に対してニュートン物理学の段階に留まった見方である。詳しくは、廣松(一九七七)を参照。

(34) ただし、注(16)で見たように、ロックは生命権を所有とは別の仕方で議論している。

(35) 大澤真幸は、筆者の「死の共鳴性」を認めた上で、身体が自己にも他者にも所属する機構を、人間の志向作用に備わっている求心化作用と遠心化作用の相互反転という視点から、論じることを提唱している(大澤 一九九六、一四三—一四四)。

(36) 「首相官邸」のホームページでその全文が読める。www.kantei.go.jp/jp/singi/bt/kettei/021206/taikou.html。また、日本におけるヒト胚の研究利用とその制度化に対する批判としては、特に島薗(二〇〇六)。

文献

アタリ、ジャック 一九八四『カニバリズムの秩序——生とは何か/死とは何か』金塚貞文訳、みすず書房。

アリエス、フィリップ 一九八九『死と歴史——西欧中世から現代へ』伊藤晃・成瀬駒男訳、みすず書房。

—— 一九九〇『死を前にした人間』成瀬駒男訳、みすず書房。

アレント、ハンナ 一九九四『人間の条件』志水速雄訳、ちくま学芸文庫。

アンドリューズ、ロリ・ネルキン、ドロスィー 二〇〇二『人体市場』野田亮・野田洋子訳、岩波書店。

伊東俊太郎 一九七五「人類史の巨視的展望」広重徹・伊東俊太郎・村上陽一郎『思想史の中の科学』序説、木鐸社。

ウィリアムズ、ピーター・ウォーレス、デヴィッド 二〇〇三『七三一部隊と生物兵器とアメリカ——バイオテロの恐怖』西里扶甬子訳、かもがわ出版。

大澤真幸 一九九六「〈自由な社会〉の条件と課題」『岩波講座現代社会学26 社会構想の社会学』岩波書店、一一三—一四七頁。

小俣和一郎 二〇〇三『検証 人体実験——731部隊・ナチス医学』第三文明社。

市野川容孝 一九九六「性と生殖をめぐる政治——あるドイツ現代史」江原由美子編『生殖技術とジェンダー』勁草書房、一六三

―二一七頁。

――二〇〇〇「ドイツ――優生学はナチズムか?」米本昌平他『優生学と人間社会』講談社現代新書。

イリッチ、イヴァン　一九七九『脱病院化社会』金子嗣郎訳、晶文社。

片山容一・小松美彦　二〇〇八「脳はいかなる存在か――DBS・認知機能・植物状態・脳死状態［増補］」『現代思想』三六巻七号、二〇八―二三七頁。

上村芳郎　二〇〇三『クローン人間の倫理』みすず書房。

加藤秀一　二〇〇一「身体を所有しない奴隷――身体の自己決定権への擁護」『思想』九二二号、一〇八―一三五頁。

加藤尚武　一九九四「バイオエシックスにおける人格概念の吟味」『プラクティカルエシックス研究』千葉大学倫理学教室、八九―九九頁。

――二〇〇七「人間の尊厳アプローチの吟味」『生命倫理研究資料集――生命の尊厳をめぐるアメリカ対ヨーロッパの対立状況と対立克服のための方法論的研究　平成18年度科学研究費補助金・基盤研究B（一般）課題番号　18320008』八八―一〇三頁。

粥川準二　二〇〇三『クローン人間』光文社新書。

カント、イマヌエル　一九六〇『道徳形而上学原論』篠田英雄訳、岩波文庫。

キケロー　一九六一『義務について』泉井久之助訳、岩波文庫。

キンブレル、アンドリュー　一九九五『ヒューマンボディショップ』福岡伸一訳、化学同人。

クバンテ、ミヒャエル　二〇〇七「生命の質の評価と人間の尊厳――両立不可能仮定の批判」高田純訳『生命倫理研究資料集――生命の尊厳をめぐるアメリカ対ヨーロッパの対立状況と対立克服のための方法論的研究　平成18年度科学研究費補助金・基盤研究B（一般）課題番号　18320008』一四二―一五三頁。

ル・ゴフ、ジャック　二〇〇六『中世の身体』池田健二・菅沼潤訳、藤原書店。

小松茂美　一九八七『日本の絵巻7　餓鬼草紙　地獄草紙　病草紙　九相詩絵巻』中央公論社。

小松美彦　一九九六『死は共鳴する――脳死・臓器移植の深みへ』勁草書房。

――一九九八「死の自己決定権を考える」山口研一郎編『操られる生と死――生命の誕生から終焉まで』小学館、一〇九―一五二頁。

――二〇〇〇「『自己決定権』の道ゆき――『死の義務』の登場：生命倫理学の転成のために」『思想』九〇八号、一二四―一五三頁、九〇九号、一五四―一七〇頁。

――二〇〇二「バイオエシックスの成立とは何であったのか――人体の資源化・商品化・市場化の討究のために」『アソシエ』九号、三四―五七頁。

――二〇〇四『脳死・臓器移植の本当の話』PHP新書。

――二〇〇六「『尊厳死法制化』の歴史構造を概観する」『教養研究』一三巻二号、七―三〇頁。

――二〇〇八「21世紀を読む――脳死・臓器移植再考」「毎日新聞」二〇〇七年一月二〇日朝刊。

小松美彦・荒川迪生　二〇〇八「尊厳死をめぐる闘争――医療危機の時代に」『現代思想』三六巻二号、六二―八七頁。

小松美彦・小俣和一郎　二〇〇二「生命科学と医学倫理」小松美彦『対論　人は死んではならない』春秋社、七九―一〇一頁。

近藤昭二編　二〇〇三『731部隊・細菌戦資料集　CD-ROM版』柏書房。

坂井昭宏　二〇〇八「ロベルト・シュペーマン『人はいつ人格にな

るか』（秋葉悦子訳）に対する反論」『続・生命倫理研究資料集II――生命の尊厳をめぐるアメリカ対ヨーロッパの対立状況と対立克服のための方法論的研究　平成18年度科学研究費補助金・基盤研究B（一般）課題番号　18320008』三四四―三四九頁。

佐野真　二〇〇一「それはいかにして生まれ、利用されたか――法思想史的・歴史的観点から」森下直貴・佐野誠訳著『「生きるに価しない命」とは誰のことか――ナチス安楽死思想の原典を読む』窓社、一〇七―一二九頁。

島薗進　二〇〇六『いのちの始まりの生命倫理――受精卵・クローン胚の作成・利用は認められるか』春秋社。

シュペーマン、ロベルト　二〇〇八「人はいつ人格になるか」秋葉悦子訳『続・生命倫理研究資料集II――生命の尊厳をめぐるアメリカ対ヨーロッパの対立状況と対立克服のための方法論的研究　平成18年度科学研究費補助金・基盤研究B（一般）課題番号　18320008』三一八―三二六頁。

総合科学技術会議生命倫理専門調査会　二〇〇四「ヒト胚の取扱いに関する基本的考え方　最終報告書」。

総合科学技術会議BT戦略会議　二〇〇二「バイオテクノロジー戦略大綱」。

立岩真也　一九九七『私的所有論』勁草書房。

常石敬一　一九八一『消えた細菌戦部隊――関東軍731部隊』海鳴社。

土井健司　二〇〇二「『生命の尊厳』と人体の商品化――キリスト教の視点からの『生命の尊厳』の再構築」『アソシエ』九号、一一三―一二七頁。

中山研一・石原明　一九九三『資料に見る尊厳死問題』日本評論社。

西里扶甬子　二〇〇二『生物戦部隊731――アメリカが免罪した日本軍の戦争犯罪』草の根出版会。

日本救急医学会救急医療における終末期医療のあり方に関する特別委員会　二〇〇七「救急医療の終末期に関する背景認識と本ガイドライン作成の意義（案）」。

バイエルツ、クルツ　二〇〇二「人間尊厳の理念――問題とパラドックス」吉田浩幸訳、ジープ、ルードヴィッヒ・バイエルツ、クルツ・クヴァンテ、ミヒャエル『ドイツ応用倫理学の現在』ジープ、ルードヴィッヒ・山内廣隆・松井富美男編監訳、ナカニシヤ出版、一五〇―一七三頁。

バイオテクノロジー戦略会議　二〇〇二「バイオテクノロジー戦略大綱」。

林真理　二〇〇二『操作される生命――科学的言説の政治学』NTT出版。

廣松渉　一九七七『科学の危機と認識論』紀伊國屋書店。

ビンディング、カール・ホッヘ、アルフレート　二〇〇一「生きるに値しない命を終わらせる行為の解禁――その基準と形式をめぐって」森下直貴・佐野誠訳著『「生きるに価しない命」とは誰のことか――ナチス安楽死思想の原典を読む』窓社、三―一〇四頁。

ラ・フォンテーヌ　一九七二『寓話　上』今野一雄訳、岩波文庫。

フーコー、ミッシェル　一九七七『監獄の誕生』田村俶訳、新潮社。

フーコー、ミッシェル・渡辺守章　一九七八『哲学の舞台』朝日出版社。

ベディエ編　一九五三『トリスタン・イズー物語』佐藤輝夫訳、岩波文庫。

ボー、ジャン＝ピエール　二〇〇四『盗まれた手の事件――肉体の法制史』野上博義訳、法政大学出版局。

町野朔　二〇〇六「『報告書』に対する意見」総合科学技術会議生命倫理専門調査会（二〇〇六年一二月一九日）「添付資料」一七―一九頁。

町野朔他編著　一九九七『安楽死・尊厳死・末期医療』信山社。
松井富美男　二〇〇三「人間の尊厳とは何か――差異化と水平化の二重機能」『生命倫理』一三巻一号、五八―六二頁。
的射場瑞樹　二〇〇八「人格としての患者、人格としての生」『現代思想』三六巻三号、二一一―二二三頁。
山崎光祥　二〇〇八「『脳死』を生きる子供たち」『読売ウィークリー』二〇〇八年二月一七日号、二四―二八頁。
ライター、ヨハネス　二〇〇八「生命倫理論争における人間の尊厳」後藤弘志訳『続・生命倫理研究資料集Ⅰ――生命の尊厳をめぐるアメリカ対ヨーロッパの対立状況と対立克服のための方法論的研究　平成18年度科学研究費補助金・基盤研究B（一般）課題番号　18320008』一七五―一八五頁。
ロック、ジョン　一九六八『市民政府論』鵜飼信成訳、岩波文庫。
ワーノック、メアリー　一九九二『人間の受精と発生学に関するワーノック・レポート――生命操作はどこまで許されるか』上見幸司訳、協同出版。
Bondeson, J. 2001. *Buried Alive: The Terrifying History of Our Most Primal Fear*. New York・London: W. W. Norton.
Boulyjenkow, V. et.al. 1995. "Guideline on Ethical Issues in Medical Genetics and the Provision of Genetics Services"
Fox, R. 1989. *The Sociology of Medicine: A Participant Observer's View*. New Jersey: Prentice-Hall.
Gaylin, W. 1981. "Harvesting the Dead," in *Bioethic*; ed. by Shannon T. A. 517-527 ; New Jersey : Paulist Press.
Ganssmuller, C. 1987. *Die Erbgesundheitspolitik des Dritten Reiche;Planung, Durchführung und Durchsetzung*. Koln・Wien : Bohlau Verlag.
Hardwig, J. 1997. "Is There a Duty to Die?", *The Hastings Center Report*. 27 (2): 34-42.
Hobbs, T. 1968. *Leviathan*. Penguin Classics.　水田洋訳　一九五四『リヴァイアサン』岩波文庫。
Jonas, H. 1974. *Phylosophical Essays*. Chicago. Chicago : The University of Chicago Oress.　谷田信一訳　一九八八「死の定義と再定義」加藤尚武・飯田亘之編『バイオエシックスの基礎――欧米の「生命倫理」論』東海大学出版会、二二三―二三四頁。
Locke, J. 1849. *An Essays Concerning Human Understanding*, 13th ed. London: William Tegg & Co., Cheapside.　大槻春彦訳　一九七四『人間知性論』岩波文庫。
Pence, G. 2004. *Classic Cases in Medical Ethics: Accounts of Cases that Shaped Medical Ethics, with Philosophical, Legal, and Historical Backgrounds*, 4th ed. Boston : The McGrow-Hill Companies.　宮坂道夫・長岡成夫訳　二〇〇〇『医療倫理――よりよい決定のための事例分析』みすず書房。
Reichsgesetzblatt. 1933.
Reichsgesetzblatt. 1935.
Roth, K. H., and Aly, G. 1983. "Die Diskussion über die Legalisierung der nationalsozialistischen Anstaltsmorde in den Jähren 1938-1941", *Recht und Psychiafrie*. 2 : 51-64.
Shewmon, D. A. 1998. "Chronic 'Brain Death': Meta-Analysis and Conceptual Consequences," *Neurology*. 51 : 1538-1545.　小松真理子訳　二〇〇八「長期にわたる『脳死』――メタ分析と概念的な帰結」『科学』七八巻八号、八八五―八九九頁。
Tebb, W. and Vollum, E. P. 1896. *Premature Burial and How It May Be Prevented*. London : Swan Sonnenschein.
Winslow, J. B. 1746. *The Uncertainty of the Signs of the Death, and the Danger of Precipitate Interments and Dissection, Demonstrated*. London.

第一四章　人の胚の研究に慎重でなければならない理由
——人間の尊厳の異なる考え方

島薗　進

妊娠中絶との対比による正当化

人の胚の科学技術による操作が是認できることの理由づけに、人工妊娠中絶との対比が持ち出されることが多い。受精卵の遺伝子診断（着床前診断PGD）を是とするかどうかという問題では、この対比はしばしば取り上げられる。小泉首相が主宰する総合科学技術会議のもとの生命倫理専門調査会の「ヒト胚の取扱い」に関する審議（二〇〇一年八月〜）でも、着床前診断の是非をめぐって、人工妊娠中絶との対比が話題となっている。二〇〇三年一二月に提出された生命倫理調査会の「ヒト胚の取扱いに関する基本的考え方」（中間報告書）では、委員の一人である法学者の町野朔氏がこの問題について、中絶に言及しながら個人的意見を表明している。氏は「着床前診断をめぐる議論では、人工妊娠中絶が日本において事実上自由である状態の倫理的検討を棚上げにしたまま、ヒト受精胚の方がより手厚い保護を享受すべきであるという、奇妙な結論がとられる傾向にある」という。

日本では、一八八〇年以来、堕胎は刑法の堕胎罪の規定によって禁止されているが、一九四八年に優生保護法が成立し、ある条件の下で人工妊娠中絶は許容されることとなった（藤目　一九九九）。優生保護法は一九九六年に改正されて、母体保護法とされたが、そこでは「妊娠の継続又は分娩が身体的又は経済的理由により母体の健康を著しく害するおそれのある」場合は、レイプによる妊娠の場合とともに中絶が許されるとしている。一九九六年以前の優生保護法では「優生手術」が是とされ、「不良な子孫の出生を防止する」ための医学的介入が認められてきたが、母体保護法ではそれは是認されていない。したがって、現行法では、遺伝性疾患をもった胎児の中絶は、そのことを理由として許されるものとはなっていない。

しかし、他方で障害児が生まれる可能性を知らせ、中絶の可能性を示唆しなかったために、医師に損害賠償責任が認められた判例もある。また、実際上、遺伝性疾患の子どもに対する中絶は是認され、頻繁に実施されている。町野氏によれば、これは母体保護法の規定に反する法の運用であると言う。

このような法の解釈・運用は不当であり、出生前診断・中絶は断固として違法とすべきだとするのも一つの考えである。それによるなら、着床前診断を行い、現行法の認めていない適応によってスクリーニングを行うことも認めるべきではないということになるのはもちろん、wrongful birth は民法上の不法行為にならないとし、さらには、胎児性適応による中絶は堕胎罪として訴追・処罰されるべきだし、しなければならない。／しかし、胎児性適応による人工妊娠中絶を認めないことは、生む・生まないを決定する女性の権利を侵害するものであり、不当なことではなかろうか。もし、母体保護法がその権利を認めていないというのであれば、それは憲法一三条（幸福追求権。ここにはプライバシーの権利も含まれていると解される）に違反して無効ということになる。同法を憲法違反・無効としてしまうのでなければ、母体保護法を憲法の趣旨に合うように、「合憲的限定解釈」をしなければならない。／以上のように考えるならば、胎児性適応による人工妊娠中絶を許容するとともに、それに沿った着床前診断・スクリーニングも許容すべきことになるのである。

中絶が許容されるのなら、着床前診断が許容されないはずはないという議論は、産婦人科医らが強く主張するところでもある。重い遺伝性疾患をもった胎児を中絶する決断をする親はたいへんつらい思いをする。身体的にもきついし、胎児との情緒的な絆も深まっているから心理的にもつらい。医師の方も引き受けるのをいやがるから、親は助けてくれる医師を探し回らなければならない。そして、胎児のいのちを断つという忌まわしい行為は、結局のところ医師が背負わなければならないのだ。そうであるとすれば、はるかに心の負担が軽い初期胚（受精卵）の段階でなされる着床前診断をなぜ許容しないのか。障害者の立場を気遣う人々はそのようにして障害者が差別されるとして、着床前診断に慎重であるべきだとするが、推進側の声に押し切られがちである。

中絶と胚の操作を対比する論理は、胚を利用した研究の是非という問題にも持ちこまれる。人工授精の際に子宮にもどされることがなかった「余剰胚」を用いて、ヒト胚性幹細胞（ES細胞）を樹立し研究利用すること、さらには新たにクローン胚を作成してそこから当事者の遺伝子をもった胚性幹細胞（自己ES細胞）を樹立し、臓器作成をも展望しつつ研究利用すること（治療的クローニング）を是認する議論においてもこの対比が用いられる。先に引用した部分で、町野氏は胎児よりも「ヒト受精胚の方がより手厚い保護を享受すべきであるという、奇妙な結論」にふれていたが、これは着床前診断だけでなく、暗に、胚の研究利用を抑制すべきだという議論にも向けられ、慎重論を揶揄するものと見なしてよいと思われる。ここでは、生命の破壊に関わって人間の尊厳が問われると考えられているが、生命の利用や道具化、資源化に関わって人間の尊厳が問われるという問題意識は乏しい。

人間の尊厳と宗教文化

「いのちの始まり」の生命倫理問題について、欧米では一九六〇年代以来、主に人工妊娠中絶の是非をめぐり重い議論がたたかわされてきており、その蓄積が争点のおおよその輪郭を定めてきている。つまり、胚や胎児が最大の敬意をもって尊ぶべき人命（個々の人としてのいのち）をもった存在であるかどうかが議論の焦点となってきた。受精の段階から個としての人のいのちがあり、それを破壊することは殺人に通じる悪であるとするカトリック教会や他の生命尊重派のキリスト教側の意見が確固としてあり、これに対抗する形で女性の選択権尊重派の意見が形成されてきた。つまり受精以後、数週間（数か月）はまだ胚や胎児は独立した人格としての性格をもっておらず、したがって中絶は何よりも母体の事柄であり、女性こそが選択の権利をもつと主張されるのである（荻野　二〇〇一）。

このように欧米の胚や胎児の処遇に関する議論においては、「人のいのちはいつから始まるのか」という論題が決定的に重要な意義をもつと考えられてきた。西洋文化の主導のもとに行われてきたユネスコの検討による整理では、受精の瞬間からという立場（カトリック教会など）、受精後一四日目からという立場（イギリスのヒト胚研究・利用の基準）、子宮に着床した時点という立場（ユダヤ教の中で有力）、受精後四〇日という立場（イスラム教の中で有力）、意識が成立した段階という立場（英語圏の現代生命倫理学の

「パーソン論」とよばれる立場）などがあるという（勝島　二〇〇一）。

だが、そもそもこのようにさまざまな立場があるということが、この論題の有効性の限界を示していると思われる。日本ではそのような議論は活発ではないし、決定的な意義をもつものとは受けとられていない（LaFleur 1992, Hardacre 1997）。その理由として中絶容認側では障害者の主張への配慮が重要な役割を果たしてきた（森岡　二〇〇一、立岩　二〇〇〇）。障害者の抹殺を正当化する論理は、すでにそのことによって人間の尊厳を傷つけるものだと考えられた。この立場はその後、出生前診断、着床前診断への慎重論にも受け継がれてきている。

一方、中絶反対側では、カトリック教会などの大きな宗教勢力が強力に反対運動を展開するようなことがないということがある。日本で多数派を占める宗教は仏教や神道だが、神道・仏教諸派やそれらに匹敵する勢力をもつ新宗教教団の中で、胚への医療技術的介入に強く反対の立場をとっている集団はないわけではない（出口　二〇〇〇、谷口　二〇〇一）。だが、それが大きな社会的な声になるまでには至っていない。こうした問題に対する宗教集団の態度はその国や地域住民の宗教文化を反映しているとすれば、宗教文化の相違が「いのちの始まり」をめぐる現代的な問題への国民・住民の関わりに影響を及ぼし、異なる態度が生じていると考えられるだろう。

では、日本の国民が人のいのちへの医療の介入について、もっぱら許容的かというとそうでもない。脳死・臓器移植問題については日本では世界の中でも際だって力強く慎重論が主張され、結局、「脳死は人の死である」という、死の新たな法的定義は採用されなかった。医学が人の死を定める権威をもつということに対して、また脳死を人の死とすることの妥当性について多くの疑義が示され（森岡　二〇〇一、小松　一九九六）、長期にわたる論議の末に成立した「臓器の移植に関する法律」（一九九七年）においても、脳死を人の死とすることについては曖昧な表現がなされている。そしてその後も、日本では脳死による臓器移植が頻繁には行われていない。

脳死への懐疑論の根拠の一つは、権威主義的な医師による患者の身体への暴力的な介入への懸念である。世界で初めての心臓移植が伝えられたすぐ後の一九六八年、札幌医科大学の和田寿郎《としろう》教授らは水泳中に溺水した二一歳の男性の心臓を、心臓弁膜症の治療を受けていた別の患者に移植したが、この男性は移植後、八三日目に死亡した。ところが、その後、和田教授は二一歳の男性がまだ生存している間にその心臓を摘出して死に至らしめたのではないかと疑われた。証拠不十分のため不起訴処分とされたが、和田氏が潔白であるかどうか、国民の多くは疑いをもち続けた。

患者に対する暴力を恐れない日本の医療への国民の懸念は、一九八〇年代に入って、第二次世界大戦中の七三一部隊の暴行の一部始終が露わにされるようになって、いっそう強まることとなった。七三一部隊は細菌兵器の開発の使命を帯びて、一九三六年から一九四五年まで中国のハルビン近郊で活動していた三〇〇〇人弱の部隊で、京都大学の医学部で学んだ陸軍中将で軍医の石井四郎が統括する部隊である。この部隊は細菌兵器の開発のために、中国人、韓国人、モンゴル人、ロシア人に人体実験を行い、二〇〇〇人から三〇〇〇人もの人々が殺害されたと推定されている。この事実は、一九八一年に常石敬一氏の『消えた細菌戦部隊』が、また一九八一年から八三年にかけて作家の森村誠一氏の『悪魔の飽食』（全三巻）が刊行されたことによって、初めて国民の広く知るところとなった。しかも、これに関与した医師らの中には第二次世界大戦後、国内の研究機関で高い地位についていたものも少なくなかった。日本の医学者を頂点とする研究組織が、医師が生きた患者の身体を研究や臨床の目的で利用する犯罪を平気で犯してきたことが知られ、当然のことながら医学研究と医師への不信感はひじょうに高まることとなった。

脳死による臓器移植の妥当性をめぐる議論がもっとも活発に行われたのは、この一九八〇年代だった。この時期はまた、死に行く患者に対するケアという点での医療の無力が、強く実感されるようになった時期でもある。医療施設は急速に充実していき、医療の恩恵に預かる機会は増大し、日本人の平均寿命は著しく伸長した。しかし、その一方で医療への不満や不信も格段に高まることとなった。医療の「行き過ぎ」（going too far）が多くの市民の実感になりつつあった。身体をもっぱら部分に分けて細分化された機能に注目し、部品を修理するかのように治療しようとする西洋医学の手法に対して、東洋的な伝統に基づくホリスティックな代替医療を見直すべきだという考え方も支持を広げるようになった。そのような中で、脳死による臓器移植は、生きた人間への治療を早く断念して、患者に対する医師の力の行使を強める行為に陥るのではないかと考えられたのである。

脳死への懐疑論のもう一つの根拠は、人のいのちの核心を脳の機能や意識の働きに見るのか、身体の他の部分を含めて考えるのかということだった。日本人は精神と身体を明確に分け、前者にこそ人のいのちの座があるとする考え方になじめないという論点は一定の影響力をもった。ものやからだの中にいのちと心を見るアニミズムの宗教文化が脳死論への抵抗の論拠ともなった（梅原　一九九二）。これは、「死にゆく者への医療の介入」に対する慎重論に宗教文化が作用した例であるが、「生まれくる者への医療の介入」をめぐる議論にも、いのちに対する宗教文化的な感受性の違いが影響を及ぼす可能性はあると思われる。

新しい生殖医療、再生医療、遺伝子医療などは「生まれくる人のいのち」に対する医療の介入や操作の可能性を格段に高めている。先祖から子孫へのいのちの存続に高い価値を認める東アジアの文化では、男系子孫を残すことが重視されるため、産み分けや体外受精、ひいては代理母などの生殖医療に対して許容的であると考えられている。生殖医療への許容性は再生医療や遺伝子医療への許容性に通ずるとも考えられよう。儒教文化の影響下では、「生まれくる者への医療の介入」に対して人々が積極的な態度をとる可能性が高いと想定する論者は多い。しかし、日本では「生まれくる人のいのち」への医療的介入に対する慎重論が、ある程度浸透している。人工妊娠中絶に対しては比較的、許容的であるが、さまざまな人工生殖技術や再生医療や遺伝子医療について、必ずしも許容的であるとはいえない。

この点について、科学史研究者であるとともにカトリック教徒である村上陽一郎氏は人工妊娠中絶には許容的であるのに、ES細胞研究のような再生医療のための重要な研究に反対するのは筋が通らないと述べている（村上　二〇〇二）。以下の引用文は講演筆記なので、学問的な周到さを備えた論述ではないことを割り引いて考えなくてはならないが、村上氏の考え方の大筋は知ることができよう。

私の見解ですが、廃棄される運命にある凍結余剰胚においても、それは命の出発点であることに変わりない。私自身も個人的にはそう思います。しかし日本の社会の中には、もっと、とんでもないことがある。それと比較してみて下さい。年間四〇万ぐらい殺されていく胎児、一時期は百万を超えていました。その胎児たちの運命と、その母胎から取り出されていった胎児たちが、どう扱われているかということです。中絶した当の責任者が引き取って回向をするということは通常ありえないわけです。妊娠週数が少なければ少ないほど、そのまま下水に流してしまうという事もある。製薬会社、化粧品会社がそれをひきとって薬や化粧品を作ったりする材料にするというのを、実は皆が知っていながら誰も本気で問題にしないし、それを規制する法律もない。産婦人科学会は死体解剖保存法にもとづく処置をすると書いてあるだけで、これはほとんど何の意味もない。そうやって廃棄されていく胎児の運命と、年間二百個ぐらいの凍結余剰胚が壊されていくことを比べた時に、それを一方に放っておいて、それを何の咎めだてもしないで、これはいけないという理屈が通用しないというのが、非常にはっきりとした私の立場です(三―四)。

日本の社会は伝統的に、胎児に対して比較的ルーズな扱いをしてきました。一五四九年にザビエルたちが日本にやってきたとき、彼らは日本社会の倫理の高さ、道徳的高貴さに、非常に衝撃を受けている。そのことはローマへの報告書にも書き送っています。しかし、高いモラルを維持している日本社会のなかで、彼らがどうしても我慢できなかったのは、間引きとか堕胎がきわめて簡単に行われているという事実でした。／アルメイダという司祭が北九州にそうしたなかで、日本で最初の西欧的な病院を建てたといわれますが、実はそれは病院ではなく、一種の「子捨て」の箱でした。生まれた子どもを殺すぐらいなら、教会の門前に置いた箱の中に捨てていって欲しい、自分たちが育てるから、というのがその趣旨です(六)。

日本の宗教文化や倫理意識に対するキリスト教からの批判に共鳴する立場からの発言である。中絶胎児の処理についてほんとうに「皆が知って」いて黙認しているのかどうか、単に議論が進んでいないだけなのかどうか、問い直す必要がある。いずれにしろ、村上氏はキリスト教的な「生命尊重」の立場を前提に日本文化を批判的にとらえており、それ故にこそ、強い論点が示されている。

だが、これは「個としての人間の尊厳」という基準に基づく判断であって、日本の宗教文化に即した内在的な批評とは言えないように思われる。日本では「個としての人間の尊厳」を絶対的な基準とし、もっぱらそこに生命倫理の核心を定位しようとする考え方はさほど支持を受けてきていない。それは、人間の尊厳は「個としての人間のいのち」のレベルだけで考えられるべきものではなく、「交わりの中のいのち」、「集合体としてのいのち」、つまりは「ともにあるものとしてのいのち」というレベルでも考えられるべきものだという考え方があるからではないかと思われる。ここを手掛かりにして、さらに考えを進めていこう。まずは歴史的な展望を試みる。

個としてのいのち・ともにあるいのち

——一九世紀の変容

日本の歴史の中で、胎児の生命の尊厳に対する関心が高まってきたのは、江戸時代の後期である。この時期に「間引き」や堕胎に対する反対の意見が高まるとともに、受胎や出産についての考え方にも大きな変化があった（千葉・大津　一九八三、新村　一九九六、沢山　一九九八）。明治維新（一八六八年）以後にはさらに大きな変化が生じるが、それは江戸後期から連続的なものと見なすべきものと、新たな展開として見るべきものとがあるようだ。仮にここで一九世紀というだいたいの時期区分を設定し、この時期に「生まれくる人のいのち」への態度にどのような変化があったか、また、それが当時の宗教文化とどのように関わっているかについて考えていこう。

この時代、早い時期ほど間引きや堕胎は広く行われていたらしい。その動機は推測するほかないが、子どもが次々と生まれることが将来の家計に及ぼす影響が懸念されたらしい。母親の健康や労働に支障を来すこともその理由とされただろう。とりわけ飢饉の危険が恐れられた時には、人口増加によって家族や共同体の成員全体の生活が危険に陥る可能性があり、人口過剰は防がなければならないと考えられた。これは時には生まれくる個々のいのちを犠牲にしても、集団のいのちの存続を尊ぶ考え方に通じている。他方、この時代には次第に個々の子どもに多くの手をかけ、りっぱに育てたいという動機から、子どもの数を制限しようとする傾向も生じていた。これらの産児制限の背景には、独立した農家が限られた土地の範囲で各戸ごとに家計のやりくりをし、より豊かな経営体となろうとする農業経営のあり方があった。こうした中で、個々の子どもの生命を尊ぶ意識が育って来ていたと思われる。

とはいえ、犠牲となる個々のいのちに対する罪の意識がなかったわけではなかろう。文化人類学者として日本の地域社会で調査を重ねてきた波平恵美子によれば、小さないのちは生まれくる前の「いのちのプール」というべきあの世に送り返し、また生まれ直してもらうという考え方があったと言う（波平　一九九六）。

子供の生まれかわりの信仰の背景には、以前にも述べたように、かつて日本人の間には一人一人の人間の個別性よりも、ある「家」やある土地に生まれ、一定期間の人生を生きて死んでゆく者は、一つの大きないのちのプールのようなものの中から、ある時間帯だけこの世に生まれ出て来て、死ぬと、またそのいのちのプールに帰るとでも比喩できるような、個人のこの世での生命を強調しないいのちの観念があった。生まれてすぐに死んだ子供の名前をその後数年を経ずに生まれた子供にそのまま付けることがかつて頻繁に行われた。あるいは幼くて死んだ子供の葬式は行わず戒名も与えなかった地域が全国で見出され、その理由を、「すぐに生まれかわるように」といっていたことなどを考え併せると、いのちを個別のものと考える傾向が小さかったことをうかがわせる。／しかし、いのちの観念は、第二章の「生殖技術の発達がもたらすもの」でも述べたように、現在、一層個別化に向かっている。幼くして死んだ子のいのちは、次に生まれてきた子のいのちとは別個のものであり、中絶した胎児のいのちは、後で生まれた子のいのちとは無縁だと考えられている。水子供養の背景には、このような「いのちの個別化傾向」がありはしないだろうか。また現在の水子信仰は、農漁村よりもむしろ都市の人々の間において隆盛であることを見ると、幼児のための伝統的な死者儀礼が変化したものというより、新たな信仰の発生としてとらえた方が、よりよく理解できるのではないかと考える（四四―四五）。

「七歳までは神の子」などという民俗的な格言に表現されているのと通じる考え方で、胎児や幼児はまた生まれ変わってくることを願ってふつうの弔い方をしなかった。個々人は集団としてのいのちが貯蔵されているあの世との関わりにおいて存在しているのであり、この世に生まれてくる個々のいのちを尊ぶとともに、あの世の集合的ないのちを尊ぶことが当然のこととされていた。そしてそれは子どもは神仏から授かるものという信仰とも結びついていた。

明治維新以前の時期、すでに生まれくる個々のいのちを尊ぶべきだとして、堕胎や間引きを戒める言説が広がった。この言説を広めたのは為政者と宗教家だった。一九世紀の初めには、幕府や藩が堕胎や間引きを戒め、そのようなことが起こらないように妊娠を報告させるような地域すらあった。これは人口が少なくなれば地域の生産力が減少し、幕府や藩の経済が成り立たなくなるという経済問題に関わっている。生まれくる個々の生命の尊厳を説く教えが、人口拡大を期待する政策と密接な関係にあった。これは明治維新以後、堕胎を禁じ、国力増強を目指した明治政府の政策に形を変えて引き継がれる。同じ江戸時代後期に浄土真宗では殺生の禁止を説いて、間引きや堕胎を戒めた。宗教的な動機から生まれくる個のいのちの尊重を説いた教団として浄土真宗は際だっていた。個の救いを強調する浄土真宗であるが、政府への協力にもたいへん熱心だった。弱い人間にとって殺生のような戒律違反は避けがたいものであると見なし、戒律に従うことの意義を否定し、罪を犯さざるをえない人間こそ阿弥陀仏の慈悲に値すると説く真宗であるが、この時期には強く殺生がとがめられたという（有元　一九九五）。

近世社会史あるいは近世宗教史の研究において真宗門徒における殺生忌諱を課題とし、具体的に検討した業績を知らない。それは主に、祖師親鸞の教義、とくに「猟漁ヲモセヨトアル御勧化」とか、真宗の原則ともいうべき「肉食妻帯」等を観念的形式的に理解し、理念や原則と歴史的現実の乖離していること、時には逆転すらみられることを理解するに至らなかったからであろう。／しかし、歴史において理念と現実の乖離することを承認した上で、子細に真宗篤信地帯と非真宗地帯を観察するとき、両者の間にさまざまな差異のあるのに気付かされる。たとえば最もティピカルにみるとき、真宗寺院率の極めて小さい北関東諸国や美作国が人口減少に悩まされ、堕胎・間引きの禁令がしばしば出ているのに、真宗篤信地帯である北陸諸国や安芸国で人口増加がみられ、同禁令のみられぬ如きである。この場合、北関東諸国と北陸諸国の間に、また美作国と安芸国山間部との間に、農民の生活状況等において決定的差異はあるまい。とすれば、自らの生存を図って堕胎・間引きを行なうか、自らの生存を賭して、なお堕胎・間引きを忌諱するか、両者を分つポイントは信仰とエートスの質的差異にあるように思われる。そしてその結果は極めてパラドキシカルであり、前者は「農村荒廃」を招き自らの生存基盤を狭隘にし、後者は「家業はげしき国風」を形成し生存基盤を拡大するのである。／北海道開拓に際し明治三十年代までに限定すれば、北陸四県民が東北六県民を凌駕してその中心勢力となり、ハワイ官約移民においても広島・山口・熊本・福岡の「右四県人専有ノ稼業地トモ可申景況」を出現し、次いで北米各地に進出していく。／そのことは、上述した真宗篤信地帯からの優勢な出稼ぎ・行商人、さらには移住・移民等が潜在的過剰人口による単純な人口圧力のみによるものでなく、真宗門徒における殺生忌諱のエートスによって招来された人口増加の現象が、正直・勤勉・節倹・忍耐等の徳目を内容とする他のエートスと結合しつつ、社会経済的エネルギーとして噴出し、「出稼ぎ型」経済活動における質量的相乗作用が形成されていたことを意味するものである（二四三―二四四）。

浄土真宗が盛んな地域では人口が多く、住民は働き者であるとともに移動性が高く、近代的な環境に適合的な資質をもつ住民が多かった。近代化の過程で新たな土地へ移住し、北海道や満州などへの植民者やアメリカ、ブラジルなどへの移民は浄土真宗のさかんな地域の出身者がたいへん多かった。近代化の過程では、生まれくる個々のいのちの尊厳の意識が高まったが、それは単に個々人の生活程度が向上し、個々のいのちへの倫理的な配慮の意識が強まったことによるだけではない。生まれくる個々のいのちを尊ぶことが、国家という集団の力の膨張と密接に結びつく場合もあったことを忘れるわけにはいかない。そしてそれは植民地主義や環境問題を引き起こす要因ともつながっている。

近代化により宗教文化が個のいのちの尊厳を強調する方向に向かうことは、倫理的な繊細さを高めるという側面をたしかに含んでいるだろう。現代日本人も人権に対する意識を強め、個としての人間の尊厳をかつてより鋭敏に意識するようになっている。これを逆転させて復古を説く必要はまったくない。だが、他のいのちと「ともに生きるいのち」(集合体としてのいのち、交わりの中のいのち)の尊さへの繊細さを失うという側面がそれに伴ってきたことも否定できない。個のいのちの尊重が実は集団の力の行使と通底し、共にあるいのちの破壊、抑圧を帰結する場合も少なくなかった。近代化の過程での、また近代における「個のいのち」の価値と「ともにあるいのち」(集合体としてのいのち・交わりの中のいのち)の価値との関わりを問い直す必要がある。また、その中で宗教文化が果たした役割について明らかにしてく必要があるだろう。

それはまた、近代の、また現代の生殖がどれほどまで、家族や国家や集団の存続、発展という動機と深く結びついてきたかを明らかにしていく作業とも関連し合っている。「いのちの始まり」をめぐる生命倫理問題は、「個のいのち」の尊厳や人権という観点から考察される必要があるとともに、「ともにあるいのち」の価値や倫理のあり方についての省察と密接に関連づけて理解すべきものでもある。

ヒト胚の研究利用はなぜ、つつしむべきなのか?

以上、ささやかながら日本の近世近代の産児制限や多産主義の歴史的概観を試みた。人の尊厳や生命尊重についての意識の多様性を省みようとするものだった。個としての人間の尊厳というのとは異なる形で、人間の尊厳、人間の生命の尊さという理念を考える必要があることを示すことに主眼があった。では、以上の考察を念頭に置きつつ、現代のヒト胚研究利用の生命倫理問題に取り組む時、どのような示唆を引き出すことができるだろうか。

もし胚や胎児が生誕した人間と同じ地位をもつのだとすれば、ヒト胚の破壊や妊娠中絶は殺人に等しいことになる。これは欧米で人工妊娠中絶の是非をめぐって、この半世紀、とくに一九七〇年代、八〇年代に激しく論じられてきた事柄である（荻野　二〇〇二）。この議論の文脈では、受精してから生まれるまでのどの時期から個としての人の生命は始まるのかという問題が決定的な重要性をもつことになる。個としての人の生命は破壊したり利用したりしてはならない。だが、それ以前の段階の生命は人以下の地位をもつに止まるのだから、破壊することが許されるということになる。一方、受精の瞬間から十全な個としての生命は始まるので、胚の段階でも一切、研究や利用は許されないというカトリック教会のような立場もある。

だが、多くの人は胚が「個としての人」の生命とまったく同等の地位をもつのではないとするものの、それを破壊し、研究利用することには慎重でなければならないと考える。「個としての人」となる以前の胚の段階でも、いずれは「個としての人」となるはずなのだから、人の生命に準ずる存在としての配慮は必要だと論じられる。日本の生命倫理専門調査会の中間報告書で、胚は「人の生命の萌芽である」という言い方をしているのは、このような考え方を前提とした表現である。

これらはもちろん重要な論題であり、胚を尊重しなければならない理由について欠かすことのできない論拠である。だが、胚の生命倫理的地位については、とりあえずこのようなこととしか言えないということでもある。問題はこれで決着するわけではない。むしろここから始まるのだ。胚の生命倫理的な地位を抽象的に論じても、研究利用は、なぜ、どこまで許されるのかという議論にはたどりつかない。胚の研究利用により人間の尊厳が侵されたり、脅かされたりするのはどういう場合、どういう事態なのかを理解するには、研究利用が行おうとしていることの内容をつぶさに検討し、吟味して行かなくてはならない。

その際、研究利用がもたらす利点を論じるだけでは足りない。研究・利用の推進に積極的な立場の人はこの利点（恩恵・福利・有用性）を強調する。これは研究利用の主たる目的とされるもので、苦しんでいる病者の治癒や痛み・障害の軽減がもっとも重いものとしてあげられる。たしかにこの利点を考えることは重要である。難病に苦しむ患者さんの利益は常に考慮すべき重要な事柄である。

だが、実際には再生医療はこの目的を実現するだけではない。たとえば、それは経済的な利益を求めて行われるものでもあるから、特定の苦悩する人々を念頭に置いた上記の目的以外の事柄も目指されることになるだろう。たとえば、長寿や美容や能力を求めてからだのパーツを変えていく医療も再生医療の射程に含まれる。そのような医療のために胚を破壊して研究利用することは許されるだろうか。それは人のいのちの道具化、資源化につながりかねないから、ノーではなかろうか。もし、ノーであるとすれば、いったいどのような医療と研究であれば、胚の利用という生命破壊の犠牲を払っても是認できるのだろうか。以上は研究利用の目的をめぐる問題である。

次に、研究利用から生じるさまざまな事態が、人類の福祉にかなったものであるかどうか、という問題がある。個々の患者を苦しみから救うことであっても、必ずしも人類社会の福祉の増進につながらないこともある。子どもが死んで、そのことに苦しんでいる親が、その子どもと同じ遺伝子をもつクローン人間をもつことは、その親にとって福音かもしれないが、これまで人類が尊んできた人間らしい共同生活のうるおいや秩序に及ぼす影響という面からは、好ましくないことではないか。これは研究利用の帰結をめぐる問題である。胚の研究利用によって、人間の尊厳を侵したり、人類の福祉に反するような帰結が生じるかもしれないということだ。

胚の研究利用の是非を考察するという課題の中には、以上のような問題、すなわち人間の生命の道具化や資源化の可能性について、また、胚の利用から生じるさまざまな帰結について詳しく検討するという課題も含まれている。研究利用が恩恵をもたらすとすれば、それはどのような種類の恩恵であり、他にどのような帰結をもたらすのかを十分に検討しなくてはならない。ヒト胚研究と再生医療の発展は長期的に見れば、人類の生活にさまざまな影響を及ぼす可能性がある。そのうちのかなりのものは、今生きている人間たちが経験しない、未来に起こることだろう。科学技術の発展によって、人類は現在の生活のあり方（価値や生活形式）を根本的に変えてしまうかもしれないような変化をもたらす力を手にした。そのことは、現在、追求している技術革新が将来の人類に及ぼす影響についても、十分に吟味する責任を私たちに課している（ヨナス　一九七九＝二〇〇〇）。

現代医療の急速な発展により、問われるべき将来世代への責任の領域が激しい速度で増大している。ヒト胚研究はそうした研究領域の重要なものの一つである。責任を重んじる倫理は、今行っている行為が将来にどのような帰結をもたらすかを十分に吟味して慎重な態度をとることを要求する。今、私たちと共にあるいのちを重視するとともに、過去のいのちと未来のいのちをもともにあるものとして受けとめるのは自然なことである。責任の倫理は、ともにあるいのちの尊厳を重視する倫理でもあるだろう。ヒト胚の利用や操作から起こりうることの中には、ともにあるものとしての人間の尊厳を脅かしたり、未来の人類の福祉に反するかもしれないことが多々含まれている。これからそのいくつかを列挙しよう。

① 現在の科学研究の体制では、そもそも受精胚やクローン胚が十全な人になりうる存在であるという意識を保って研究を行う条件を整えることは容易でない。そのような存在を扱う際に必要な要件を考察した研究倫理の制度化はまだなされていない。したがって受精胚やクローン胚、あるいはそこから派生したES細胞が、生命の萌芽の犠牲に値する限定された目的を超えて用いられ、いわばぞんざいに扱われる可能性が小さくない。

研究利用の際に人の生命に準ずるような存在として配慮すべきだとされるようなものを実験室で扱うルールは十分に検討されていない。臨床におけるクライエントに対する倫理に準ずるような倫理的対応が胚の研究・利用にも必要だろう。それが明確でないと、人の生命の萌芽やそれに由来する存在といえども、従来の実験室内の諸存在と同様、モノや動植物と同等の次元で扱われる可能性が高い。そうではなく、生命の萌芽やそこから派生する存在を研究・利用するのにふさわしい扱いを行うためには、まったく新しい実験や研究のルールが必要になるが、そのようなものはまだまったく考えられていない。

② 胚の利用をごく初期のもの（たとえば受精後一四日頃の原始線条が現れる段階）にしか許されないとして限定したとしても、利用された胚に由来するES細胞から、初期の段階より発達した段階に育った存在が生成してしまう可能性は残る。ES細胞研究はからだの組織を育てる研究が大きな要素を占めるから、それによってさまざまな人体部位が生成しうる。いわば人間のからだを体外で培養していじくり回す研究をすることになる。大々的な人体組織実験室が開発されようとしているといってよい。このように人間のからだを個々の存在から切り離して道具や材料として用いることは、人間の尊厳を脅かす可能性が高い。「人体実験」ほどでないとしても、「人体組織実験」にも多くの配慮が必要なはずである。

このことは人間のからだの尊厳という言葉で述べることもできるだろう。これは一九九四年に成立したフランスの「生命倫理三法」の考え方と相通じるところがある（総合研究開発機構・川井健共編　二〇〇一、一九二）(1)。だが、ES細胞は個体になりうる可能性も含め、もっとも大きな可能性をもった細胞であるから、人間のからだの尊厳への配慮という点ではきわめて慎重な取扱いを要するものの一つである。以上のことは余剰胚からのＥＳ細胞研究についても言えることだが、クローン胚が用いられるようになれば、そのような研究の幅はいっそう増大するから、問題の重要性はさらに高まるだろう。

③　胚を操作したり、ＥＳ細胞を他の生物と融合させたりすることにより、人間の性質を部分的にもった個体や組織が多々、形成される可能性がある。胚やＥＳ細胞の研究を進めていけば、キメラやハイブリッドを作り出すことは容易になる。ＥＳ細胞から生殖細胞を創り出して利用すれば、キメラやハイブリッドといったカテゴリーをも越えてしまうようなさまざまな生命体を創造することもできるのではなかろうか。そしてそれによって得られる、研究上、医療上の利益・恩恵はきわめて大きい。

だが、それは人間と人間でないものの間の区別を曖昧にする可能性がある。たとえば、再生医療では動物の体内に人間の臓器を生成させることが展望されているが、それは人間と動物のキメラを作り出すことに他ならない。このように人間の性質をもったり、人間の一部を埋め込んだような存在を恒常的に存在させることは、同じ種の存在としての人間性の観念、人類の一体性の観念を揺るがしかねない可能性がある。

④　人為的に胚を作成しようとする際、女性から卵子を採取する必要が生じるが、その際、弱い立場にある女性のからだを道具や資源のように用いる可能性が大きい。ヒトクローン胚を作り、そこからＥＳ細胞を樹立して自己自身の遺伝子をもったＥＳ細胞を培養することができれば、再生医療で多くの治療効果をあげることができるようになるだろう。しかし、そのためには多くの卵子を用いる必要がある。少なくとも現在の技術水準では、クローン胚を作成するのに多くの卵子が必要だし、そこからＥＳ細胞を樹立するにはまた、多くのクローン胚が必要となるからである。

では、そのための卵子はどこから調達してくるのだろうか。卵子を採取する際には、女性のからだに相当に大きな負担がかかる。体外受精のための採卵の副作用で、死に至ったケースも報告されている。不妊治療の長期的な副作用の有無は、まだ検証のしようがない。このような負担やリスクの多い医療行為を受けるためには、相応の動機がなくてはできないだろう。たとえば貧しい人々が金銭的補償を期待して卵子提供を行うようになる可能性がないとは言えない。再生医療の発展を望む人々と関わりのある女性が、卵子提供を義務のように押し付けられるような環境が生じないとも限らない。このように医療が卵子を道具や資源のように用いようとすることになれば、弱い立場にいる女性に負担やリスクを背負わせることになりかねない。これはそもそも胚の利用が、多くの可能性をもった初期の段階の人の生命や、さらにそのもととなる卵子という未来の生命の源泉となる身体部分を道具や資源として用いようという考え方を含んでいるからである。

⑤　胚の利用が進めば、不老長寿に近づき、超高齢まで生き延びたり、高齢で出産したり、個人の欲望を満たしたり能力を高めたりというように、豊富な医療サービスで人体改造を進め、これまでの人間が避けることができなかった限界を超えていく人々が出てくる可能性がある。それは過剰医療というべきものだが、現在のように医療がクライエント個々人の欲望に従うことを原則とするような体制では、過剰医療の拡充は避けられない。再生医療はこの可能性を大いに高めるだろう（島薗　二〇〇二）。だが、このような過剰な医療を発展させることは、人類の福祉に貢献するのだろうか（フクヤマ　二〇〇二＝二〇〇二）。また、そのために利用される胚の、生命の萌芽としての地位に見合うものなのだろうか。

さらに、こうした医療が発展すると、そのような過剰な医療の恩恵に浴する人とそうでない人の間の格差が増す可能性が高い（シルヴァー　一九九七＝一九九八）。富裕国の人々や他の国の富裕層が得られる医療サービスと、貧困国の人々や他の国々の貧困層の人々が得られる医療サービスの間に今も存在する格差がさらに拡大していき、はなはだしい差異が生じるかもしれない。そうなれば、社会正義の根本への疑いが強まるし、富裕者と貧困者の間で同じ人類同士であるという意識が薄まってくる可能性もある。人類の平等の理念が見失われた身分制社会に類するものとなり、社会的な敵対意識も強まる結果を招く可能性がある。そんな危険をはらんだ医療技術開発に力を入れるよりも、まずは基礎的な健康の増進の方にもっと力を注ぐべきではないだろうか。

人間の尊厳と宗教文化

人の胚の操作や研究利用についての以上の省察から、人間の尊厳の観念と宗教文化の関わりについて何が学び取れるだろうか。人の胚の研究利用の是非や「いのちの始まり」の問題を、個としての人間の尊厳の保持に限定せずに論じ、そこから人間の尊厳のもっと多様な、もっと広い、そして文化横断的な含みをもった観念を引き出す可能性について考えるべきだろう。

人工妊娠中絶に対するカトリック教会の反対論の論拠は、「受精の瞬間から神聖な人間のいのちが始まる」という神学的理念に基礎付けられている。この理念が公式に表明されたのは、一八六九年の教皇ピウス九世の教令が初めだが、この理念の基礎になるのは、中世の神学体系である（ヘーリング　一九八〇＝一九九〇）。つまり、生物学的には卵子と精子の結合、すなわち受精によって人間が始まるが、人間が人間である所以は生物学的な過程によって生じるのではなく、それとは別に神から霊魂が与えられることによる。これを「霊魂付与」（ensoulment）という。そこで、その霊魂付与はいつのことなのかという論議が行われ、受精の瞬間に起こるという説はすでに一三世紀に提示されていた。生物学的な知識の向上とともに、この議論が教会の公式的神学的理念となるのは一九世紀のことだが、それが強く打ち出されるようになるのは、人工妊娠中絶が激しい政治的議論の論題となる一九六〇年代以降である。

だが、「霊魂付与」論的な考え方は、キリスト教の枠を超えて、西洋の倫理思想に大きな影響を与えてきた。「人間の尊厳」という理念を近代哲学の理論の中に位置づけ、その後の議論に大きな影響を及ぼしたのはカントである（中山　二〇〇二）。カントは人間は理性と道徳性を付与されており、人格をもっているが故にとくに高い価値があり、尊厳をもつとする。そして人間はそれ自身において価値ある存在であるが故に手段として扱ってはならない存在であり、他の生物とまったく異なる倫理的地位をもつとも論じた。一九七〇年代以降に発展する英語圏の生命倫理学で、人間の生命の尊厳が「人格」の概念と結びつけられ、いのちの始まりへの医療の介入について、いつ人格が形成されるか（「パーソン論」）に論議が集まったのは、「人間の尊厳」にまつわるカントの倫理思想の影響の大きさを物語っている（エンゲルハート　一九八二＝一九八八、トゥーリー　一九八〇＝一九八八）。

このカントの議論は、神から与えられた霊魂をもつが故に人間は特別に尊いという中世キリスト教以来の霊魂付与の議論と類比できる構造をもっている。西洋の文化伝統では、人間は「神の像」として創造されたが故に神と特別な関係にあり、その意味で他の生物と隔絶した存在である。また、その人間の地位の高さは、神から与えられた理性や道徳性と関わっているとする考えが根強い。そこから、神の意志に基づく存在の秩序の中で、人間は特別な地位をもっており、だから人間の生命は尊厳をもつとする考え方が、当然のように引き出されてくる。そこでは、「正当な理由なく人を殺してはいけない」という掟も、このような意味での「人間の尊厳」の理念と結びついて、納得性を獲得しているのである。

仏教や神道や儒教では、また日本の民俗文化では、「正当な理由なく人を殺してはいけない」という掟に納得するとしても、その根拠を説明する語彙やレトリックは、西洋キリスト教文化圏のそれとはだいぶ異なっている。説明の仕方が異なる背景には、生死に関わる身体化された思考や感情のあり方の相違がある。広い意味での死生観、あるいは生命をめぐる文化や価値観が異なるのだ。たとえば、仏教の根本的な掟として「殺生」を禁ずるというとき、人間以外の動物も視野に入っている。仏教が引き継いだインド起源の輪廻転生の思想では、人は動物に生まれかわるかもしれず、前生では動物だったかもしれないと考える。不殺生の掟においては、人が特別の地位をもつとしてもそれは前面に出てこない。

また、神道や日本の民俗宗教には神が動物の姿をとるとか、動物が神の使いであるといった信仰もある。先祖は動物であったというトーテミズム的な神話的思考も生き延びてきた。人間と動物の生命は連続しており、生命の秩序の中で人間が特別に高い地位をもつという理念は強調されない。自然とともに、また他の生物とともに調和的に生きるというあり方が尊ばれている。このように、日本には西洋のキリスト教圏とは異なる宗教文化があり、「人間の尊厳」という理念もそうした宗教文化を反映して、西洋のそれとは異なった色合いを含んだものとなる。だが、日本にもキリスト教の信徒はおり、西洋においても日本文化に親しみを覚える人は少なくない。現代世界の個々人の人間の尊厳をめぐる価値観やスピリチュアリティは、このようにさまざまな宗教文化に影響され、他方で近代的な個としての人間の尊厳の観念にも影響を受け、多様な形をとって表出されていると考えられる。

日本の宗教文化に影響を受けた個人は、「人間の尊厳」という理念を、存在の秩序の中で人と動物とがまったく異なる地位にあり、人間こそが高い地位をもち、であるが故に尊厳をもつというふうには考えない場合が多いだろう。これはまた、身体と理性（知性、意識）の関わりをどのように見るかということとも関わりがある。身体とは異なった次元に人間の特殊な地位を支える何かがあり、だから尊厳があるとは必ずしも感じないかもしれない。この問題は脳死・臓器移植をめぐる日本の議論において深く問われた事柄である（森岡 一九八九＝二〇〇〇、梅原 一九九二、梅原編 一九九二、小松 一九九六）。日本の文化はまた、人間を道徳的判断を行う倫理的主体として考えるよりも、感覚し、感情を持って他者と共感し、からだで環境や他者を受けとめて反応する身体的存在として、つまりは「ともに生きるいのち」としてとらえる考え方になじみが深い。

他方、個としての人間と他の生命を連続的にとらえるこうした文化は、個の自立や人権を尊ぶ考え方になじみにくいかもしれない。第二次世界大戦中に中国できわめて乱暴な人体実験が行われたことは、日本の軍隊において、日本の医学界において、そして広く当時の日本の社会において個としての人間の尊厳を侵してはならないという意識が弱かったことと関わりがあるだろう。脳死臓器移植をめぐる問題が国民に知られるようになり、活発に議論が行われた一九七〇年代一九八〇年代は、人権の意識が市民の間に広く根づいていった時期でもある。個としての人間の尊厳を尊ぶことの重要性が認識されるようになる中で、あらためて西洋的な価値観との相違が強く実感されるようにもなったのである。

こうした文化の下では人間の生命が尊い、また人間の生命を侵してはいけないという理念や規範は、意識し思考する理性的存在である人間こそが、他の生物と異なりとくに高い価値をもつからだというのとは異なるしかたで根拠づけられることになるだろう。第三節、第四節では、日本の生命の尊さの意識を参考にしながら、「ともにあるいのちの尊厳」という概念を用いて、ヒト胚利用を慎まなければならない理由について考察した。「人間の尊厳」という理念に伴う価値観やスピリチュアリティを、個としての人間の尊厳という観念から解放しようとする試みだった。人間以外の生物や身体に人間の尊厳の根拠を見ようとする考え方と「ともに生きるいのちの尊厳」に注目する考え方は、通じ合っている。

この論考では、日本の宗教文化の特徴を強調し、キリスト教文化圏とは異なるものだととらえる形で、「人間の尊厳」の理念の多様性について論じてきた。しかし、第四節であげたようなヒト胚利用のさまざまな問題点は、特定の宗教文化においてだけ危惧されるものではない。たとえばそれは、人のいのちの道具や資源としての利用ということに関わっている。もし、ヒト胚の利用によって生じてくるさまざまな問題が、「ともにあるいのちの尊厳」という観点から説明できるものだとするなら、この観点は必ずしも特定の宗教文化的背景からのみ生じてくるものではないだろう。欧米でこの観点が目立たないとすれば、「いのちの始まり」をめぐる激しい論争が続いているため、こうした問題が盲点となっていると見なすことができる。

現在、「人間の尊厳」をめぐる価値観やスピリチュアリティのあり方の違いから、生命倫理の考察に大きな影響が生じることが危惧されている。文化が異なるために、個々の問題の判断に大きな相違が出て来てしまい、それを克服していかなくてはならない場合が少なくないと思われる。とすれば、私たちは人類共通の規範に基づく合意を探り当てていかなくてはならないところに来ていると言える。特定の宗教文化に基づく価値観やスピリチュアリティのあり方を相対化し、多様性を踏まえつつ、人類的な価値観やスピリチュアリティを、あるいは人間性の共通項を踏まえた価値観やスピリチュアリティを土台とした生命倫理が構築されていく必要があるのではなかろうか。

では、そうした人類的な価値観やスピリチュアリティとはどのようなものだろうか。そのようなものがすでに見出されているわけではない。また、そのようなものが固定的にあると考える必要もない。人類文化は多様であり、それを反映し、さまざまな個々人の価値観やスピリチュアリティがある。しかし、特定の問題をめぐって問うていけば、共通の傾向は見出すことができるだろう。大多数の人々によって合意がえられることも少なくないし、共通の傾向を前提に妥協点を見いだすこともできるはずだ。そして、そうした共通の傾向が見られ、合意が得られる理由は人間性というものに基礎づけられ、さまざまな学問の知を通して考察し、ある程度、説明できるだろう。

たとえば、いのちの始まりへの生命科学の介入については、「正当な理由なく人を殺してはいけない」という掟をめぐるさまざまな宗教的、倫理的な思考が検討されるべきだろう。そこでは、なぜ人の生命が他の存在にまさって尊ばれなければならないかが、哲学的、宗教学的、比較文化論的、社会学的に問われる。たとえば、キリスト教、仏教、ある地域のアニミズム的な伝統文化などが生死に対してどのような実践や観念（死生観）を保持してきたかが問われ、それに基づいて「人間の尊厳」、あるいは「人のいのちの尊さ」のさまざまなありようが明らかにされていくだろう。また、人にとって人こそがとくに重要な存在であることの生物学的理由も問われるだろう。たとえば、感情移入について自然科学的に解明していくことによって、胚の研究・利用に関わる生命倫理問題についても重要な帰結が知られるようになるかもしれない。それは生物学的（生理＝心理学的）なアプローチを組み込みながら、生命倫理の考察に資する価値観やスピリチュアリティの解明を行う試みと言える。

だが、いのちの始まりに関する重要な生命倫理問題は「人の生命を破壊してはならない理由」という問題にとどまらない。第四節で述べたように、胚の研究・利用を認めた場合に、どのような結果が生じうるかという観点からの考察も重要である。この論考では、そうした問題を考える上で、人間の生命の道具化資源化という観点と並んで、「ともに生きるいのち」の尊さという観点が有効であることを示そうとしてきた。

しかし、これがすべてを解決する鍵となる観点だと見なしているわけではない。今後必要となる考察の一端を示そうとしたにすぎない。このような考察は、自然科学や社会科学や人文学の諸領域の知を広く動員して究明すべき事柄である。だが、そこに生命の尊厳といった問題が関わってくると、議論は価値観やスピリチュアリティに踏み込まざるをえなくなるだろう。

このように新しい生命科学のもたらす帰結について考察することは、第四節でも言及したようにハンス・ヨナスが未来の人類への責任の倫理と名づけたような新しい倫理のあり方と関わりがある（ヨナス　一九七九＝二〇〇〇）。高度の科学技術を手にした人類は、自分たちの生きている条件を根本的に変えてしまうかもしれない可能性をもつようになった。そのような時代に生きる者にとっては、新たに未来の人類への責任という観点が生じてこざるをえない。

ところが、未来の人類のあり方について想像し、未来の人類のために私たちは何ができるかを考えると、そこにはあらためて合理的な推論だけではカヴァーできない倫理性が問われてくる。それもまた、広い意味でのスピリチュアリティの領域といえるだろう。そうした未来への責任に関わるスピリチュアリティは、それぞれの宗教伝統、文化伝統を踏まえて問われる部分が多くなる。だが、同時に、個別的な宗教や文化の枠組みを超えた推論もまた紡ぎ出されてくるだろう。そしてそれは、理科と文科の境を超え、諸学問領域が力を合わせて探究し、さらに市民に問いかけながら深めていくべきものだと思われる。

注

（1）　フランス生命倫理法の一つ、「人体の尊重に関する一九九四年七月二九日法律第九四―六五三号」は、民法典第一六条に次の条文を挿入するよう指示している。「第一六条の一　何人も、自己の人体を尊重される権利を有する。／人体は不可侵である。／人体、その構成要素及びその産物は、財産権の対象としてはならない。／（中略）第一六条の三　人の治療上の必要がある場合を除き、人体の完全性を侵害してはならない。」

参考文献

有元正雄　一九九九『真宗の宗教社会史』吉川弘文館。
梅原猛編　一九九二『脳死は、死でない。』思文閣出版。
梅原猛編　一九九二『「脳死」と臓器移植』朝日新聞社。
エンゲルハート、H・トリストラム　一九八八「医学における人格の概念」久保田顕二訳、加藤尚武・飯田亘之編『バイオエシックスの基礎――欧米の「生命倫理」論』東海大学出版会。Engelhardt, H. Tristram, Jr. "Medicine and the Concept of Person," in Tom L. Beauchamp & LeRoy Walters, eds., *Contemporary Issues in Bioethics*, 1982.
小松美彦　一九九六『死は共鳴する――脳死・臓器移植の深みへ』勁草書房。
沢山美果子　一九九六『出産と身体の近世』勁草書房。
シルバー、リー　一九九八『複製されるヒト』東江一紀・渡会圭

子・真喜志順子訳、翔泳社。Silver, L. 1997. *Remaking Eden.* New York Avon.
総合研究開発機構・川井健共編　二〇〇一『生命科学の発展と法——生命倫理法試案』有斐閣。
立岩真也　二〇〇〇『弱くある自由へ——自己決定・介護・生死の技術』青土社。
谷口雅宣　二〇〇一『神を演じる前に』宗教法人「生長の家」。
千葉徳爾・大津忠男　一九八三『間引きと水子——子育てのフォークロア』農産漁村文化協会。
常石敬一　一九八一『消えた細菌戦部隊——関東軍第七三一部隊』海鳴社。
出口齋　二〇〇〇『ヒトES細胞は容認できるか』大本本部神教宣伝部。
トゥーリー、マイケル　一九八八「嬰児は人格を持つか」森岡正博訳、加藤尚武・飯田亘之編『バイオエシックスの基礎——欧米の「生命倫理」論』東海大学出版会。Tooley, Michael. 1980. "Abortion," in Tom L. Regan, ed., *Matters of Life and Death*, Random House.
中山将　二〇〇二「人間の尊厳について」高橋隆雄編『ヒトの生命と人間の尊厳』九州大学出版会。
波平恵美子　一九九六『いのちの文化人類学』新潮社。
新村拓　一九九六『出産と生殖観の歴史』法政大学出版局。
橳島次郎　二〇〇一『先端医療のルール——人体利用はどこまで許されるのか』講談社現代新書。
荻野美穂　二〇〇一『中絶論争とアメリカ社会——身体をめぐる戦争』岩波書店。
フクヤマ、フランシス　二〇〇二『人間の終わり——バイオテクノロジーはなぜ危険か』鈴木淑美訳、ダイヤモンド社。Fukuyama, F. 2002. *Our Posthuman Future: Consequences of the Biotechnology Revolution.* Farrar Straus & Giroux.
藤目ゆき　一九九九『性の歴史学——公娼制度・堕胎罪体制から売春防止法・優生保護法体制へ』不二出版。
ヘーリング、ベルンハルト　一九九〇『生命・医・死の倫理』田淵文男訳、サンパウロ。Häring, Bernhard. 1980. *Frei in Christus: Moraltheologie für die Praxis des christlichen Lebens*, Verlag Herder, Freiburg im Breisgau.
村上陽一郎　二〇〇二「「生命の始まり」その行方（２）」『生命尊重ニュース　円ブリオにほん』平成一四年秋号。
森岡正博　二〇〇〇『増補決定版　脳死の人』法蔵館（初版、一九八九年）。
——　二〇〇一『生命学に何ができるか——脳死・フェミニズム・優生思想』勁草書房。
森村誠一　一九八一『悪魔の飽食』光文社。
ヨナス、ハンス　二〇〇〇『責任という原理——科学技術文明のための倫理学の試み』加藤尚武監訳、東信堂。Jonas, Hans. 1979. *Das Prinzip Verantwortung: Versuch einer Ethik für die technologische Zivilisation*, Insel Verlag.
ラフルーア、ウィリアム　二〇〇六『水子——〈中絶〉をめぐる日本文化の底流』森下直貴他訳、青木書店。LaFleur, William R. 1992. *Liquid Life: Abortion and Buddhism in Japan*, Princeton University Press.
Hardacre, Helen. 1997. *Marketing the Menacing Fetus in Japan*, University of California Press.

第一五章　日本における優生学、生殖技術とフェミニズムのディレンマ

荻野美穂

近年、先進工業国に住む人々は、不妊治療や出生前診断の分野における生殖技術の急激な進展を目にするようになった。技術面における変化は、生殖、家族と子ども、さらには生命そのものについての人々の考え方に対しても重大な変化をもたらす可能性があるにもかかわらず、十分な社会的議論や合意を経ないまま、医療分野では事態が先行しているのが実情である。

一部の国々では法によって新しい生殖技術の開発や臨床応用を規制しようとする動きも見られたが、現代のようなグローバル化の時代にあっては、新しく登場した技術についての情報や、それを利用したいという欲望を、国境によってせき止めることは不可能である。たとえば日本では現在、不妊治療における代理出産や卵子・胚の提供は日本産科婦人科学会の会告によって禁じられている状態で、明確な生殖法制定の必要性は以前から言われてはいるものの、まだ実現には至っていない[1]。だが、実際には多くの日本人夫婦がアメリカの、金を払えば「自分たちの」子どもを得る手助けをしてくれる医師や女性のいる州まで出かけていることは、よく知られていることである。最近もテレビ・タレントの向井亜紀が、自分たち夫婦の受精卵を用い、ネヴァダ州でかわした代理出産契約を通じて双子を得るまでのいきさつをつづった本を出版した（向井　二〇〇四）[2]。また、これまでに卵子提供など、合州国の生殖ビジネスの助けを借りて妊娠に成功した日本人女性の一部は、生物学的にはすでに生殖可能年齢を過ぎた人々であったとも言われる。

先端的生殖技術がもたらす負荷は、男性よりも女性に圧倒的に多くかかってくることは否定しがたい事実である。

卵子の産出と採取でも、着床から妊娠、出産に至る過程でも、あるいは出生前診断による胎児の選別の結果行われる中絶でも、それが実際に生じる場として身体を提供するのは女性だからである。妊娠するためであれ、あるいは妊娠を終わらせるためであれ、技術の介入を受けるのは女性の身体なのである。したがって、新しい生殖技術の持つ意味をどのように評価するかは、多くの国のフェミニストにとって避けることのできない緊急の課題となってきた。これらの技術は女の人生の選択肢を増やし、生物学的宿命からの解放をもたらすものなのだろうか？　それとも、利潤のみを追求する世界における、女の身体と生殖能力に対する新たな操作と搾取の事例と考えるべきなのだろうか？

それに答えることは簡単ではない。個々の女性たちの中にも、さまざまな利害や意見の相違が存在するからである。だがそれと同時に、生殖技術に対するフェミニストの態度には、それぞれの社会における固有の歴史的状況や女性たちの経験の差異が反映されていることも多い。たとえばアメリカの場合、合州国における生殖の政治学や文化を理解しようと思えば、おそらくロウ対ウェイド判決とその後に続く中絶論争の影響を抜きには語ることができないであろう(3)。日本の場合には、優生保護法とそれに関連した問題の存在が、フェミニストの考え方にも大きな影を落としてきた。そこで、この法律の下での日本の人々の経験について少し詳しく見てみたい。

第二次世界大戦に敗北後、日本は直ちに深刻な人口過剰問題に直面した。植民地を失ったことにより国土は四割減となったところへ、海外から多数の復員兵や引き揚げ者が帰国した。さらに戦後ベビー・ブームが加わって、人口は急激に増加した。飢えと、社会的・経済的インフラの壊滅的破壊による混乱の中で、国民は堕胎や捨て子、子殺しによって望まない妊娠に対処した。日本政府とマッカーサー総司令官に率いられた占領軍は、この「国家非常事態」に対し、一九四八年に優生保護法を成立させることで対応した。この法律により、優生学的理由、強姦、あるいは母体への深刻な健康被害を理由とした中絶が合法化されたのである。翌年にはこれに経済的理由が加えられ、さらに一九五二年の改定では、それまで必要であった地区の審査委員会による中絶希望者の事前審査が不要となり、配偶者と優生保護法指定産婦人科医の同意さえあれば、容易に中絶を受けられるようになった。医師が中絶を希望する患者の経済状態を判断して中絶の是非を決定するような規定はなかったので、明治時代に制定された中絶を禁じる刑法堕胎罪は廃止されずに存続していたものの、日本の女性はこれによって事実上の中絶の自由を与えられたのである。

新しい法の下で中絶届け出件数は急増し、それにともなって出生率は一九四七年の三四・三から五〇年の二八・一へ、さらに五七年の一七・二へと急降下した。すなわち一〇年もたたないうちに、出生率は半減したのである。そのように急速な「中絶の大衆化」と比較して、避妊や家族計画の導入はかなり遅れた。政府がようやく受胎調節知識の普及を政策としてかかげ、国民に対する家族計画運動が展開されるようになったのは、一九五〇年代の半ばから後半にかけてのことである。したがって、もしもこのように早い時期に優生保護法が制定されていなければ、出生率の引き下げとその後の経済復興・成長は実現していなかったか、少なくともはるかに遅れたであろうことは想像に難くない。

他の多くの国の女性たちが安全で合法的な中絶の権利を求めて長い間闘わねばならなかったのと違って、日本の女性たちはこのように合法的中絶によって出生をコントロールする「自由」を上から与えられた。しかし、優生保護法にはもう一つ別な顔があった。その名称からもうかがえるように、この法律は第二次世界大戦中の一九四〇年に制定された国民優生法を受け継いだものである。国民優生法は医者や厚生官僚が中心となって立案されたもので、一九三三年に成立したナチス・ドイツのいわゆる「断種法」、すなわち「遺伝病子孫予防法」を手本として、「悪質なる」遺伝を持つ人々の優生（不妊）手術を認めるとともに、優生学的理由以外での中絶を禁じていた。しかし、ナチ時代に三五万人から四〇万人の人々が強制不妊手術を受けさせられたとされるドイツとは違って、日本の場合、戦争中に実施された不妊手術の数は計五三八件と少なかった（柘植・市野川・加藤　一九九六、三八〇）[4]。強制的不妊手術の条項は設けられたものの、断種によって「血統を絶やす」ことは日本の家制度を危うくすると考える保守系の議員たちからの反対があったために、施行が停止されていたのである。

戦後成立した優生保護法は、前述のように中絶を合法化する一方で、戦時下の法の優生学的性格を受け継いでさらにそれを強化し、身体的、精神的な遺伝性疾患を持つ人々に対する強制不妊手術を認めるものであった。それに加えて、癩（ハンセン）病は非遺伝性であることがすでに医学的に判明していたにもかかわらず、ハンセン病患者とその配偶者も優生学的不妊手術と中絶の対象とされた。この法律を立案した議員たちは、「日本のマーガレット・サンガー」と呼ばれることもあった戦前からの産児調節運動家である加藤シヅエ以外はほとんどが医師であり、彼らは戦後の民主化社会においては「価値ある」人々の間に産児調節が広まるのは不可避と見て、その結果「逆淘汰」、すなわち国民の質の低下が進むことを恐れたのである。

この法が存続した一九四八年から一九九六年までの間に行われた強制的あるいは半強制的不妊手術は、一八、〇〇〇件以上にのぼる（松原　二〇〇二、四三）。たとえば療養所に隔離されたハンセン病患者は、不妊手術に同意しなければ患者同士で結婚することを許されず、また女性患者が妊娠した場合には中絶を強制された。一九四九年から九六年までに療養所で行われた不妊手術と中絶の件数は、それぞれ一、四〇〇件と三、〇〇〇件と報道されている（朝日新聞　二〇〇一）。さらに法律にはそのような規定はなかったにもかかわらず、施設に収容されている身体または精神に障害を持つ女性患者に対し、月経をなくして介護を容易にする目的でひそかに健康な子宮の摘出手術が実施されたりもした（齋藤　二〇〇二）。優生保護法のそのように差別的な規定と運用に対しては、一九七〇年代以降に展開されるようになった障害者運動から批判や抗議の声が高まっていった。しかし同法の優生政策的条項が削除されるまでには、さらに三〇年近い歳月を要することになる。

優生保護法が存在していた時代に、日本女性は一九七〇年代初頭と八〇年代初頭の二度にわたり、中絶の自由を失うかもしれない危機に直面した。経済成長とともに、出生率の低さは日本経済のさらなる発展にとって有害であると考えられるようになっていた。そのような状況の下、宗教団体の生長の家と自民党の保守系議員たちが、優生保護法から「経済的理由」を削除する政治キャンペーンを組織したのである。生長の家は、仏教、神道、キリスト教を混合した折衷的教義を持つ新興宗教である。日本で行われる中絶の九九パーセント以上は経済的理由によって合法化されていたから、その条項の削除は事実上の中絶禁止を意味した。彼らは日本はすでに豊かな国であり、もはや経済的理由によって罪もない胎児の「殺害」を認める必要はないと主張したのである。

一九七二年、中絶反対派による優生保護法改定案が国会に提出された。法案では経済的条項の削除に加えて、胎児に重篤な精神的または身体的障害のおそれがあるときには中絶を認めること、および日本女性に対し適切な年齢において初回出産をするよう指導するという条項の新設が提案されていた。出生率の増加をねらう一方で、優生学的に「望ましくない」子どもは産まないことが求められていたのである。

この法案に反対して、二つのグループが行動を起こした。一つは、一九七〇年頃から日本各地で高まりはじめたウーマン・リブ、すなわち女性解放運動の活動家たちである。リブの女たちにとっては、優生保護法の改定を阻止して中絶の権利を守ることが、「女の自律性」や「身体的自己決定権」をうち立てるための重要な機会となった。「産む産まないは女《わたし》が決める」という有名なスローガンが、この改悪阻止運動のために作られた。

もう一つのグループは障害者たち、とりわけ脳性マヒ者の組織である「青い芝の会」である。彼らは法案の中の障害胎児の中絶に関する規定は、優生学的選別を合法化することによって障害を持つ人々への差別を正当化するものであり、彼らの生存権を脅かすものであると受けとめた。彼らは、障害胎児を殺すのを社会が許容することは、障害を持って生きている人々に対し、「おまえたちは生まれてくるべきではなかった。死んだ方が良かったのだ」と言うことに等しいと主張した。と同時に、彼らは優生保護法によって認められている中絶の根本的妥当性についても疑問を投げかけ、中絶を選ぶのは女の権利だという主張に対して、それは「健常者のエゴイズム」以外の何ものでもなく、女たちは障害者差別の存続の片棒をかついでいるのだと批判した（横田　二〇〇四、横塚　二〇〇七）。こうして女性と障害者という社会的にはともに周縁化された集団が、優生保護法をめぐって気まずい対立関係に置かれることになったのである。

産む産まないの自由を主張する女たちは、障害者からの批判に当惑すると同時に衝撃を受けた。女の人生にとって中絶が合法であることの重要性と必要性を十分に認識しつつも、同時に現行の法の下では、中絶の権利を求める自分たちの主張が障害者の権利を排除する方向にたやすく横滑りし、利用されてしまうことに気づいたからである。日本のリブ運動の中心人物の一人であった田中美津の次のような言葉には、日本のフェミニストたちが直面した特有のディレンマがよく現れている。

「欧米のリブたちは、カトリック等の宗教モラルからの解放を主要に目指すが故に、中絶の自由／権利を叫ぶが、しかし、曲がりなりにも昭和二十三年から合法化された堕胎の歴史をもつ日本。宗教モラルから堕せないのではなく、産めないから堕し、堕しては企業に貢いで来た日本の女は、中絶は自由である、権利である、などとは気易くはとても言えない。……子殺しさせられる痛みを感知せずに、こんな社会だから堕ろして当然とばかりに、堕胎の回数を増やしていけば、ジャマ者、弱い者切り捨ての生産性の論理＝子供の命より車の生産量を重視するこの世の腐臭をば、我が身に移してしまうは必然なのだ」（田中　一九七三、三―四、傍点原文）。

このような緊張関係に置かれたにもかかわらず、女性と障害者の両者は優生保護法改悪阻止という共通の目的のために当面の共闘態勢を組み、一九七四年に法案を廃案にもちこむことに成功した。しかしながら、障害者運動によって指摘された「女の内なる優生思想」という問題は、女性運動にとっての未決の課題として残ることになった。

一九八〇年代初頭、生長の家とその息のかかった政治家たちは、再度優生保護法の改定キャンペーンに取り組んだ。今回は「胎児の障害」にふれることは慎重に避けられ、もっぱら経済的理由の削除に焦点を絞って、野放しの中絶は「生命尊重」に反するという主張が行われた。生長の家とアメリカの中絶反対勢力である「モラル・マジョリティ」やプロライフ運動の間には、緊密なつながりがあるとの噂もあった。

このときにはリブ運動の活動家だけでなく、より伝統的な団体に所属する女性たちや、改定案を提出した自民党の一部の女性議員に至るまで、広範囲から改定反対の声があがった。反対派が闘いに結集した結果、優生保護法を改定しようとする二度目の試みも成功せず、生長の家はその後政治活動から撤退することとなった。

一九九四年、カイロでの国際人口開発会議の際に、障害を持つ女性活動家、安積遊歩《あさかゆうほ》によって、優生保護法のはらむ問題性が国際的な場に提起された。安積は、日本では同法の下で、あるいは同法に体現された優生思想によって、障害を持つ女性は医師から子供を産むことを許されず、ときには不必要な子宮摘出手術の対象となってきたと訴えたのである。このように安積の報告によって国際的な注目が集まったこと、さらには障害者運動からの働きかけの結果、優生保護法は一九九六年、突如として障害者と遺伝性疾患に関わる条項がすべて削除されて改定され、名称も母体保護法へと変更された。その直前、ハンセン病患者の強制隔離を定めていた、らい予防法も廃止された。二つの法律がなくなった後、長い年月隔離され、不妊手術や中絶を強制されてきた元ハンセン病患者たちは、国に対して差別的取り扱いの責任を問う訴訟を起こし、二〇〇一年に全面勝利を勝ち取った。

一方、障害者運動の活動家たちも一九九七年に「優生手術に対する謝罪を求める会」(5)を結成し、厚生省(現厚生労働省)に対して優生保護法の下で行われた強制的不妊手術や子宮摘出への謝罪と補償を求める運動を起こした。しかし厚生省は、これらの手術が行われた時点では優生学的不妊手術は合法であったと主張し、障害女性に対する強制的子宮摘出については、その証拠を示すように求めた。そこで活動家たちによって優生保護法下で障害女性が受けた子宮摘出などの被害実態調査が進められた結果、現在までに何人かの被害者が名乗り出て、自分たちの経験について語り始めている（優生手術に対する謝罪を求める会　二〇〇三）。また、二〇〇四年には、脳性マヒ患者である佐々木千津子のドキュメンタリー・ビデオ「忘れてほしゅうない――隠されてきた強制不妊手術」も制作された。佐々木は二〇歳の時、広島市民病院でコバルト線照射による不妊措置を受けさせられたのである。

ここまで優生保護法の歴史を述べてきたが、それはこうした過去の経験が、現在のリプロダクティヴ・ライツをめぐる議論においても、日本のフェミニズム思想にとっての底流、もしくは一種の伝統をなしていると考えるからである。一般的に日本のフェミニストたちは、不妊治療と出生前診断とを問わず新しい生殖技術の利用には積極的ではなく、はっきりと批判的立場を表明している人々もいる。もっとも中には、「避妊や中絶によって出生をコントロールする権利」があるなら、同様に「利用可能な手段を用いて欲しい子どもを作る権利」もあるはずだと主張するフェミニストの研究者もいるが、それはどちらかと言えば少数派である。フェミニズムにとって、「女性の選択権」や「身体的自己決定権」はきわめて重要な概念ではあるものの、優生保護法をめぐる過去の経験のおかげで多くのフェミニストは、この概念が国家や市場、医学、あるいは女性自身によってさえ、一部の人々を差別したり搾取したりするための方便として都合良く利用されうる可能性に対して、敏感になっているのである。

出生前診断に関しては、日本では超音波検査は正常妊娠でも常套的に使用されているものの、それ以外の羊水検査、絨毛検査（CVS）、アルファ・フェトプロテイン・テスト（AFP）、トリプル・マーカー・テスト（母体血清マーカー試験）などの診断技術は、他の先進国ほどには頻繁に使用されていない。たとえば合州国でのトリプル・マーカー・テストの実施件数は日本の一六七倍であり、ドイツにおける羊水検査は日本の一〇倍以上となっている（佐藤一九九九、五二）。しかしながら医療専門家や企業関係者の中には、日本社会でもこれらの技術の利用をもっと広めようとしている人々もいる。

出生前診断技術は妊娠を管理し、胎児の健康と福利を守るための重要な手段とされているが、と同時に胎児の欠陥や異常を発見するためにこれらの技術が使われ、何らかの欠陥が見つかるか疑われるかすれば、多くの場合に中絶が選ばれることもまた事実である。WHO（世界保健機関）は、出生前検査を受けることが強制されているわけではなく、また妊娠を継続するかどうかも「女性の選択権」にまかされているのだから、出生前検査の利用とその後の中絶を「新優生学」と呼ぶことはふさわしくないと定義している（Wertz, Fletcher, and Berg 1995）。しかし、日本の女性健康運動の活動家たちの意見は違う。彼女たちは、女性の中絶の権利が国家によって戦後日本の人口の量的管理のために利用されたように、いまや個々の女性の「選択権」が、生まれてくる子の質を自発的に管理するために利用されつつあると懸念しているのである。こうした女性たちの一人である米津知子は、障害を持つフェミニストの活動家で、一九七〇年代と八〇年代に優生保護法改定反対運動を闘った経験を持つが、出生前診断後の選別中絶を「女性のリプロダクティヴ・ライツ」と考えることはできないとして、次のように主張している。

「胎児を選別する中絶は、産まないことを決めたからではなく、子どもをもとうとする期待のなかで行なわれる。障害のあるなしで、子どもとして迎え入れるかどうかを選ぶ行為だ。私は、胎児は独立した生命ではないが母体の一部でもなく、生まれた人間と同じではないが人間になる可能性をもった存在と考える。そして、生まれている人間に対するのと同じに、その属性で差別することを良いとは思わないし、そうすることはリプロダクティブ・ライツには含まれないと考える。……障害者を歓迎しない社会が障害者が生きることを困難にしているのに、それを無いことのように隠して、女性を子の選別に誘導する、それを女性の責任において行う女性の「権利」だという。これこそが優生学の新しい動向そのもの、女性のリプロダクティブ・ライツの侵害だ」（米津　二〇〇二、一七―一八）。

だが米津は、選別中絶を法律によって禁止すべきだという一部の障害者運動家の主張には賛同していない。出生前診断とその結果の選別中絶が当たり前のことになっていくのを防ぐためには、障害を持つ子どもを産み育てるのを容易にするような情報と支援がもっと提供されるようになると同時に、出生前の選別技術の開発や利用を抑制することが必要だと、彼女は主張する。「偏見のまなざしを受けず、育てる支援があるなら、胎児の障害をあえて調べない、あるいは胎児の障害が分かっても中絶はやめようと思う人は増えるはずだ。法による禁止ではなく、障害児の子育てがそうでない子育てとさほど変わらない条件をつくる、それが市民の運動としてできることだと思う」（米津　二〇〇二、二一。齋藤　二〇〇二の中の米津「女性と障害者」も参照のこと）。

日本では受精卵の着床前診断（ＰＩＤ）を実施することは、性による選別のような社会的理由では認められず、遺伝性疾患の検出などの医学的理由についても厳しい規制が行われてきた。しかし二〇〇四年、日本産科婦人科学会はそれまでの方針を修正して、いくつかの遺伝性疾患についてPIDの臨床適用を認めたほか、二〇〇六年には習慣性流産についても受精卵診断を認める方針を打ち出した。だが、PIDに反対するフェミニストや障害者運動関係者ばかりでなく、一般の世論の中にも、こうした技術を自由に利用できるようにすることは人間の優生学的ふるい分けに道を開くことになると懸念する声が少なくない。私は、先端的な医療技術に対するこうした疑念や慎重さは、部分的にであれ、優生保護法をめぐる私たちの過去の経験に対する反省と関連しているのではないかと考えている。

次に生殖補助のための新しい技術に関していえば、一九八三年に日本で最初の体外受精児が生まれて以来、不妊治療はもうかる医療産業として急速に成長をとげており、多くの不妊専門医たちは、まだ実験段階の新しい技術を患者に適用することに熱心である。こうした治療は、その主たる受け手である女性に対して精神的、肉体的、経済的、さらに社会的に大きなコストとリスクを負わせることになる。生殖補助医療を通してたまたま子どもを持つことができた人々にとっては、これらの技術の開発は福音と呼べるかもしれない。しかしその一方、治療の全体的な成功率はけっして高くはない。多くの女性が（こちらの方が数としては多数派である）、ひとたび不妊治療というコンベア・ベルトに乗ってしまうと、さまざまな検査にはじまり、人工授精、体外受精、顕微受精といった、果てしなく続く治療のサイクルから降りることが困難になってしまう。医師たちは患者が苦痛や治療による副作用を訴える声になかなか耳を傾けようとせず、こうした女性たちは結局子どもを得られないまま、心身ともにボロボロになって終わるのである。新しい生殖技術はまた、一連のものだった生殖の過程と女性の身体を卵子や子宮などのバラバラのパーツに分解し、自由に組み合わせたり、売り買いできるものに変えてしまった。

医師たちはしばしば、まだ実験段階で苦痛をともなう技術の臨床適用を正当化するために、自分たちはなんとかして自分の子どもを持ちたいと願っている女性やカップルの手助けをしているだけであり、こうした治療を利用するのは「女性の自己決定権」なのだと主張する。一例をあげれば、最初にも述べたように日本では現在のところ学会のガイドラインによって、代理出産やその他のいくつかの方法を用いることは禁止されている。しかし長野県の根津八紘医師は二〇〇一年、姉妹間での代理出産を何例か試みて成功させたと公表し、この学会の規制に挑戦した。この医師はその後二〇〇六年と二〇〇八年にも、母親による娘の子ども（すなわち孫にあたる）の代理出産を実施したと発表した。また、二〇〇四年には神戸市の大谷徹郎医師が、すでに息子が二人いてどうしても娘が欲しいと望んでいる患者のために、受精卵の着床前診断による産み分けを行ったことを公表した。これらの医師はいずれも、自分たちは産む産まないに関する女性の選択権を支持しており、学会にも世間にも女性たちが技術を利用するのを禁じる権利はないと主張している。

しかし、彼らは本当に女性の自由な選択を手助けしているのだろうか。たしかに、どのような犠牲を払っても自分たちの子どもが欲しいと願う女性やパートナーたちがいることは、否定しがたい事実である。また、長くつらい治療を受け続ける不妊女性たちを「虚偽意識」にとらわれていると批判することも、私の本意ではない。だが、人が何を欲したり選択したりするかは、社会がその人に望むように仕向けていることであるというのもまた、しばしば事実なのである。「子どもを産めない女は女ではない」とか、「子どものいない結婚は失敗である」といったイデオロギーが根強く残る社会において新しい生殖技術が派手に喧伝されれば、不妊の人々の欲望はそうしたサーヴィスを欲し、購入する方向へと駆り立てられることになる。不妊女性やカップルの「選択の権利」が言挙げされるのは、それが実験段階にある生殖技術の開発や臨床適用を正当化するのに役立つ限りにおいてであることに、注意しなければならない。不妊になる原因を探し出し、それを取り除いていくといった地道で金儲けとは結びつきにくい研究には、医師もビジネスの側もほとんど関心を示さないことが、この推測を裏付けている。

新しい生殖技術の開発は、女性の選択の権利に対して新しいディレンマをもたらしたように見える。女性の身体的自己決定権という概念はフェミニズムの思想にとって不可欠なものではあるが、優生保護法下での中絶をめぐる私たちの経験は、「選択の権利」がどのようなコンテクストにおいて正当化され行使されるのかについて、注意深く反省的であらねばならないことを教えている。また私は、そうした懸念や慎重さは日本のフェミニストのみに特有のものではないだろうと思う。なぜならアメリカのフェミニストの中にも、障害のある人もない人も含めて、新しい生殖技術というコンテクストにおいて「選択の権利」ははたして最も重視されるべきものなのかという、勇気ある問いを立てている人々がいることを知っているからである。たとえばルース・ハバードは出生前診断を「新しい優生学」と呼び、「中絶の権利を支持する私たちにとって考え方の一部になってしまっている選択の自由というイデオロギーのために、出生前のテストに同意する私たちの「選択」が一方的なものであることを、私たちの多くは認めにくくなっている」と警告している（Hubbard 2001 : 4. Asch and Fine 1990, Saxton 1998, Levine 2002 も参照）。出生前診断や不妊治療のような新しい生殖技術に関して個人の自己決定や生殖の自由という考え方が持ち出され、利用されている現在のやり方は、こうした技術が未来の世代や社会のさまざまなシステム、女性自身等々の他者に対して及ぼす影響について熟慮していないという意味で不完全なものであり、大きな危険性をはらんでいる。いかに困難な作業ではあれ、異なる社会的、歴史的背景を持つフェミニスト同士が互いの経験を持ち寄って共有しあい、女性とその福利にとって新しい生殖技術が持つ意味について率直な議論を始めるべき時は、すでに来ているのである。

注

（1）本稿を最初に執筆したのは二〇〇四年であったが、二〇〇八年六月末の時点でも状況は変わっていない。

（2）向井亜紀・高田延彦夫妻はその後、代理出産で生まれた双子の出生届が日本で不受理とされたために提訴したが、二〇〇七年三月、最高裁判所は分娩の事実のない向井と子どもとの親子関係を認めないという判断を下した。

（3）一九七三年、合州国最高裁判所が下した判決。女性が医師との相談のもとで中絶を選択することを憲法上の「プライヴァシーの権利」と宣言したが、中絶は「殺人」とする反対派の強い反発を招き、以後、中絶容認のプロチョイス派と反対のプロライフ派の間で激しい対立が生じ、その論争は現在も続いている。詳しくは、荻野美穂『中絶論争とアメリカ社会』岩波書店、二〇〇一年を参照いただきたい。

（4）ドイツにおける強制不妊手術の数は、『優生保護法が犯した罪』（引用参照文献）中のクラウス・ドゥルナーとクリスティーネ・テラーの証言による（一七〇、一七三頁）。

（5）発足当初の名称は「強制不妊手術に対する謝罪を求める会」。

引用参照文献

朝日新聞「光の園で根絶やし」二〇〇一年五月八日、三五面。
荻野美穂　二〇〇五「障害を理由とした中絶とフェミニズム――アメリカの場合、日本の場合」『思想』九七九号。
齋藤有紀子編著　二〇〇二『母体保護法とわたしたち』明石書店。
佐藤孝道　一九九九『出生前診断』有斐閣。
田中美津　一九七三「またまた優生保護法改悪阻止なのダ！「障害者」問題を中心に」『リブニュースこの道ひとすじ』第三号一―四頁。
柘植あづみ・市野川容孝・加藤秀一　一九九六「付録「優生保護法」をめぐる最近の動向」江原由美子編『生殖技術とジェンダー』勁草書房。
松原洋子　二〇〇二「母体保護法の歴史的背景」齋藤有紀子編著『母体保護法とわたしたち』明石書店。
向井亜紀　二〇〇四『会いたかった――代理母出産という選択』幻冬舎。
優生手術に対する謝罪を求める会編　二〇〇三『優生保護法が犯した罪』現代書館。
横田弘対談集　二〇〇四『否定されるいのちからの問い』現代書館。
横塚晃一　二〇〇七『母よ！　殺すな』生活書院。

米津知子　二〇〇二「障害者と女性　連動し補完し合う差別そして解放」『SOSHIRENニュース　女のからだから』二〇四号、一〇―一一頁。

Ash, Adrienne, and Michelle Fine. 1990. "Shared Dreams : A Left Perspective on Disability Rights and Reproductive Rights" in Marlene Gerber Fried, ed., *From Abortion to Reproductive Freedom : Transforming a Movement*, Boston : South End Press.

Hubbard, Ruth. 2001. "Eugenics, Reproductive Technologies, and 'Choice'", *Gene Watch* 14/1, 3-4.

Levine, Judith. 2002. "What Human Genetic Modification Means for Women," *World Watch*, July/August, 26-29.

Saxton, Marsha. 1998. "Disability Rights and Selective Abortion," in Rickie Solinger, ed., *Abortion Wars: A Half Century of Struggle, 1950-2000*, Berkeley and Los Angeles : University of California Press.

Wertz, D. C., J. C. Fletcher, and K. Berg. 1995. *Guidelines on Ethical Issues in Medical Genetics and the Provision of Genetic Services*, Geneva : World Health Organization.

ビデオ

優生思想を問うネットワーク制作　二〇〇四「忘れてほしゅうない
——隠されてきた強制不妊手術」ビデオ工房AKAME製作。

第一六章　ユートピアの罠を拒否する

研究開発、合理化、ハンス・ヨナス

——ウィリアム・ラフルーア

人は深みと同様、高みにも落ちることができる——フリードリヒ・ヘルダーリン

歴史上の出来事や過程は、自らのクローンを作らない。いくら待とうとも、正確なレプリカは現れない。理由は簡単だ。個々の出来事や過程には、それ自体の特殊性があるからである。それでも我々が過去を精査するのは、そうした特殊的要素があるにもかかわらず、いくつかの特徴、出来事の連なり、推論の過程には繰り返し現れる傾向があるからである。そうでなければ、そしてもし個々の事象が完全に一回的なものであると見なされるならば、我々の歴史研究は、その論拠の多くを失ってしまうだろう。

予防策《セーフガード》と合理化

本書では、道徳的非難に値する過去の出来事や過程を研究している。七三一部隊の医学研究やナチス時代の医師の実験は、本書で精査した事例の中でも最も顕著な二例である。我々はなぜこのようなものを研究するのか。それは主に我々が、そうした出来事や過程が——たとえより穏やかなかたちでであろうとも——現代世界で再び起こることのないように、強固な予防策の構築を望んでいるからである。ニュルンベルク綱領などは、まさにそのような予防策としてつくられたものである（Annas and Grodin 1992）。また、生命倫理学の構築を促進した——実際の成立は遅れたが——要因の一つは、人々が第三帝国の医学的残虐行為を二度と繰り返してはならない重大な人間虐待の行為と受け止めたことであった（Jonsen 1998, 136ff.）。

新たな形の非倫理的な医学研究が行われることのないよう、既に予防策が講じられているとはいえ、実際、これで十分と言えるのであろうか。今日、ここを問うことが決定

的に重要である。本書所収の論文は、ほとんどが――おそらくすべてが――暗にここを問うている。これは我々が問うことのできる最重要の問題であるかもしれない。なぜなら、「堡塁」が築かれ、それが視界にそびえているというだけで、「安全」という危険な幻想が生まれる可能性があるからである。(1) すでに見てきたように、ニュルンベルク綱領があるにもかかわらず、また、初期の生命倫理学者が推定上の自発性のもとに人間を被験者にする実験の倫理的問題を論じていたにもかかわらず、あの悪名高きタスキーギ実験を阻止することはできなかった。一九七二年まで続いたこの実験において、米国政府はアフリカ系米国人に対して残酷な取り扱いをしていたのである(Jones 1993; Brandt 2000)。また、一九九〇年代に至るまで、米国政府は何千もの市民を有害レベルの放射能にさらす実験を続けていたが、冷戦期のこうした実験を「予防策」が押しとどめることはまったくなかった(Welsome 1999; Moreno 2001)。

これまでの実績を見る限り、「予防策」が期待通りに機能していないことは、かなり明白であるように思われる。まさしくそれゆえに、非倫理的行為の合理化はどのようにして行われるのか、とくに現代においてはどのような形で行われ得るのか、この二つの点を精査することがきわめて重要である。私の仮説では、合理化が最大の効果を上げるのは、「予防策」がすでに機能していて、倫理的に欠陥のある計画やプログラムの実行を効果的に阻止していると見なされるようになった、まさにそのときである。「堡塁」の穴を見つけること、これが合理化の存在理由であり、また真髄なのである。

優生学の二つの天国、一つの地獄

例えば優生学について考えてみよう。我々は二〇世紀前半の優生学の歴史を知っているが、その知識を現在にどう当てはめたらよいか、正確にはまだ突き止めていない。西洋ではこの時期、優生学が地上に天国をもたらすと約束するレトリックが敗退した。地上の地獄となって現れた現実に負けたのである。第三帝国の優生学は、生物学的に不適当と見なされる個人や集団を標的にして、断種、あるいはもっと手っ取り早く殺害を行うものであった。

文献による裏づけには説得力がある。たとえばクリスティン・ローゼン(Christine Rosen)の『優生学の説教――宗教的指導者と米国の優生学運動 *Preaching Eugenics: Religious Leaders and the American Eugenics Movement*』である。二〇世紀初め、米国は優生学政策を強硬に推し進めていた。「人類の遺伝的退化」が急速に進んでいるというメッセージが、優生学を「神の国の到来を告げる手段」と考える一部の宗教的指導者のメッセージと結びついた。このあたりの様子を、ローゼンの研究は生々しく伝えている(Rosen 2004, 7及び126)。人類の遺伝子プールの優生学的浄化によって、遺伝的「問題」を起こしうる一切の懸念が除去される――こんな楽観論を唱えていたのは、ドイツ人ばかりではなかった。ロングアイランドのコールドスプリングハーバーにある「実験進化学研究所 Station for Experimental Evolution」[1]の初代所長チャールズ・ダヴェンポート(Charles B. Davenport)は、彼自身の「父祖の地」であるアメリカからアングロサクソン以外の人種的要素を除去する方法はないものかと考えた。一九二五年、彼は友人に対して「米国にはユダヤ人を送り込む場所がない」ことを嘆いた(Rosenberg 1997, 95-6)。一九二三年、コールドスプリングハーバーの「優生記録局 Eugenics Records Office」所長のハリー・ラフリン(Harry Laughlin)[2]は、連邦議会において、南欧出身者は遺伝学的に犯罪を犯しやすい傾向をもつと証言した。一九三三年のカリフォルニア州における「優生学集会」で、ラフリンは遺伝的に欠陥をもつ人間の誕生を阻止する目的をもったナチスの法律を賞賛した(Watson 1998, 191-92)。

もちろん、アドルフ・ヒトラーのやり方ははるかに徹底したものであった。彼は、悪い遺伝子をもつと見なされる人々――正確に言えば人々の集団――を一掃することで、そうした遺伝子を排除しようとした。しかし、遺伝学をめぐって新たな議論がなされつつある今日、英米諸国が優生学の諸計画をひそかに撤回したのは一九三〇年代後半から一九四〇年代にかけてのことにすぎず、それも、当時知られるようになった第三帝国の計画との面倒な関わりを避けるためであったことに気づくとき、少なからず粛然とさせるものを感じる。「優生学」という言葉自体は、ほぼ半世紀の間、多くの者がもはや復権不可能だろうと考える営為に対するレッテルとなった。

振り子は再び逆の極に向かおうとしている。「優生学」といえば地獄行きの計画が連想されるようになった一方で、近年のその復活ぶりには――少なくとも一部の論者のレトリックを聞かされる限り――ときにかつての地上の楽園という触れ込みを思わせるものがある。一九八八年、すでにジョゼフ・フレッチャー(Joseph Fletcher)[3]――「状況倫理 situation ethics」を捏ね上げた米国の神学者である――は、社会にとって賢明な選択となる一つの理想として、優生学の救いを予言していた。もちろん今度は国家の命令によるものではなく、自発的な選びによるものだとされているが。フレッチャーが人類が従来行ってきた子孫獲得法を侮蔑していることは、彼がそれを「生殖のルーレット」と呼んでいることからもわかる。悪い遺伝子を悲劇的に——そして今日では不必要に——生き残らせる行き当たりばったりのやり方にすぎないと言うのである。

　では、過去についてはどう言っているだろうか。フレッチャーの『遺伝学的制御の倫理——生殖のルーレットの終焉 *The Ethics of Genetic Control: Ending Reproductive Roulette*』には第三帝国への言及が一箇所だけあるが、当時の出来事をあっさり「遺伝学的でも優生学的でもない残虐行為」として片づけている（Fletcher 1988, 88）。彼は米国の初期の生命倫理学者として影響力をもっているが、この箇所を含むほぼすべての著述において、過去の医学的残虐行為に関して手前勝手な記憶喪失を起こしており、かつまた（とりわけ革新的で大胆な医学研究を通じて）人類に無条件の進歩をもたらすという米国のユニークな能力に対する幼稚《ナイーヴ》な信仰を表明している。性急なユートピアンであるフレッチャーには、自らが推進する先制的優生学（preemptive eugenics）が医学を極めて暗黒《ダーク》な地点に押しやろうとしていることを見て取れないらしい。フレッチャーの論法が今日でも現役であることを、一九九八年のある本が示している。ヒトのクローニングを擁護するその本の著者は、過去についてはほとんど言うべきものをもっていないが、次の言葉を自らの結語としている。いわく、「人類の生殖の自由を制限」するのはやめるべきだ。「私をジョー・フレッチャーのクローンと呼んで欲しい」（Pence 1998, 175）。

排除の理論

『責務としての身体存在 *Leibsein als Aufgabe*』の中で、ゲルノート・ベーメ（Gernot Böhme）は、歴史上デカルトの果たした役割を認識せずに遺伝学を論じるべきではないと警告している（Böhme 2003, 171 ff.）。この意見は正しい。そこで私は、この哲学者の未来の展望がいかに優生学の議論における現代の状況を予言するものであったかを示したいと思う。『方法序説』の第六部で、デカルトは次のように述べている。

　というのは、精神でさえも体質と身体器官の状態とに多分に依存しているため、人間たちを共通に今までよりもいっそう賢明で有能にする何らかの手段を見いだすことが可能だとすれば、その手段は医学のなかにこそ求めるべきだとわたしは信じているからだ。なるほど、現在おこなわれている医学にそれほど効用の著しいものはほとんど含まれていない。しかし、わたしは医学を軽蔑するつもりは少しもないのだが、次のことを確信している。これまでの医学で知られているすべてのことは、今後に知るべく残されているものに比べたら、ほとんど無に等しいと、だれもが、医学を職業としている人たちさえも認めている。身体ならびに精神の無数の病気、そしておそらくは老衰さえも、われわれがその原因を知り、自然が提供してくれる医薬すべてについて十分な知識を持つならば、免れうることである（Descartes 1950, 40. 谷川多佳子訳『方法序説』岩波文庫、八三）。

あたかもデカルトは、「老化遺伝子」と目されるものが突き止められ、排除される日を――「老衰」などもはや存在しない日を――すでに思い描いていたかのようである。それればかりではない。彼の見解はあまりにもユートピア的である。人間が「身体ならびに精神の無数の病気を免れる」日が来るかもしれない――彼はそう考えている。

デカルトの言う科学は、純粋な可能性としての科学――しかも付随的で予想外の、望ましくない副次的結果を伴わない科学――である。「無数の病気」は順次処置を受け排除されるものと考えられている。しかしデカルトは、一連の排除がついに完成をみたとき、つまりありとあらゆる欠陥が除去され、究極の目的《テロス》が達成されたとき、我々人類がどうなるかを自問することはなかったようである。彼の「排除の理論」は、おそらく概して近代医学が愛玩してきた理論であるが、複雑性のない、それゆえにユートピア的なものであった。たとえば、「そうした疾患を〝もつ〟個人あるいは集団は、まさしく我々の世界がその不在をよしとする個人あるいは集団である」と言明したり暗示したりすることなく、彼の予見する「排除」を達成できるものであるかどうかを、彼が問うことはなかった。

この人聞きの悪い帰結は意図されたものではないとしても、帰結は帰結である。そしてこの帰結は不快である。たとえば、人類から先天性聴覚障害を排除しようとすれば、どうしても、「先天性聴覚障害者というものがまったく存在しなければ、それは人類にとっていっそうよいことであろう」と暗に表明することになってしまう。先天性聴覚障害の排除をいかに上手に擁護しようと、我々は、将来におけるある種の人々の誕生を阻止するという我々の社会的意図が、暗に、まさにそうした人々――つまり、現にそうした疾患をもっている人々――に対するひとつのメッセージ――「彼らが存在しないことが、他の人々のぜひとも望む事態（desideratum）である」――となるという事実を、絶対に無視することはできない。

本書所収の島薗進の論文や、森岡正博の継続的調査とその報告（とくにMorioka 2001）が明らかにしているように、日本の障害者の諸団体は、罪のない優生学（no-fault eugenics）[4]の概念に対して精力的に異議を唱えており、おそらく市民の関心という点では英米の同種の団体以上の成果を収めている。(2) 日本の障害者は、社会全体から「近い将来に存在自体が技術的に出生予防可能とされる類の人間」と見なされることのないように尽力してきた。そのため日本社会では、少なくとも「優生」（英語のeugenicsにあたる）という語とその複合語は、次第に不快な用語となってきている。まさにこのとき英米諸国ではeugenicsが——今やpositiveあるいはliberalなる語を冠されて——返り咲きを果たしつつあるのは、皮肉なことである。社会に「障害者のコスト」を課すべきではないとする今日の主張（Nelkin and Lindee 1995, 190を参照のこと）と、社会全体にとってのコストであるがゆえに生存の権利を失うという「年金神経症患者Rentenneurose」についてのフォン・ヴァイツゼッカーの初期の仮説との間に、いったいどれほどの差があるのだろうか。この点を問うのは妥当なことであろう。

欠陥のある医師と罪のない（no-fault）科学

本書において、フォックスは、医原病（iatrogenesis）を「医学およびあらゆる形態の医療行為に内在するもの(3)」と考えて、「反直観的counter-intuitive」と称するひとつの仮説を提出している。すなわちこうである。医師が対処に苦しむのは、ミスによって有害な結果が生じたときよりも、ミスなくして有害な結果が生じたときのほうだとは考えられないだろうか。なぜなら、後者の場合、彼らはお定まりの説明方法、訂正方法が存在しないという医学そのものに内在的な状況をつきつけられるからである。害をなすまいと思っても、自らにコントロールできることには限界があることを思い知らされる、そんな状況である——。

つまりこういうことだ。不幸な結果があったとき、それは医師の犯したミスによるものと見なされる。それは人的な過失なのである。他方、こうした偏向のおかげで、科学（この場合は医学）自体に内在する構造が不可避的に害を生み出しているという可能性が問われることはないのではないか。道徳は、それゆえ過失もまた、すべて後の段階——「適用」の局面——で問われるものとなっている。ベーメはこうした便利な区別の起源をベーコンの『新機関 *Novum Organum*』に求めている。そこには「中立的な〝知識〟と道徳的責任を伴う〝適用〟との区別の萌芽」が見られる。「長年科学の防衛に仕えてきた区別」である（Böhme 1992, 4）。

ベーメはベーコン流の科学の時代が終焉を迎えつつあると考え、その理由をめぐって強力な論陣を張ったのであるが、[4]今もなお社会一般の意識は、ベーコン型科学観の支配下にある。そのため、医学研究のある種のものに対して明白な懸念があったとしても、[5]それは容易に覆されてしまう。そこで持ち出される理由は、主に次の二つである。その一つは「人々が懸念を抱く当の停止中の研究に対し、国際競争は再開を要請している」という主張である。二つ目として、科学の進歩すなわち人類の進歩と捉える旧式ベーコン流哲学のレトリックがある。どちらの主張も、合理化のプロセスに仕えることができる。どちらの主張も、早晩その暗黒面《ダークネス》の隠蔽が必要となるような研究――有害らしきことが見えてきた時点で「予測は不可能だった」と言い訳を聞かされるような研究――の正当化に使うことができる。

この二つのうちの第一のもの――国際競争――は、一九九七年の日本政府の決定に対して十分な正当化の論拠を与えたように思われる。この年、日本政府は、国民の深い懸念がさして衰えを見せていなかったにもかかわらず、脳死概念を合法化し、死体臓器移植を承認した。日本が三〇年にわたる停止措置ののち「脳死を死と見なす」との決定を下したのは、脳死概念そのものがついに反駁不可能なほど筋の通ったものであることが証明されたからではなく――事実一九九八年までにこの概念の一貫性は以前より怪しくなろうとしていた（Truog 1998, 24-40 を参照のこと）――、「この概念を受容しなければ、日本の医学は今後国際競争で優位に立てないと見なされるようになる」との議論に国会が説得されたからであった。ここはぜひとも注意すべき点である。科学的証明にではなく国際競争における国家の威信に基づくこうした「前進」志向の論法は、和田寿郎博士の脳死合法化論の核心でもある。それは彼の著書（Wada 1998）についても、また一九九六年一一月六日に私が東京で行った彼へのインタビューについても言えることである（一九六八年に彼が国内で行った心臓移植は、疑問の余地のあるものであった。そのため彼は日本では良くも悪くも有名である）。

米国におけるヒト胚性幹細胞研究の続行の是非をめぐる激しい論争の場合にも、同様の傾向が見られる。国際競争からの脱落への恐れが、支持者らの主張の一部をなしている。「この分野で活躍する第一線の科学者は、さだめし米国を離れて、何らの停止措置もない国で研究を続けるであろう。ヒト胚性幹細胞研究が必ずやもたらすはずの画期的な成果、その技術・産業・経済上の恩恵を、米国以外の国がかっさらってしまうに違いない」――我々はしばしばこのように聞かされている。実際、米国ではこうした問題に関する方針の多くを州法で決めることが可能なため、この件をめぐっては国際競争のみならず国内競争も激化している。たとえば、カリフォルニア州はこの分野の研究の合法化と支援を——かくして「優位性《エッジ》」を獲得すべきことを——可決している。

こうした類の競争はもちろん昔からあった。しかし、今日激しさを増す「グローバル化」の圧力がこれを激化させていることは明らかである。今日ではまさしく報酬——名声、賞、そして何よりも経済的利益——が莫大であるがゆえに、参戦と勝利に向けて論陣を張ることは、現代における最有力の「合理化」の徴候を帯びることになる。ベーメはこれを適確に要約している。「議論はぶっきらぼうに経済競争と軍事競争の視点から提出される。科学と技術開発を徹底的に推進しなければ、我が国は国際競争から脱落してしまう、そういう話だ」(Böhme 1992, 8)。

永遠のユートピア

フランシス・ベーコンは一六二七年の『ニュー・アトランティス』において、ユートピア的未来世界を大胆に描いてみせた。そこでは科学者たちが事実上の政治的権力を有し、人類に途方もない利益をもたらしている。おそらく今日では、驀進する科学研究がそうした混じりけなしの恩恵をもたらすと、ベーコンほど楽天的に考える者はいないだろう。一九九四年にグロス(Paul R. Gross)とレヴィット(Norman Levitt)は、「ベーコン流科学」に対する近年の攻撃の中には(ベーメの批評とは対照的に)大雑把で微妙さを欠いた、安直な「西洋」悪玉説に傾いたものがあると評したが、この評言にもたしかに一理ある。

しかし、『ニュー・アトランティス』式の全面的な科学ユートピアには及ばないものの、グロスとレヴィットは、科学が、そして科学のみが、「人類の生活の未来を明るくする」と主張し続けることにやぶさかではなかった。彼らはこう書く。「ベーコンに乾杯! 彼自身は傑出した科学者あるいは数学者ではなかったが、しかし彼は、どうしたら人類が無知の轍から脱出できるかについて鋭い洞察を加えた。そしてもしベーコン流科学に対する誤解が学界にはびこり続けるようなら、こちらにも乾杯。経験的事象への徹底したこだわり、またそれを通じた学習が人間生活の未来を改善するとの信念、このような意味において〝ベーコン流〟であるような科学に対して」(Gross and Levitt 1994, 178)。

すでに述べたように、同じく「無知の轍」からの脱出の提唱者であるジョゼフ・フレッチャーは、我々に、今日まで子孫獲得の唯一の方法であったものを放棄し、それに代わる合理的・科学的で「馬鹿でも安全な《フールプルーフ》」方法を採用するよう忠告した。グレゴリー・ペンス（Gregory Pence）は、「リベラル優生学 liberal eugenics」の提案に目をやりつつ、フレッチャーの忠告は賢明であると述べている。(6) 予期せぬ悪い結果が訪れる可能性は、要検討事項から外されている。

驚くべきことに、依然としてそうしたユートピア的な夢を提唱する者があり、ときには表通りを歩いている。彼らがどういう言い方をしているか、詳細な吟味が必要であることは間違いない。たとえばUCLAの生命倫理学者であるグレゴリー・ストック（Gregory Stock）は、『それでもヒトは人体を改変する――遺伝子工学の最前線から *Redesigning Humans: Our Inevitable Genetic Future*』において、優生学的未来を切り開く優位性《エッジ》を望み通り米国に付与せんがために、フレデリック・ジャクソン・ターナーの有名な、しかし焼きの回った「フロンティア説」をこっそりと持ち出している。ストックの次のようなレトリックは、ローゼンが『優生学の説教』で分析した説教や講演に見られるものとそう異なるものではない。

> 人間の本性の主たる特徴は、世界を操作する能力である。……今や我々は、我々自身を「別の」何かに転換できるかもしれないという段階に到達しつつある。生殖細胞系列の遺伝子選択と遺伝子改変を拒否し、研究すら行わないというのは、我々の本質的な人間性を――そしておそらくは我々の運命を――否定するにも等しい。結局、そうした退却は、人間の探究精神を鈍らせ、我々自身を家畜化し、卑小化してしまうかもしれない。フロンティアに培われてきたアメリカ人の魂にとっては、ましてそうである（Stock 2002, 172）。(7)

ここに見られるように、明白なナンセンスは、しばしば好戦的愛国主義《ジンゴイズム》の様相を呈する。ストックの論法は精査する価値がある。「人間の本性」は「主たる特徴」をもち、そしてそれは「世界を操作する能力」だとされる。これが人間性の「本質」を普遍化したものであるにもかかわらず、アメリカ人には特別な「運命」があるらしい。この「運命」は、それを実現し、追求すべく、今や我が国民の「魂」に刻印されているという。この実現と追求を――とりわけバイオテクノロジーの分野において――断念するのは、我々の国民的運命を裏切る行為であるばかりか、「人類の精神を鈍らせる」行為でさえあるというのだ。(8)

ある国民には、人類の本質たるものに劇的な変化を与える特別な使命がある――こんな主張に対して懐疑的になるのは当然であろう。第三帝国の旗振り役たちはそういう主張を行っていた。こと優生学が問題となるときには、こうした比較を行うのは正当である。ストックは、自らの著作がまさにそうした比較を招き得ることを認識していたようである。だが、彼はそれを払いのける。「ヒトラーが民族浄化にまで走ったことを思えば、ヨーロッパ人が神経過敏になるのも理解できなくはない。しかし彼らは事の全体像を見失っている。……我々が生物学上の解明のために数十億ドルを費やしてきたのは、くだらない好奇心を満たすためではなく、我々の生を改善するためである。我々はここから退くつもりはない」(Stock 2002, 13)。つまり、我々はすでにこのプロジェクトに対して数十億ドルもの多額を投じている。かつまたそれは「アメリカ人の運命《アメリカン・デスティニー》」[5]のようなものだから、我々としてはやるしかない。たとえ神経過敏なヨーロッパ人——たとえばドイツ人——が、米国におけるその重要性もポジティヴな成果の確実性も理解できない、あるいは理解する気がないとしても、そうなのだ！　本書においてベンノ・ミュラー＝ヒルは「科学は現在に生きている。科学者は科学の過去に興味がない」と述べているが、ストックはこの古典的実例と言えるかもしれない。

罠を拒否するために——ヨナスの警告

ユートピアとは、実のところ穏やかならざるものである。リクール（Paul Ricouer）はユートピアの戦略を暴いて、鋭い分析を施している。

科学者には……一種の連鎖反応を通じて創造性を解放する力がある。これはベーコンからサンシモンまで、いつも強調される点である。ユートピアは単なる夢ではなく実現を要求する夢であるという、マンハイムの一見逆説的な主張もまた、ここに裏付けをもっている。ユートピアは自らを現実へと導く。それは現実を破壊する。ユートピアの意図は、間違いなくものごとを変化させることにある。それゆえ我々は、フォイエルバッハに関するマルクスの第一一テーゼのように、「それは世界を解釈するだけのものであり、世界を変化させるものではない」などと言うことはできない。むしろ逆である。現実を変えるのがユートピアの眼目である（Ricoeur 1986, 289）。

なるほど、『複製されるヒト *Remaking Eden*』を著したプリンストンの生物学者、リー・シルヴァー（Lee M. Silver）の生殖遺伝学（repro-genetics）観は――時おりアンビヴァレントなところを見せてはいるものの――基本的に楽天的である。まず遺伝子的に改良された人類の変異体（彼の言う「ジーン・リッチな人間 GenRich humans」）をつくることで、生殖遺伝学は「必ずや」人類を変化させるだろうとシルヴァーは言う（Silver 1997）。リクールが述べるように、現実を改変するための実行がユートピアンの特徴であるとするならば、シルヴァーもまたそうしたユートピアンの一人である。

人類の根本的改良の楽天的提唱者たちの著作に未だおおむね公然と見られるユートピア的計画を発掘して批評してきた現代の科学哲学者の中でも、ハンス・ヨナス（一九〇三―一九九三）[6]の占める位置は、また格別である。ヨナスは、主としてレオン・カス（Leon Kass）が引用しているという理由から、近年、カスの批判者から酷評されているが、彼らはヨナスの著作そのものを読んでいないか、少なくとも注意深くは読んでいないようだ（たとえば Charo 2004）。

バイオテクノロジーによる何らかのユートピアの実現を今なお待望している思想家や著述家の中に、ヨナスの主張に直接取り組んで論駁を試みた重要な論者は一人もいない。この点は看過できない。ヨナスが非常に手ごわい思索家であり、彼の議論が堅固に構築されていることが理由の一つであることは間違いないだろう。今日にいたるまで、ヨナスの結論に異を唱えたいと思う者は、彼を無視するのが――より正確に言えば、英米の生命倫理学の言説世界の隅に追いやって、誰も彼の著作を読まないようにしておくのが――得策だと考えてきたかのようである[9]。

ヨナスを避けて通ることには、もう一つ理由があると思われる。彼の母親はアウシュヴィッツで殺されている。彼は弱者であることがもたらす惨劇を身近に見たのだった。彼の経歴において連続性は重要である。ユダヤ人であり、ハイデッガーの学生であったヨナスは、自らの師がいつの間にか第三帝国の政策を受け入れる合理化のモードに陥っていることに気づいた。ドイツから脱出したヨナスは、次第に生物学や生命倫理に関する哲学に関心を向けるようになった。たとえば彼は、一九六九年に「人間の被験者を扱った実験についての哲学的考察 Philosophical Reflections on Experimenting with Human Subjects」というタイトルの重要な論文を書いている。ここで彼は、弱者を被験者とする「歴然たる」慣行を実質的に逆転することを強く求めている。ここで、「弱者」を医学実験の対象としてはならないと彼に教えたのは、彼自身のホロコースト体験であることに気づくことは重要である。被験者として選ばれる者は

「自己」の境遇の認識、事柄の理解、自発性が最も高いと思われる者——つまり、モチベーションが最も高くて、教育程度も最高で、かつ共同体の内部において最も「捕虜的」でない者——でなければならない」と彼は書いている(Jonas 1980)。アラン・ブラント(Allan M. Brandt)は、人種差別と科学研究の関係についての重要な論文の中で、まさにタスキーギ梅毒実験における犯罪的な悪を立証するものとしてヨナスを引用しているが、まさしくこれは重要な視点であると言えよう(Brandt 2000, 33)。

しかし、ユートピアと科学研究の関係についてはどうだろうか。

まず、注目に値するのは、ヨナスが「反テクノロジー的」であるとのあらゆる非難に対して自らを弁護したことである(彼は生物学を徹底的に研究した。一九六六年の『生命の哲学 *The Phenomenon of Life*』はその成果である)。長い間科学は「連鎖反応」の形で進展してきたとのリクールの説に暗に同意しつつ、ヨナスは自著のどこにも「テクノロジーの命令」を疑うくだりはないと述べている。「その人類学的な重要性は、実際疑問の余地がない。それは人間の条件の不可欠の要素である」(Jonas 1984, 203)。現代にあっては、「テクノロジーが自ら推進力を備えている」ことは明らかに真であり、(とりわけ扇動などによる)増強を必要としていないこともまた確実である。

我々の時代に必要なものがあるとすれば、それは思慮である。それゆえにこそ、ヨナスは、科学とテクノロジーをめぐるユートピア論的な思考が打ち出してくる合理化の策略に対して懐疑を表明したのである。こうした思考が医学とバイオテクノロジーの倫理に関する我々の決断を左右する場合には、彼はとりわけ懐疑的であった。ヨナスの仮借なきテキスト分析の対象となったのは、とくにエルンスト・ブロッホの『希望の原理』の臆面もないユートピア主義であったが(Jonas 1984, 194ff.)、最近ヨナスに関する論文を書いたある著者の適切な評言によれば、「本の著者が右寄りか左寄りかを絶えず気にかける読者」にとって、ヨナスは「困惑の種」であった。そのどちらであるとも決め難かったからである(Hösle 2001, 32)。

ヨナスの見るところ、あらゆるユートピア思想に暗黙に含まれているあるものが、ブロッホのうちに明示的に現れている。すなわち、未来に達成される人類の姿を重視する傾向と、そうした未来の達成を真の人間性(humanity)がついに姿を現したものと考える思考法である。論理的帰結として、現代の我々自身の、そして過去の我々の祖先の人間性は、ともに、単なる予備的なもの、それゆえに不十分で望ましからざるもの、別の何かに取って代わられる必要のあるものと見なされることになる。ヨナスはそうしたユートピア主義の中に「まだない not yet」と「やがて訪れる yet to come」の潜在的な存在論を見ている。彼はこの存在論の欠陥——根本的でもあり危険でもある欠陥——を次のように論ずる。

> 「まだない not yet」の存在論とその終末論的希望の基本的な誤りは、ある平易な真理によって退けられる。歓喜にも落胆にも基礎を置かない真理である。すなわち、本来的な（genuine）人間は、自らの高みと深み、自らの偉大さと惨めさ、自らの至福と苦悩、自らの正義と罪において——要するに自らの人間性から分離することのできないあらゆる両義性の只中において——、現在すでに存在しており、また、知られる限りの歴史を通じて存在していた、という真理である。こうした構造的両義性の破棄を望むということは、測り知れぬ自由を有する人間というものの破棄を望むということである。この自由によって、また自由の状況ごとの一回性によって、たしかに人間は常に新しく、過去のだれとも異なっているが、彼がいっそう「本来的」になることはない。また、自らの本来性に属する本質的な危険——道徳上の、あるいはそれ以外の——を免れることもない。ユートピアに暮らす完全に両義性をもたない人間は、平板にされ、行動を規定された存在、未来主義的心理工学のホムンクルス（homunculus）としてしか存在し得ない。これは、今日、我々が未来について恐れるべきことがらの一つである。我々は希望を——ユートピア的希望とは正反対の希望を——もつべきである。未来においてもなお、あらゆる満足が不満足を、あらゆる所有が欲望を、あらゆる平穏が不穏を、あらゆる自由が誘惑を育み、さらにあらゆる幸福さえもが不幸を育むという希望を。このように予測しても我々は落胆しないというのが、おそらく我々が人間の心について言える唯一の確実性である。しかし、大いに待望される、多くの者あるいはすべての者にとっての条件の改善について言うならば、正義・慈悲・理性の要請をユートピアの罠（bait）から解き放つことが絶対に必要である（Jonas 1984, 200-201. 加藤尚武訳『責任という原理——科学技術文明のための倫理学の試み』東信堂、三七五—三八〇頁参照）。

説得的なユートピア主義反対論を展開したある著書の中で、ヨナスは、我々の世代には我々が受け継いだままの——そして今の我々が体現している——人間性を保全する全面的責任があると強く主張している。これは看過すべからざる意見である。彼はこうも論じる。我々が未来の世代に引き継ぐべきものとして最大の責任を課されているものは、この人間性――あらゆる両義性をもったままの人間性――であって、明らかに、優生学的生命工学によって「改良された」あるいは「上方に」高められたたぐいの人類種ではない（Jonas 1984, 36-44）。

ヨナスはいわゆる意図せざる結果に対する賭け金《アンティー》をつり上げた。とくに決定的な価値をもつものがかかっているとき、「意図せざる結果など現れないだろう、たとえ現れたとしても手際よく安全に対処されるだろう」とうそぶくのは、ナイーヴという以上に欺瞞である。関係する個人と社会に対する欺瞞である。そして、人類の生殖方法のようなものをいじくり回そうとするとき、実のところ、いつも我々が人類として自らの人間性を経験してきた、その経験のあり方の基本的な一部分を変更することになる。満足のいく結果を希望するだけでは、あるいはそのような結果についての楽観的見解を表明するだけでは、不十分である。（競争に勝つべしという制度的圧力にさらされている）我々の性向は、結果に対して過度に楽天的であるのだから、我々には矯正手段が必要である。我々は、意図せざる、予期せぬ結果は常態であって例外ではないということを強く想起させるものを必要としている。それゆえにこそヨナスは、我々には「害悪 malum」を想像する責任があると主張したのである。ここで「害悪」とは、各種のプロジェクトにおける疑いもなく悪い結果のことである。とりわけ問題なのは、人類としての我々の存在形式に変更を加えていくような「連鎖反応」を伴うプロジェクトである。そしてヨナスは、彼の言う「恐れにもとづく発見術 heuristics of fear」を実行しなければならないと論じる。なぜそうした発見術が積極的結果をもたらし得るのか。彼はこう説明する。「人間の歪みをあらかじめ思い描くことこそが、規範的人間概念の中にある、歪みから守られるはずの人間のあり方を見つけだすことを助けるのである」（Jonas 1984, 26. 邦訳四九頁参照）。(10)

晩年のハンス・ヨナスは、生命倫理の問題にかなりの時間と精力をつぎ込んだ。かつて彼は、ドイツにおいてホロコーストの一つの形態をもたらすに至った思想の軌跡を目撃している。ホロコーストの別のパターンが姿を現そうというとき、どうしたら我々はそれを感知できるだろうか。彼はこの点を明らかにしたかったのだと私は思う。それゆえに彼は、種の改良に関するいい加減な議論にナイーヴに身を任せていると、我々は人類がこれまでずっとそうであったところの――そして今や我々にその保持の責務があるところの――種に、漸進的に、それと意識せずに、破壊をもたらすことになるかもしれないと述べたのである。彼は言う。我々人類は、まさに歴史から学ぶことを拒否するというだけでも、またうかうかと「ユートピアの餌」に釣られる気持ちを有しているというだけでも、我々の所有物（what we have）のみならず我々自身（what we are）をも、研究の軌道に――劇的な、悲惨でさえもある変化をもたらす軌道に――乗せてしまうかもしれない。そうした研究の軌道の中には、止められない連鎖反応のような動きを見せるものがある。そして、人類じたいが非常な速度で変化を引き起こすテクノロジーの対象となり始めている。これらを踏まえた上で、ヨナスは、我々の世代に次のように認識することを求めた。我々の主たる義務は、種としての我々自身（what we are）を「改良する」ことではなく、我々自身を危険にさらすのを――最高の倫理的義務に基づいて――拒否することである、と。

> なぜなら……人類には「生存すべし」という無条件の義務があるのであり、この義務とあらゆる個人が個々に負っている条件付きの生存の義務とを混同してはならないからである。個人の自殺の権利は道徳的に議論の余地のあるもので、少なくともある特殊な条件下においては許容されうるだろう。しかしいかなる条件下にあっても、人類に自殺の権利はない。結局、ここに我々は、ある種の技術的に実現可能な「実験」に対し、その実行を禁じる一個の原理を見いだすことになる。この原理を実用的に表現すると、「喜ばしい予測よりも不吉な予測を重視すべし」という、先に述べた意思決定の規則となる。それゆえ、これらの規則を有効ならしめる倫理学的原理は、こうである。「人類全体の存在あるいは本質を、不確かな行為の賭け金としてはならない」（Jonas 1984, 37. 邦訳六六頁参照）。

原注

（1）本書所収のヴィナウとフロイアーの論文は、「予防策」の確立によっていかに偽りの安全意識がもたらされるかを証明するものである。

（2）日本では、生まれつき両腕と両脚を欠く重度障害者である乙武洋匡が、表舞台に登場し、本を著すことで、重度障害者を世間から隠すのをやめようとの機運を高めるのに貢献した。そればかりでなく、たいへん重篤な障害さえも、必ずしも重大な個人的不幸となるわけではない――そしてこのような「生」をあらかじめ排除することが、両親や社会にとっての賢明な選択ではない――という認識を高めもしている（Ototake 1998; Ototake 2003）。

（3）これを別の言い方で言うならば、山折哲雄が――印象に残る比喩を思いつく格別の才能をもって――本書所収の論文で言及しているものがそれにあたる。すなわち、医学の研究と応用の世界が必然的に宿している「善の側面と悪の側面」である。

（4） 英語ではBöhme 1992, 1-17を参照のこと。ドイツ語のいっそう詳細な議論についてはBöhme 1993を参照のこと。

（5） たとえば、幹細胞研究に関する「不安」が――研究の支持者が繰り返し何を唱えようとも――反中絶論者や筋金入りの宗教的保守派の枠を超えて広がっている理由はここにある。本書所収の島薗論文を参照されたい。また、かつてはこうした問題を軽視していたユルゲン・ハーバーマスが、近年一転して、人間の本性の問題に再度取り組むべきことを主張していることも、注目に値する（Habermas 2002; Habermas 2003）。

（6） 本書所収の荻野美穂の論文によれば、結局のところフレッチャーが展開した類の計画は、フェミニストの立場から見て、悪い忠告でしかない。

（7） このような露骨に自己矛盾した言説においては、繰り返し現れる「人間の本性 human nature」という語に注目するのがよい。ここでの論法は、「ストックの示す道を我々が選択するのは不可避である、なぜなら、無限の順応性のある人間の本性を変更するのが、我々の固定された人間の本性であるからだ」というものである。

（8） フォックスとスウェイジーは、米国の臓器移植および人工臓器の先駆者らのエートスの中に不穏な要素を見出している。「こうしたエートスには、古典的アメリカ像としてのフロンティア精神が含まれている。英雄的・先駆的・冒険的・楽観的な、決然たる精神である」（Fox and Swazey, 1992, 199）。「行き過ぎ」とも思える研究を正当化するために「フロンティア」のメタファーを用いる例は、他にもある。詳しくはLaFleur 2003a, 100-105を参照のこと。

（9） もちろんこれはドイツにはほとんどあてはまらない。そして、少なくとも英語圏に比べれば、日本においてもあまりあてはまらない。二〇〇三年、ドイツ政府はヨナスの生誕一〇〇年を記念して特別切手を発行した。

（10） 例によって言及はないが、ペンスの言う「恐れと無知から生じる反射的（knee-jerk）非難」の中には、ヨナスの「恐れに基づく発見術」の概念も含まれているようである（Pence 1998, 2）。ヨナスの概念は慎重な考察の産物であって、knee-jerk（膝蓋腱反射）とはおよそ無縁である。LaFleur 2003bを参照のこと。

訳注

［1］ チャールズ・ダヴェンポート（Charles B. Davenport）

チャールズ・ダヴェンポート（一八六六―一九四四）は米国の生物学者、遺伝学者、優生学者。一九一〇年に、当時の米国における遺伝学研究の中心研究機関であったコールド・スプリング・ハーバー研究所の所長に就任。同研究所に優生記録局を設立したことでも知られる。米国におけるメンデル遺伝学派の主要人物でもあった。また、米国の遺伝学者・優生学者としてダヴェンポートがナチス政権下のドイツにおける優生学研究・遺伝学研究とつながりがあった事実に関しては、Kühl, S. 1997, *Die Internationale der Rassisten*. Frankfurt : Campus Verlag. 麻生九美訳 一九九九『ナチ・コネクション――アメリカの優生学とナチ優生思想』明石書店、に詳しい。

［2］ ハリー・ラフリン（Harry H. Laughlin）

ハリー・ラフリン（一八八〇―一九四三）は二〇世紀初頭の米国の優生学者・優生運動家。一九一〇年にチャールズ・ダヴェンポートとともに優生記録局を設立、その局長に就任する。また二〇世紀初頭当時の米国における強制不妊手術政策を中心とする優生政策策定にも多くの影響力があった。

［3］ ジョゼフ・フレッチャー（Joseph Fletcher）

ジョセフ・フレッチャー（一九〇五―一九九一）は米国の初期生命倫理学創設者の一人であり、「状況倫理」概念の提唱者としても知られる。中絶・安楽死・優生思想・クローニングなどの主題に対する積極的な発言で当時の生命倫理学に大きな影響があった。また、一九七四―七六年には米国安楽死協会会長の任にあり、また米国優生学会の会員であったこともあった。

[4] 罪のない優生学

基本的に、国家による強制のないところで、自発的に「障害」の有無で子どもを出生/中絶することをめぐる優生学の議論に関するもの日本社会においては、一九七〇年代初以降「青い芝の会」を中心とする障害者団体が、出生前診断を提供することに対する反対運動を展開したことが知られている。

[5] アメリカ人の運命（アメリカン・デスティニー）

生命科学研究を発展させ、人間の生を劇的に改変することを積極的に論じる主張の背後には、アメリカの西部開拓・帝国主義的領土拡大を運命として位置付ける「マニフェスト・デスティニー（明白なる運命）」と同種の論理・力学が作用していることを含意する表現。「マニフェスト・デスティニー」という用語自体には、アメリカの西部開拓・帝国主義的領土拡大は、神がアメリカという国に与えた使命である、という意味合いが含まれる。

[6] ハンス・ヨナス（Hans Jonas）

ハンス・ヨナス（一九〇三―一九九三）はドイツ出身の哲学者・倫理学者。一九二〇年代マルティン・ハイデガーに師事。ユダヤ系である彼はその後一九三三年ハイデガーがナチス党に入党したことに衝撃を受け、彼の下を去る。また、アウシュヴィッツ収容所ガス室で母親が殺害されたことも、彼を倫理研究に向かわせる原動力となった。主著 The Imperative of Responsibility: *In Search of an Ethics for the Technological Age.* Chicago: University of Chicago Press. 加藤尚武訳 二〇〇〇『責任という原理――科学技術文明のための倫理学の試み』東信堂、は様々な領域に大きな影響を与えたことで知られる。

参考文献

Annas, George J., and Michael A. Grodin. 1992. *The Nazi Doctors and the Nuremberg Code: Human Rights in Human Experimentation.* New York: Oxford University Press.

Böhme, Gernot. 1992. *Coping With Science.* Boulder, Colo.: Westview.

——. 1993. *Am Ende des Baconschen Zeitalters: Studien zur Wissenschaftsentwicklung.* Frankfurt: Suhrkamp.

——. 2003. *Leibsein als Aufgabe: Leibphilosophie in pragmatischer Hinsicht.* Zug: Die Graue Edition.

Brandt, Allan M. 2000. Racism and Research: The Case of the Tuskegee Syphilis Experiment. In *Tuskegee's Truths: Rethinking the Tuskegee Syphilis Study*, ed. Susan M. Reverby. Chapel Hill: University of North Carolina Press.

Charo, R. Alta. 2004. Passing on the Right: Conservative Bioethics Is Closer than It Appears. *Journal of Law, Medicine, and Ethics* 32, no. 2: 307-14.

Descartes, René. [1637] 1950. *Discourse on Method.* Trans. Laurence J. Lafleur. Indianapolis: Bobbs-Merrill. 三宅徳嘉訳 二〇〇五『方法序説』白水社、他。

Fletcher, Joseph. 1988. *The Ethics of Genetic Control: Ending Reproductive Roulette.* Buffalo, N.Y.: Prometheus Books.

Fox, Renée, and Swazey, Judith P. 1992. *Spare Parts: Organ Replacement in American Society.* New York: Oxford University Press. 森下直貴・窪田倭・倉持武・大木俊夫訳 一九九九『臓器交換社会――アメリカの現実・日本の近未来』青木書店。

Gross, Paul R., and Levitt, Norman. 1994. *Higher Superstition: The Academic Left and Its Quarrels with Science.* Baltimore:

Johns Hopkins University Press.

Habermas, Jürgen. 2002. *Die Zukunft der menschlichen Natur: Auf dem Weg zu einer liberalen Eugenik?* Frankfurt : Suhrkamp.

———. 2003. *The Future of Human Nature*. Cambridge : Polity.

Hösle, Vittorio. 2001. Ontology and Ethics in Hans Jonas. *Graduate Faculty Philosophy Journal* [*The New School*] 23, no. 1 : 31-50.

Jonas, Hans. 1966. *The Phenomenon of Life : Towards a Philosophical Biology*. New York : Harper and Row.

———. 1980. *Philosophical Essays: From Ancient Creed to Technological Man*. Chicago : University of Chicago Press. Reprint.

———. 1984. *The Imperative of Responsibility: In Search of an Ethics for the Technological Age*. Chicago : University of Chicago Press. 加藤尚武訳　二〇〇〇『責任という原理——科学技術文明のための倫理学の試み』東信堂。

Jones, James H. 1993. *Bad Blood: The Tuskegee Syphilis Experiment*. New York : Free Press.

Jonsen, Albert R. 1998. *The Birth of Bioethics*. New York : Oxford University Press.

LaFleur, William R. 2003a. Transplanting the Transplant: Japanese Sensitivity to American Medicine as an American Mission. In *Society and Medicine: Essays in Honor of Renée C. Fox*, ed. Carla M. Messikomer, Judith P. Swazey, and Allen Glicksman, 87-107. New Brunswick, N. J.: Transaction Publications.

———. 2003b. Philosophy and Fear : Hans Jonas and the Japanese Debate about the Ethics of Organ Transplantation. In *Technology and Cultural Values: On the Edge of the Third Millennium*, ed. Peter D. Hershock et al., 158 - 75. Honolulu : University of Hawai'i Press.

Moreno, Jonathan D. 2001. *Undue Risk: Secret State Experiments on Humans*. New York : Routledge.

Nelkin, Dorothy, and Lindee, M. Susan. 1995. *The DNA Mystique: The Gene as a Cultural Icon*. New York : W. H. Freeman. 工藤政司訳　一九九七『DNA伝説——文化のイコンとしての遺伝子』紀伊国屋書店。

Pence, Gregory E. 1998. *Who's Afraid of Human Cloning?* Oxford : Rowman and Littlefield.

Ricoeur, Paul. 1986. *Lectures on Ideology and Utopia*. Ed. George H. Taylor. New York : Columbia University Press.

Rosen, Christine. 2004. *Preaching Eugenics : Religious Leaders and the American Eugenics Movement*. Oxford : Oxford University Press.

Rosenberg, Charles E. 1997. *No Other Gods: On Science and American Social Thought*. Baltimore : Johns Hopkins University Press.

Silver, Lee M. 1997. *Remaking Eden : How Genetic Engineering and Cloning Will Transform the American Family*. New York : Avon Books. 東江一紀・渡会圭子・真喜志順子訳　一九九八『複製されるヒト』翔泳社。

Stock, Gregory. 2002. *Redesigning Humans: Our Inevitable Genetic Future*. New York : Houghton Mifflin. 垂水雄二訳　二〇〇三『それでもヒトは人体を改変する』早川書房。

Truog, Robert D. 1998. Is It Time to Abandon Brain Death ? In *The Ethics of Organ Transplants: The Current Debate*, ed.

Arthur L. Caplan and Daniel H. Coelho. New York : Prometheus Books. Originally published in 1997.
Watson, James D. 1998. Afterword. In *Murderous Science: Elimination by Scientific Selection of Jews, Gypsies, and Others in Germany, 1933–1945*, by Benno Müüller-Hill; trans. G. R. Fraser. Woodbury, N. Y.: Cold Spring Harbor Laboratory Press.
Welsome, Eileen. 1999. *The Plutonium Files : America's Secret Medical Experiments in the Cold War.* New York : Random House. 渡辺正訳　二〇〇〇『プルトニウムファイル』翔泳社。
Williams, Peter, and David Wallace. 1989. *Unit 731: The Japanese Army's Secret of Secrets.* London: Hodder and Stoughten. 西里扶甬子訳　二〇〇三『七三一部隊の生物兵器とアメリカ——バイオテロの系譜』かもがわ出版。
乙武洋匡　一九九八『五体不満足』講談社。
——　二〇〇三『乙武レポート（'03版）』講談社。
森岡正博　二〇〇一『生命学に何が出来るか——脳死・フェミニズム・優生思想』勁草書房。
和田寿郎　一九九八『「脳死」と「心臓移植」——あれから25年』かんき出版。

日本語版あとがき

本書は二〇〇七年六月に米国のインディアナ大学出版局から刊行されたウィリアム・ラフルーア、ゲルノート・ベーメ、島薗進編『暗黒の医学——非倫理的医学研究を合理化すること』（William R. LaFleur, Gernot Böhme, and Susumu Shimazono, eds., *Dark Medicine: Rationalizing Unethical Medical Research*, Indiana University Press, 2007）の日本語版である。当初から英語版、ドイツ語版、日本語版の出版が願われていたが、英語版が先頭を切り、ドイツ語版と日本語版はやや出遅れた。ドイツ語版（*Fragwürdige Medizin*, Compus Verlag GmbH, 2008）はすべての論文を収録できず第I部を中心としたものとなったが、英語版と日本語版はほぼ同じ内容である。英語版のペーパーバック版もこの日本語版と前後して刊行される。

英語版にはすでにかなりの反響があり、ケンブリッジ大学ジーザス・カレッジのジョン・コーンウェル（Jonh Cornwell）は「本書は時宜にかなったすばらしい書物である。過去の非倫理的実践についての教訓はけっして忘れてはならないし、医療は自国にしろ他国にしろ、歴史的な展望を忘れてはならない——一六人の寄稿者たちはこのことを実証している」（『ニューサイエンティスト』誌）と評している。

また、アメリカの生命倫理学草分け的存在の一人である、ヘイスティングス・センターのダニエル・キャラハン（Daniel Callahan）は、「この本はこれまで山ほど書かれてきた人間を対象とした科学研究についての書物とは異なる新しい視点を提示しており、ひじょうに価値ある内容をもつ。……本書は、人間を対象とした科学研究は多くの暗い側面を含みもっていたことを、豊かにかつ鮮明に示している」と評している。

「はじめに」に続く「謝辞」に記されているように、本書はフィラデルフィアのペンシルヴェニア大学で日本学を講じるウィリアム・ラフルーア氏の提案にゲルノート・ベーメ氏と私が応じる形で協力し、二〇〇四年春に同大学で開催された国際会議「暴走（Going Too Far）――日本・ドイツ・米国における非倫理的医学研究の合理化」の討議に基づいている。日本側の編者として、編者共同の「謝辞」に付け加えるべきことはさほどないが、国際会議の主催者として、また編者の中心として多大な労をとったウィリアム・ラフルーア氏にとくにお礼を申し上げたい。

私は一九九七年にクローン羊誕生の報を受けて、日本政府の科学技術会議が設置した生命倫理委員会の委員になってから、ヒトクローン胚やES細胞の作成・利用をめぐる問題に取り組み、宗教文化と生命倫理の関わりについて考察してきた。日本宗教研究者でもあるラフルーア氏と親交をもつようになり、「暴走」国際会議の企画に加わるようになったのもそのような背景があってのことである。死生学や生命倫理の分野の研究に携わるようになったのは比較的近年のことである。

そこで日本語版の刊行については、医療史・科学史に造詣が深い小松美彦氏に協力を仰ぎ、万全を期した。出版を引き受けていただいた勁草書房の橋本晶子氏と三人で度重なる打ち合わせを行い、慎重に内容を練り上げたつもりである。日本語版の表題については検討を重ねた結果、『悪夢の医療史――人体実験・軍事技術・先端生命科学』とすることにした。もともとの会議の題であった「暴走」「ゆき過ぎ」のニュアンスを生かす道を考えているうちに、「悪夢」にたどりついた次第である。

当初から世界の読者を念頭に置いて計画され、編集された本書だが、この日本語版については日本語読者の手に取りやすい書物となるように配慮した。小松美彦氏には日本語版のための「日本語版はしがき」の執筆をお願いした。ドイツと米国からの寄稿者の論文については、宗教学を中心とする人文書の翻訳者として実績がある中村圭志氏と秋山淑子氏に翻訳をお願いした。また、この分野の専門用語等について現代医療史・生命倫理史を専攻する土屋敦氏（東京大学グローバルCOE「プログラム死生学の展開と組織化」特任研究員）に日本版のための注を依頼した。中村氏、秋山氏、土屋氏の貢献にも深く感謝している。

当初より、ラフルーア氏、ベーメ氏と三者の名前で刊行することになっていた本書だが、右に記したように日本語版の刊行については小松氏の助力に多くを負っている。また、橋本晶子氏の的確な舵取りによって、本作りのプロセスがきわめてスムースに進むことができたことも記しておきたい。

二〇〇八年五月

島薗　進

金森　修　遺伝子改造　四六判　三一五〇円

金森　修　自然主義の臨界　四六判　三一五〇円

金森　修　負の生命論　認識という名の罪　四六判　二六二五円

金森　修　フランス科学認識論の系譜　カンギレム・ダゴニェ・フーコー　四六判　三一五〇円

金森修
中島秀人　編著　科学論の現在　A5判　三六七五円

廣野喜幸
市野川容孝
林　真理　編　生命科学の近現代史　四六判　三五七〇円

森岡正博　生命学に何ができるか　脳死・フェミニズム・優生思想　四六判　三九九〇円

森岡正博　生命学への招待　バイオエシックスを超えて　四六判　二八三五円

小松美彦　死は共鳴する　脳死・臓器移植の深みへ　四六判　三一五〇円

香川知晶　生命倫理の成立　人体実験・臓器移植・治療停止　四六判　二九四〇円

香川知晶　死ぬ権利　カレン・クインラン事件と生命倫理の転回　四六判　三四六五円

香西豊子　流通する「人体」　献体・献血・臓器提供の歴史　A5判　三六七五円

＊表示価格は二〇〇八年一〇月現在。消費税は含まれております。

編著者紹介

W. ラフルーア
　ペンシルヴェニア大学教授.
G. ベーメ
　実践哲学研究所所長.
島薗　進
　東京大学教授.

訳者紹介

中村圭志（なかむら　けいし）
　1958年生. 東京大学大学院人文科学研究科修了, 翻訳家・著述家.
　翻訳書に『心の習慣――アメリカ個人主義のゆくえ』（共訳, みすず書房）,『夢の時を求めて――宗教の起源の探究』（玉川大学出版局）,『宗教の系譜――キリスト教とイスラムにおける権力の根拠と訓練』（岩波書店）他.

秋山淑子（あきやま　よしこ）
　1962年生. 東京大学文学部卒業, 編集者・翻訳家.
　翻訳書に『宗教――相克と平和』（共訳, 近刊, 秋山書店）,『石油が消える日』（パンローリング）他.

悪夢の医療史
人体実験・軍事技術・先端生命科学

2008年10月10日　第1版第1刷発行

編著者　W.ラフルーア
　　　　G.ベーメ
　　　　島薗　進
訳　者　中村圭志
　　　　秋山淑子
発行者　井村寿人

発行所　株式会社　勁《けい》草《そう》書房

112-0005 東京都文京区水道 2-1-1　振替　00150-2-175253
（編集）電話 03-3815-5277／FAX 03-3814-6968
（営業）電話 03-3814-6861／FAX 03-3814-6854
堀内印刷所・青木製本

ISBN978-4-326-10184-9　Printed in Japan

事項索引

タ 行

ナ 行

ハ 行

マ 行

ヤ 行

ラ 行

ワ 行

人名索引

マ 行

ヤ 行

ラ 行

ワ 行

編者・執筆者紹介

ゲルノート・ベーメ（Gernot Böhme）
ダルムシュタット工科大学の哲学教授を近年辞任し，現在は自ら創設した実践哲学研究所所長．C. F. フォン・ヴァイツゼッカーと J.ハーバーマスが所長を務めたシュタルンベルクのマックス＝プランク研究所にて，数学，物理学，哲学を研究する．主な研究対象は古典哲学，プラトン，カント，科学社会学，哲学的人類学，美学，倫理学，ゲーテ，時間理論．*Leibsein als Aufgabe: Leibphilosophie in pragmatischer Hinsicht* など，40冊以上のドイツ語の編著書がある．英語の著書に *Coping With Science and Ethics in Context: The Art of Dealing with Serious Questions* がある．彼は欧州のメディアでは常連であり，1985—86年にはロッテルダム大学の著名なヤン・ティンバーゲン教授職を務め，2002年には Denkbar-Preises（*Preis für Obliques Denken*）を受賞している．

アーサー・カプラン（Arthur L. Caplan）
ペンシルヴェニア大学（フィラデルフィア）エマニュエル・ロバートハート記念講座生命倫理学担当教授，医療倫理学科長，および生命倫理学センター所長．クリントン政権のもと湾岸戦争症候群に関する諮問委員会の委員を務める．医学実験・体外受精・臓器移植の倫理と保健医療費に関する25冊の編著書，500本以上の論文がある．編書に *When Medicine Went Mad: Bioethics and the Holocaust*，*Health, Disease and Illness*，*The Case of Terri Schiavo: Ethics at the End of Life*，著書に *Due Consideration: Controversy in the Age of Medical Miracle*（邦題『生命の尊厳とは何か―医療の奇跡と生命倫理をめぐる論争』），*Am I My Brother's Keeper? The Ethical Frontiers of Biomedicine*，*If I Were a Rich Man Could I Buy a Pancreas?*，*Smart Mice, Not So Smart People* がある．

フレデリック・ディキンソン（Frederick R. Dickinson）
ペンシルヴェニア大学日本史学准教授．東京生まれ，金沢と京都で育つ．イェール大学で歴史学の M. A. と Ph. D. を，京都大学で国際政治学の M. A. を取得．著作に *War and National Reinvention: Japan in the Great War, 1914-1919*，および伊藤之雄・

川田稔編『二〇世紀東アジアの秩序形成と日本』所収の「第一次大戦後の日本の構想：日本におけるウィルソン主義の受容」がある．日本文部科学省・フルブライト奨学金・国際交流基金奨学生．スタンフォード大学フーヴァー研究所ナショナルフェロー（2000—2001年）．スワスモア大学・カトリック大学（ベルギー，ルーヴァン）・京都大学客員教授．現在は第一次世界大戦後の1919—1931年における日本の政治的・文化的再構築を研究している．

レネ・フォックス（Renée C. Fox）
医療社会学者．ペンシルヴェニア大学社会科学科名誉教授（アネンバーグ講座）および生命倫理学センター上級研究員．オックスフォード大学クイーン・エリザベス・ハウス助手．著書に *Experiment Perilous: Physicians and Patients Facing the Unknown, The Sociology of Medicine: A Participant Observer's View* がある．また，ジュディス・スウェイジー（Judith P. Swazey）との共著に *The Courage to Fail: A Social View of Organ Transplants and Dialysis* と *Spare Parts: Organ Replacement in American Society*（邦訳『臓器交換社会——アメリカの現実，日本の近未来』）がある．米国科学振興協会と米国芸術科学アカデミーの会員として9つの名誉学位を持つ．ハーヴァード大学人文理工系大学院（GSAS）より Centennial Medal，ベルギー国政府より Chevalier of the Order of Leopold II を授与される．

アンドレアス・フロイアー（Andreas Frewer）
2002年よりハノーファー医科大学医学史・医療倫理・医学哲学研究所教授．ミュンヘン大学，エアランゲン大学，オックスフォード大学，エルサレム大学，ベルリン大学にて医学・哲学・医学史を研究する．ベルリン大学より Ph. D. を，ルーヴァン大学より生命倫理学修士号を取得．また，一時ゲッティンゲン大学で教え，ゲーテ大学（フランクフルト）の医学史・医療倫理学研究所臨時所長を務めたこともある．*Medizin und Moral in Weimarer Republik und Nationalsozialismus: Die Zeitschrift "Ethik" unter Emil Abderhalden*, Bibliotheca Sudhoffiana の他，安楽死，研究倫理，および医学の歴史的・倫理的側面に関する複数の著作がある．『医療文化叢書』（全21巻）を編集し，医療倫理学会会員，*Theoretical Medicine and Bioethics* 誌の編集委員でもある．

キャメロン・ハースト（G. Cameron Hurst III）
ペンシルヴェニア大学教授（日本・朝鮮学），同大学東アジア研究センター所長．ス

タンフォード大学，ハワイ大学，コロンビア大学で学び，カンザス大学の教授を務めた後にペンシルヴェニア大学に移る．朝鮮語と日本語に堪能で，専門は前近代の日本史．広島大学，京都大学，ソウル大学，香港大学で教鞭を執り，また管理運営を行う．著書に *Insei: Abdicated Sovereigns in the Politics of Late Heian Japan, 1086-1185*，共訳書に福沢諭吉『文明論之概略』，共著書に *Samurai Painters* がある．また，２巻本の第１巻として *Armed Martial Arts of Japan* を執筆．『講談社英文日本大百科事典』の前近代史の項目の多くを担当，米国と東アジア諸国の各紙に（とくに政治と社会の分野で）しばしば論文を寄稿している．

小松美彦（こまつ　よしひこ）
東京海洋大学海洋科学部教授．著書として，『死は共鳴する――脳死・臓器移植の深みへ』（勁草書房），『黄昏の哲学――脳死臓器移植・原発・ダイオキシン』（河出書房新社），『対論 人は死んではならない』（春秋社），『脳死・臓器移植の本当の話』（ＰＨＰ新書），『自己決定権は幻想である』（洋泉社新書ｙ），『宗教と生命倫理』（共編著，ナカニシヤ出版）などがあり，主に現代の死生をめぐる問題を歴史的に検討している．現在，米国型の生命倫理学を幅広く再考した著作，『生命倫理を問い直す（仮）』（ちくま新書，近刊）を準備中．

ウィリアム・ラフルーア（William R. LaFleur）
ペンシルヴェニア大学東洋言語文化学部日本研究科教授（Ｅ・デール・ソーンダーズ講座）．シカゴ大学より Ph. D. を取得．プリンストン大学，カリフォルニア州立大学（ロサンゼルス校）で教鞭を執った後にペンシルヴェニア大学に移る．初期の研究対象および著作は中世日本史であったが，過去20年間は近代日本史，とりわけこの時代における宗教・哲学・倫理学へと対象を広げる．代表作は *Liquid Life: Abortion and Buddhism in Japan*（邦題『水子――〈中絶〉をめぐる日本文化の底流』）．ペンシルヴェニア大学生命倫理学センター上級研究員として，医療倫理に関する日本の議論と国際比較をテーマにさまざまな場において講演を行っている．彼の著書はドイツ語，ロシア語，日本語に翻訳されている．現在，米国と日本の生命倫理を比較した本を執筆中．各種の奨学金を受け，日本語の学術書に贈られる和辻哲郎文化賞を受賞している．

スーザン・リンディー（M. Susan Lindee）
ペンシルヴェニア大学教授（科学史・科学社会学）．著書 *Suffering Made Real: American Science and the Survivors at Hiroshima* は，原爆傷害調査委員会（ＡＢＣＣ）の後援と資金援助のもとに行われた，放射能の生物学的効果に関する科学的調査に関する研究である．最新作 *Moments of Truth in Genomic Medicine* では，冷戦の文脈における遺伝病の歴史を探求している．また，故ドロシー・ネルキン（Dorothy Nelkin）との共著に *The DNA Mystique: The Gene as a Cultural Icon*（邦題『DNA 伝説——文化のイコンとしての遺伝子』）がある．ジェームズ・ワトソンの最新の著作に対する書評（*Science* 誌）では，彼の思考に深い懐疑を表明し，世界中の科学者より好意的な反響を得ている．本書掲載の論文はグッゲンハイム奨学金による研究の一環として書かれた．「癒す知識，傷つける知識」と銘打ったこの研究は，1914年から今日に至るまでの米国における戦争と科学の関係を扱っている．

ジョナサン・モレノ（Jonathan D. Moreno）
ペンシルヴェニア大学教授（デヴィッド＆リン・シルフェン講座）．全米科学アカデミー／医学院保健科学政策委員会の委員．米国生命倫理学・人文科学会（ASBH）元会長．全米科学アカデミー・ヒト ES 細胞研究倫理指針に関する委員会元共同議長．現在，ヘイスティングス・センター会員，ニューヨーク医学会会員，および米国進歩センター非常勤教授．著書に *Deciding Together: Bioethics and Moral Consensus*, *Undue Risk: Secret State Experiments on Humans*（ロサンゼルス・タイムズ本賞およびヴァージニア文学賞候補），*In the Wake of Terror: Medicine and Morality in a Time of Crisis*, *Is There an Ethicist in the House? On the Cutting Edge of Bioethics*, *Mind Wars: Brain Research and National Defense* 他多数．

ベンノ・ミュラー＝ヒル（Benno Müller-Hill）
フライブルク大学とミュンヘン大学で化学を学び，ハーヴァード大学のジェームズ・ワトソン研究所の研究員となる．ウォルター・ギルバートとともに lac リプレッサータンパク質 を分離する．1998年までケルン大学遺伝学研究所教授．遺伝学における主な研究対象はDNA タンパク質相互作用および遺伝子発現制御．著書に *The Lac Operon: A Short History of a Genetic Paradigm* および *Tödliche Wissenschaft* がある．後者は，ナチス時代のドイツにおける人類遺伝学の歴史を扱ったものであり，優生学的計画と人種差別政策との結託を暴いた研究として知られている．*Murderous Science: Elimination by Scientific Selection of Jews, Gypsies, and Others in Ger-*

many, 1933-1945 として英訳され，ペーパーバック版にはジェームズ・ワトソンの「あとがき」が含まれている．ミュラー＝ヒルはまた，欧州学術院被選出会員，ヘブライ大学（エルサレム）名誉研究員，イスラエル工科大学（ハイファ）名誉博士である．

荻野美穂（おぎの　みほ）
大阪大学大学院文学研究科教授．専門は女性の身体の歴史とジェンダー論．主な著作として，『生殖の政治学――フェミニズムとバース・コントロール』（山川出版社），『中絶論争とアメリカ社会――身体をめぐる戦争』（岩波書店），『ジェンダー化される身体』（勁草書房），『身体をめぐるレッスン２　資源としての身体』（編著，岩波書店）があり，その他にも日本および西洋世界の生殖のポリティクスに関して幅広い研究・執筆活動を行っている．本書に収められた論文の発端は，2003年に東京大学21世紀ＣＯＥプログラム「死生学の構築」のシンポジウム「いのちの始まりと死生観」での発表にある．現在，近代日本における生殖管理の歴史についての新しい著作，『「家族計画」への道――近代日本の生殖をめぐる政治』を刊行準備中である（岩波書店より近刊予定）．

島薗　進（しまぞの　すすむ）
東京大学文学部宗教学科教授．主に近現代日本における宗教運動についての幅広い著作がある．９冊の著書のうち，１冊は英語によるもので，１冊は韓国語訳されている（*From Salvation to Spirituality:Popular Religious Movements in Modern Japan,* Trans Pacific Press, 2004,『現代救済宗教論』（日本語版は青弓社））．『精神世界のゆくえ』（秋山書店），『スピリチュアリティの興隆』（岩波書店）など，主要著作は日本についての経験的・歴史的研究だが，比較文化的視点への興味も強い．シカゴ大学，フランス社会科学高等研究院，チュービンゲン大学，カイロ大学で招聘教授を務める．生命倫理，とくに宗教，倫理と医療との関係についての興味は内閣府総合科学技術会議生命倫理専門調査会の専門委員としての経験に基づく2006年の著作，『いのちの始まりの生命倫理――受精卵・クローン胚の作成・利用は認められるか』（春秋社）に反映されている．

常石敬一（つねいし　けいいち）
神奈川大学教授（科学史）．科学史の研究者として1981年に『消えた細菌戦部隊』（海鳴社）を出版．これは七三一部隊を扱った最初の研究書である．常石はさらに戦時中

の日本の人体実験に関する研究を進め，『医学者たちの組織犯罪――関東軍第七三一部隊』（朝日新聞社，1994年），『戦場の疫学』（海鳴社，2005年）などの書物を著す．第二次世界大戦後に米軍により接収され，現在米国議会図書館にマイクロフィルムとして保管されている日本語資料，および米国その他の海外の公文書館の資料の調査を行っている．彼はまた1989年に東京の陸軍軍医学校跡地で発見された人骨をめぐる問題究明を求める市民運動（「軍医学校跡地で発見された人骨問題を究明する会」）の代表である．

ロルフ・ヴィナウ(Rolf Winau)
シャリテ・ベルリン医科大学の医学史教授および医学史学部長であったが，本書編纂中に急逝．歴史，文学，哲学，医学を専攻し，フライブルク大学でPh. D.を，マインツ大学で医学博士号を取得．ベルリン医科大学に人文科学・健康科学センターを設立し所長となる．ドイツ医療・科学・技術史学会および医学史学会会長．人体実験について研究した *Versuche mit Menschen*（ヘルムヒェン（H. Helmchen）との共著），人体実験の歴史と倫理的言説を扱った *Versuche mit Menschen: Historische Entwicklung und ethischer Diskurs* の他，多数の著作がある．

山折哲雄（やまおり　てつお）
国際日本文化センター（京都）所長を先ごろ辞任．サンフランシスコ生まれ．研究・著作の主なテーマは文化・宗教・倫理体系の比較研究である．大学ではインド哲学を専攻し，国立歴史民俗博物館教授，白鳳女子短期大学学長，京都造形芸術大学大学院長を歴任．日本では学界内外で宗教・哲学・倫理学の権威として知られ，全国紙やテレビを通じての時事評論も多い．著作多数．『霊と肉』『臨死の思想』『日本人の宗教感覚』，英文の *Wandering Spirit and Temporary Corpses: Studies in the History of Japanese Religious Tradition* など．和辻哲郎文化賞，ＮＨＫ放送文化賞受賞．